实用中医小方

谢　普◎编著

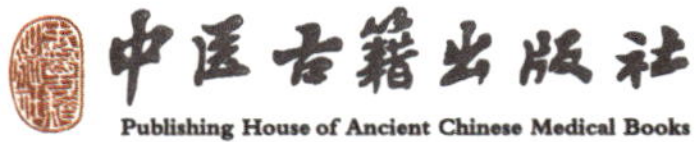
中医古籍出版社
Publishing House of Ancient Chinese Medical Books

图书在版编目（CIP）数据

实用中医小方 / 谢普编著. -- 北京 : 中医古籍出版社, 2025.1（2025.1重印）
ISBN 978-7-5152-2817-4

Ⅰ. ①实… Ⅱ. ①谢… Ⅲ. ①方剂 Ⅳ. ①R289

中国国家版本馆CIP数据核字(2024)第056885号

实用中医小方

谢　普　编著

策划编辑　姚　强
责任编辑　吴　迪
封面设计　李舒园
出版发行　中医古籍出版社
社　　址　北京市东城区东直门内南小街 16 号（100700）
电　　话　010-64089446（总编室）010-64002949（发行部）
网　　址　www.zhongyiguji.com.cn
印　　刷　北京一鑫印务有限责任公司
开　　本　640mm × 910mm　1/16
印　　张　10
字　　数　144 千字
版　　次　2025 年 1 月第 1 版　2025 年 1 月第 2 次印刷
书　　号　ISBN 978-7-5152-2817-4
定　　价　59.00 元

前言

中医学是发源于我国的传统医学体系，它讲求顺应自然，阴阳调和，蕴藏着深厚的中国式养生智慧和文化。千百年来，中医帮助无数患者脱离病痛折磨，也防治无数疾病于未然。2018年9月，世界卫生组织发布《国际疾病分类》，首次将中医药列入分类系统。在中医学广受国际认可的当下，如何“继承不离古，发扬不离宗”就成了一个重要课题。中医文化博大精深，历代名医巨著更是浩如烟海，即使穷尽一生去探索学习，也未必能得窥一斑。因此，对于普通读者而言，中医药更适合当作一门实用科学，如何帮助读者将其用之于生活，才是我们编写这本《实用中医小方》的核心目的。

本书内容涵盖常见传染病，内科、妇科、儿科、外科的常见疾病及疑难杂症，将中医理论结合西医病理分析，对每一种疾病进行简明系统的讲解，并精选上千条久经临床检验的小方、验方，方便读者借鉴。

本书内容丰富，对所载中医小方进行了分类总结，每个药方都有其专门的适应证型，并列明了“来源”“组成”“用法”“功效”“主治”等，方便读者查阅。书中语言通俗易懂，内容深入浅出，汲取了历代医家临床配伍小方、民间常用验方，既可供医者阅读参考，为其临床组方用药、提高疗效提供参考价值，也适用于普通读者理解、学习。无论读者医学知识多寡，都能够找到本书的价值所在。

此外需强调的是，书中方药适用于广大读者阅读、学习、参考，如需用药，还应在专业医师指导下使用。

目录

第一章　常见传染病

第二章　内科常见疾病

第三章 妇科常见疾病

第四章 儿科常见疾病

第五章 外科常见疾病

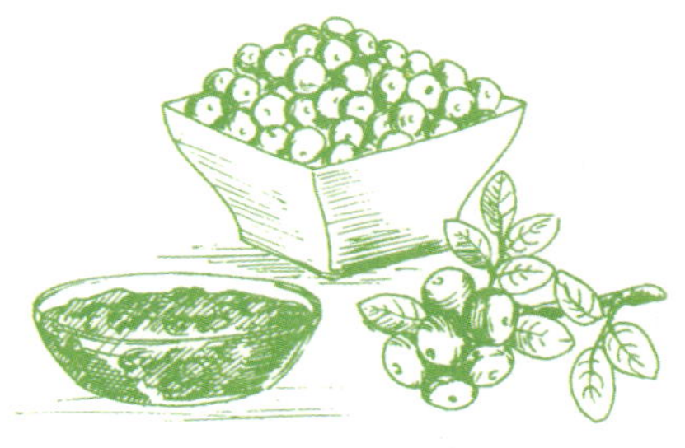

第一章

常见传染病

一、流行性感冒

流行性感冒简称流感，是由流感病毒引起的急性呼吸道传染病。由于对流感一无所知，古代的欧洲人误以为这种病是上帝的惩罚，将其命名为“Influenza”，意即“被魔鬼侵入”。本病临床特点为起病急，病程短，有高热、恶寒、头痛、乏力、全身酸痛等中毒症状和轻微呼吸道症状，有的也可出现消化道症状。本病主要通过空气、飞沫传播，具有高度传染性，且常发生抗原性变异而引起流感反复流行和大流行。本病一年四季均可发病，以冬、春季节多见。临床分典型流感、轻型流感、肺炎型流感、胃肠型流感、中毒型流感、神经型流感等。绝大多数的病人表现为典型流感，人群普遍易感，病后无持久免疫力，可反复患病。老年人及患有各种慢性病或者体质虚弱者患流感后容易出现严重并发症，病死率较高。临床血常规检查显示白细胞总数正常或减少，淋巴细胞相对增加，嗜酸性粒细胞消失；如合并细菌感染时，白细胞计数及中性粒细胞可显著增多；病毒抗原检查有助于早期诊断。

本病属于中医学“时行感冒”范畴。临床上可分为外感风寒、外感风热、外感暑湿、外感风燥四个证型。（1）外感风寒型：症见恶寒重、发热轻，无汗，头痛乏力，鼻塞流清涕，喷嚏，咽痒，痰少色白，舌淡红、苔薄白，脉浮紧。治宜辛温发散，宣肺解表。（2）外感风热型：症见发热重、微恶风寒，微汗出，头身疼痛，咳嗽，痰黄稠，鼻塞，流黄涕，咽喉肿痛，口干微渴，舌质红、苔薄黄，脉浮数。治宜辛凉解表，清热宣肺。（3）外感暑湿型：症见身热，微恶风寒，无汗或汗出不畅，头昏胀重，肢倦酸痛沉重，咳嗽痰稠，鼻流浊涕，胸闷心烦，口渴不欲饮，或口中黏腻，脘痞，泛恶，小便短赤，或大便溏薄，舌苔薄黄或腻，脉濡数。治宜祛暑解表，化湿和中。（4）外感风燥型，症见发热头痛，微恶风，口干鼻燥，咽痛声哑，干咳少痰或夹血丝，胸胁疼痛，乏力易倦，舌质干红、苔少，脉浮数。治宜辛凉清解，润燥肃肺。

方一 葱豉汤

【来源】《孟诜方》

【组成】连须葱白30克，淡豆豉10克，生姜3片，黄酒30克。

【用法】将葱白、淡豆豉、生姜加水500克，煎沸再加黄酒煎煮。热服，服后盖被取汗。

【功效】解表和中。

【主治】外感风寒型流行性感冒。

方二 葱姜汤

【来源】验方

【组成】葱白连须3～5根，生姜5片，红糖适量。

【用法】取上药加水煎300毫升。顿服。

【功效】调和营卫，发表散邪。

【主治】流行性感冒，属外感风寒型，恶寒重，发热轻，无汗，流清涕，打喷嚏，咽痒，痰少色白。

二、麻疹

麻疹是由麻疹病毒所引起的急性呼吸道传染病。主要症状有发热、上呼吸道炎、眼结膜炎等，以皮肤出现红色斑丘疹和颊黏膜上有麻疹黏膜斑为其特征。麻疹病毒传染性极强，人类为唯一自然宿主。急性患者为本病最重要的传染源。多发于冬、春两季，小儿多见。

中医名麻疹，又称痧子，属温病范畴，早在公元二世纪的医学著作《金匮要略》中已有记载。中医学认为本病系内蕴疫毒，外感时疫，热毒侵犯肺脾二经所致。临床一般分为初热期、见形期、收没期三期。（1）初热期：症见发热，干咳，泪多，羞明，颊黏膜上散布灰白色小点，量少，舌淡红、苔微黄，脉浮数。治宜辛凉透表，宣毒泄热。（2）见形期：症见发热重，皮肤出现稀疏不规则的红色斑丘疹，疹间皮肤正常，始见于耳后、颈部，沿着发际边缘一天内向下发展，遍及面部、躯干及上肢，皮疹压之褪色，口干，尿赤，舌红、苔黄，脉数或滑数。治宜清热解毒，透疹外出。（3）收没期：症见于出疹3～4天后热渐退，皮疹亦开始消退，消退顺序与出疹顺序相同，退疹后，皮肤留有糠麸状脱屑及棕色色素沉着，肢倦体乏，舌红、苔黄或白，脉细数。治宜养阴清热，扶正祛邪。

方一　红萝卜芫荽汤

【来源】验方

【组成】红萝卜50～100克，芫荽（香菜）30克。

【用法】将红萝卜、芫荽同煎汤。每日2次，适量饮服。

【功效】清热透疹。

【主治】适用于各型麻疹出疹前

期，症见发热，干咳，泪多，羞明，颊黏膜上散布灰白色小点，量少，舌淡红、苔微黄，脉浮数。

方二　荸荠萝卜汁

【来源】验方

【组成】鲜荸荠10个，鲜萝卜汁500克，白糖适量。

【用法】将鲜荸荠削皮与鲜萝卜汁一同煮开，加白糖适量，空腹温热服。

【功效】清热养阴，解毒消炎。

【主治】适用于疹后伤阴，疹出热渐退，皮疹亦开始消退，肢倦体乏，舌红、苔黄或白，脉细数。

方三　柴芦茶

【来源】验方

【组成】柴胡6克，芦根15克。

【用法】将二药共制粗末，沸水冲泡，代茶频饮。

【功效】清热，疏表。

【主治】适用于麻疹流行期的预防。

方四　浮萍茶

【来源】验方

【组成】紫背浮萍5～10克。

【用法】洗净晒干，沸水冲泡代茶饮。

【功效】发汗祛风，清热解毒。

【主治】适用于麻疹隐约不透。

方五　升麻葛根汤

【来源】《太平惠民和剂局方》

【组成】升麻30克，芍药30克，炙甘草30克，葛根45克。

【用法】上为粗末。每服9克，用水450毫升，煎取300毫升，去渣稍热服，不计时候，日二三服，以病去身凉为度。小儿量力服之。

【功效】解肌透疹。

【主治】麻疹初起。疹发不出，身热头痛，咳嗽，目赤流泪，口渴，舌红、苔薄而干，脉浮数。

三、流行性腮腺炎

流行性腮腺炎俗称“痄腮”，是由腮腺炎病毒引起的急性呼吸道传染病。一年四季均可发病，但以冬、春季节较多见，夏季较少，但也可发生流行。本病病毒通过直接接触、飞沫、被唾液污染的食具和玩具等途径传播。多发于4到15岁的儿童。临床上以耳下部腮腺的非化脓性肿胀疼痛为特征，一侧先肿胀，但也有两侧同时肿胀者；一般以耳垂为中心，向前、后、下发展，状如梨形而具坚韧感，边缘不清。局部皮肤紧绷发亮，表面灼热，但多不红，有轻触痛。同时可见发热、头痛咽痛、食欲不佳、恶心、呕吐、全身肌肉疼痛等。常见的并发症有三种，即：脑炎、急性胰腺炎和睾丸炎。临床血液常规化验提示白细胞计数大多正常或稍增加，淋巴细胞相对增多。有并发症时白细胞计数可增高，偶有类白血病反应。血清和尿淀粉酶测定：90%患者的血清淀粉酶有轻至中度增高，尿中淀粉酶也增高。预防免疫可使用鸡胚减毒活疫苗，但不能用于孕妇、先天或获得性免疫低下者以及对鸡蛋蛋白过敏者。本病是一种自限性疾病，抗病毒药物无效，高热、头痛、呕吐等可予对症治疗，并发症按病情处理。病儿应卧床休息隔离至腮腺肿胀完全消退。

中医称本病为大头瘟，又名“大头病”“大头伤寒”“大头风”，因感受风温时疫邪毒所致，临床可分温毒袭表、热毒蕴结两型。（1）温毒袭表型：恶寒发热，头痛，一侧或两侧腮部出现肿胀疼痛，舌淡红、苔薄白或黄，脉浮数。治宜疏风清热，散结消肿。（2）热毒蕴结型：高热头痛，口渴思饮，腮部胀肿，局部发硬，灼热疼痛，大便干结，小便短赤，舌红、苔黄腻，脉滑数。治宜清热解毒，软坚散结。

方一 蓍草片

【来源】江西省德兴县卫生局江长生

【组成】蓍草，用活性炭吸附提取法提制片剂，每片含生药5.2克。

【用法】2～6岁每次服1～2.5片，7～11岁服3～4片，日服4次，3天为1疗程。

【功效】退热，消肿，止痛。

【主治】适用于流行性腮腺炎。

方二 夏枯草煎茶

【来源】刘渡舟，贾春华．实用中医临床学［M］．吉林：长春出版社，1995：715.

【组成】夏枯草30克。

【用法】取上药加水200毫升，武火煎沸后，改用文火续煎10分钟，代茶频饮。

【功效】透卫清热，解毒消肿。

【主治】适用于流行性腮腺炎，恶寒发热，头面红肿，或伴咽喉疼痛，继则恶寒渐罢而热势益增，口渴引饮，烦躁不安，头面焮肿。

方三 白花败酱草

【来源】验方

【组成】白花败酱草。

【用法】水煎服，1～3岁15～20克，4～15岁20～40克，16岁以上40～60克。

【功效】清热，解毒，消肿。

【主治】适用于流行性腮腺炎。

方四 二丁汤

【来源】刘渡舟，贾春华．实用中医临床学［M］．吉林：长春出版社，1995：715.

【组成】蒲公英、紫花地丁各30克。

【用法】取上药加水600毫升，武火煎沸后，改用文火续煎20分钟，药汁一次服完。

【功效】透卫清热，解毒消肿。

【主治】适用于流行性腮腺炎，恶寒发热，头面红肿，或伴咽喉疼痛，继则恶寒渐罢而热势益增，口渴引饮，烦躁不安，头面焮肿。

四、病毒性肝炎

病毒性肝炎是由多种肝炎病毒引起的传染病。已知的肝炎病毒有甲、乙、丙、丁、戊5种类型。近年报道，又有已型和庚型肝炎。各型肝炎之间无交叉免疫力。甲肝多发于儿童及青少年，乙肝发病年龄广泛，丙肝以成人多见。虽然病毒的种类不同，但其肝脏病理改变基本相同，主要是弥漫性肝细胞变性、坏死和增生，以及间质增生和炎性浸润。临床上主要表现为乏力、食欲减退、恶心、呕吐、肝大及压痛和肝功能损害，部分患者可有黄疸和发热。急性肝炎大多数在6个月内恢复，少数可演变为慢性，极少数呈重症，部分可转变为肝硬化或发展为肝癌。

根据临床症状，本病可分属于中医“黄疸”“急黄”“瘟黄”“胁痛”“虚损”等病证范畴。依据病情及病程，本病可分为急性肝炎、急性重型肝炎、慢性肝炎三型。（1）急性肝炎可分为热重于湿、湿重于热、湿热并重三型。①热重于湿型：症见身目俱黄，黄色鲜明，纳呆厌油，恶心呕吐，肝脏肿大，且触、叩痛明显，大便秘结或不爽，小便黄赤，舌红、苔黄腻，脉弦数。可见于急性黄疸型肝炎。治宜清热化湿，疏肝利胆。②湿重于热型：症见两胁肋胀满疼痛，恶心厌油，纳呆腹胀，大便不畅或溏垢，小便黄赤，舌淡、苔白厚腻或微黄腻，脉濡数。多见于无黄疸型肝炎。治宜化湿清热，运脾疏肝。③湿热并重型：症见身目俱黄，纳呆，腹胀，两胁胀痛，大便溏、不爽或干结，小便黄赤，舌红、苔黄腻，脉弦滑或濡数。治宜清热化湿，利胆退黄。（2）急性重型肝炎可分为疫毒入血、湿毒困脾二型。①疫毒入血型：症见起病急骤，黄疸迅速加深，恶心，频繁呕吐，胁痛，腹胀，尿少，齿、鼻衄血，便血或皮肤出现紫斑，舌质红绛、苔黄燥或苔黑焦燥，脉弦数或滑数。治宜清营解毒，凉血救阴。②湿毒困脾型：症见目睛黄染，颜面、肌肤暗黄，脘痞腹胀，肢体沉重，肠鸣腹泻，下肢轻度浮肿，舌淡、苔白腻，脉象濡缓。可见于重型肝炎病程迁延，阳黄转为阴黄的病程中。治宜健脾助运，化湿解毒。（3）慢性肝炎可分为肝郁气滞、痰瘀互结、肝郁脾虚、肝肾阴虚、脾肾阳虚五型。①肝郁气滞型：症见胁肋痛，胸脘痞满，时欲叹息，恶心纳呆，嗳气，咽中似物梗阻，舌淡、苔薄白，脉弦。治宜疏肝理气，健运中州。②痰瘀互结型：症见胁痛，倦怠乏力，口中黏腻，厌食油腻，或胸闷脘痞，恶心多痰，便溏不爽，形体肥胖，面目虚浮，或面色晦滞，目眶晦暗或青紫，舌质胖嫩、苔白厚腻，脉多细濡，或滑、或弦涩。治宜涤痰化瘀，健脾调肝。③肝郁脾虚型：症见两胁胀满作痛，嗳气，呃逆，腹胀，肠鸣，便溏，舌质紫暗、苔白，脉细弦。治宜疏肝理气，调肝健脾。④肝肾阴虚型：症见两胁隐痛，眩晕乏力，二目干涩，口干咽燥，手足心热，少寐多梦或身有低热，齿、鼻衄，舌红、少苔，脉弦细数。治宜滋阴养血，调补肝肾。⑤脾肾阳虚型：症见面色萎黄无华，乏力短气，食少，腹胀便溏，肢肿足冷，男子阳痿，女子带下量多，质稀色白，肝脾肿大且质较硬，舌质淡胖、苔薄白，脉沉缓。治宜温补脾肾，利水祛湿。

方一 茵板合剂

【来源】王昌金．茵板合剂为主治疗急性黄疸性肝炎48例［J］．陕西中医，1990（2）：80.

【组成】茵陈20克，板蓝根15克。

【用法】每剂水煎2次，将药汁一起浓缩至200毫升，加白糖50克，即为“茵板合剂”，每次100毫升，每日2次。每日1剂。肝功能恢复正常后继续服20天，以巩固疗效。

【功效】清热祛湿，利胆退黄。

【主治】急性病毒性肝炎，属湿热并重型，身热，面目俱黄，舌苔黄腻，脉数。

方二 三金清肝汤

【来源】朱云．中医药治疗戊型病

毒性肝炎21例临床观察［J］. 新中医，1995（12）：45.

【组成】金钱草30克，金荞麦30克，郁金12克。

【用法】取上药加水300毫升同煎，武火煎沸后，改用文火续煎30分钟，药汁一次服完。每剂煎服2次，每日1剂，重者每日2剂。连服3个月。

【功效】清热化湿，疏肝利胆。

【主治】急性病毒性肝炎，属热重于湿型，身目俱黄，黄色鲜明，纳呆厌油，恶心呕吐，肝脏肿大，且触、叩痛明显，大便秘结或不爽，小便黄赤。

方三　云芝粉

【来源】验方

【组成】云芝1000克。

【用法】将干云芝微烘后，研成细末，装入密封防潮的瓶中，备用。每日2次，每次15克，用蜂蜜水送服。

【功效】益气扶正。

【主治】适用于各型病毒性肝炎。

方四　垂盆草

【来源】验方

【组成】垂盆草30克。

【用法】水煎服，日1剂。

【功效】清利湿热，解毒。

【主治】适用于病毒性肝炎属于湿热型，症见身目俱黄，纳呆，腹胀，两胁胀痛，大便溏、不爽或干结，小便黄赤，舌红、苔黄腻，脉弦滑或濡数。

五、百日咳

百日咳是由百日咳杆菌所致的急性呼吸道传染病。婴幼儿多见。临床上以阵发性痉挛性咳嗽，伴有“鸡鸣”样吸气性吼声为特征。病程可长达2～3个月，故名百日咳。患者是本病唯一的传染源。本病主要通过飞沫传播，人群普遍易感，但幼儿发病率最高。母体无足够的保护性抗体传给胎儿，故6个月以下婴幼儿发病较多。病后可获持久免疫力，第二次发病者罕见。典型经过分为三期：（1）卡他期（前驱期）：自起病至痉咳出现，约7～10天。初起类似一般上呼吸道感染症状，包括低热、咳嗽、流涕、喷嚏等。3～4日后其他症状好转而咳嗽加重。此期传染性最强，治疗效果也最好。（2）痉咳期：咳嗽由单声咳变为阵咳，连续十余声至数十声短促的咳嗽，继而一次深长的吸气，因声门仍处收缩状态，故发出“鸡鸣”样吼声，之后又是一连串阵咳，如此反复，直至咳出黏稠痰液或吐出胃内容物为止。每次阵咳发作可持续数分钟，每日可达十数次至数十次，日轻夜重。阵咳时患儿往往面红耳赤，涕泪交流，面唇发绀，大小便失禁。少数病人痉咳频繁可出现眼睑浮肿、眼结膜及鼻黏膜出血，舌外伸被下门齿损伤舌系带而形成溃疡。成人及年长儿童可无典型痉咳。婴儿由于声门狭小，痉咳时可发生呼吸暂停，并可因脑缺氧而抽搐，甚至死亡。此期短则1～2周，长者可达2个月。（3）恢复期：阵发性痉咳逐渐减少至停止，“鸡鸣”样吼声消失。此期一般为2～3周。若有并发症可长达数月。如无并发症，愈后一般良好，患病后可获得持久免疫力。早期诊断，早期隔离，以防本病扩散，隔离期间从起病之日计算7周，从痉咳开始计算4周。预防：可接种百白破疫苗。

中医称本病为顿咳，又名“顿呛”“顿嗽”“天哮呛”。临床可分为初咳期、痉咳期、恢复期三型。（1）初咳期：症见咳嗽、打喷嚏、流涕，或有发热等，咳嗽以入夜为甚，舌淡、苔薄白或薄黄，脉浮数。治宜疏风宣肺，止咳解毒。（2）痉咳期：症见阵发性咳嗽，频频阵作，咳后有回吼声，反复不已，入夜为甚，痰多而黏，大便干，小便黄，舌红、苔微厚，脉数有力。治宜清热泻肺，化痰镇咳。（3）恢复期：症见咳声低而无力，痰少，神疲乏力，大便清薄，小便清，舌淡、苔薄，脉弱无力。治宜养阴润肺，益气健脾。

方一　鸡胆

【来源】验方

【组成】新鲜鸡胆汁。

【用法】上药加白糖适量调成糊状，蒸熟服。按每日每岁1/2只鸡胆汁计算，最多不超过3只，分2次服，连服5～7日。如无鸡胆，用猪胆、牛胆、鸭胆均可，用量参照鸡胆量的比例计算。

【功效】消炎，止咳，祛痰，解毒。

【主治】适用于百日咳痉咳期。

方二　百部煎

【来源】刘渡舟，贾春华．实用中医临床学［M］．吉林：长春出版社，1995：633.

【组成】百部20克。

【用法】每次20克，每日3次，水煎加糖口服。

【功效】疏风宣肺，止咳解毒。

【主治】适用于百日咳初咳期，咳嗽、打喷嚏、流涕，或有发热等，咳嗽以入夜为甚。

方三　蜈蚣甘草散

【来源】刘渡舟，贾春华．实用中医临床学［M］．吉林：长春出版社，1995：633.

【组成】蜈蚣、甘草各等分。

【用法】上药等分研细末，每次0.6～2克，1日3次，用蜜水调服。

【功效】清热泻肺，化痰镇咳。

【主治】适用于百日咳痉咳期，阵发性咳嗽，频频阵作，咳后有回吼声，反复不已，入夜为甚，痰多而黏，大便干，小便黄。

方四　鲜侧柏叶煎剂

【来源】方云琪．鲜侧柏叶煎剂治

疗百日咳92例［J］. 安徽中医学院学报，1998（1）：34.

【组成】鲜侧柏叶适量。

【用法】小于1岁20克，1～5岁30～50克，6～10岁60～100克，加水200～400毫升，煎至90～300毫升，分6次口服，每次15～50毫升。

【功效】清热泻肺，化痰镇咳。

【主治】适用于百日咳痉咳期，阵发性咳嗽，频频阵作，咳后有回吼声，反复不已，入夜为甚，痰多而黏，大便干，小便黄。

方五 大蒜白糖饮

【来源】验方

【组成】大蒜15克，白糖30克。

【用法】先将大蒜剥皮捣烂置杯中，加入白糖，冲入白开水浸泡或稍煮，分3次饮服。连服5日。

【功效】宣肺止咳。

【主治】适用于百日咳属于初咳期和痉咳期。

六、疟疾

疟疾又名打摆子，是由感染了疟原虫的按蚊叮咬而传播的传染病。临床上以周期性定时性发作的寒战、高热、出汗退热，以及贫血和脾大为特点。疟疾可分为间日疟、三日疟和恶性疟。病人大多数突发寒战，继而出现高热、面色潮红、头痛、口渴、全身酸痛，接着就是全身大汗、体温很快降至正常。如此症状可反复周期性发作。间日疟隔天发一次，三日疟隔二天发一次，恶性疟发作不规则。严重者可有剧烈头痛、精神错乱、抽搐、昏迷、大小便失禁等症状。实验室检查，发热时白细胞正常或只有轻度增高。恶性疟或凶险型疟疾白细胞数往往增高，分类见中性粒细胞增多，单核细胞增高。疟原虫检查是确诊疟疾的简易而又最确实的根据。预防包括对疟疾现症病人与带虫者的治疗及健康人的预防服药两个方面，以减少和消灭传染源。

中医称本病亦名“疟疾”。临床辨证可分为邪郁少阳、暑热内郁、暑湿内蕴、疫毒侵袭四型。（1）邪郁少阳型：寒战壮热，汗出热退，休作有时，伴有头痛面赤，恶心呕吐，口苦，舌苔薄白或黄腻，脉弦或弦数。治宜和解少阳，祛邪截疟。（2）暑热内郁型：热多寒少，或但热不寒，汗出不畅，头痛，骨节酸痛，口渴引饮，舌质红、苔黄，脉弦数。治宜清热解毒，益气生津。（3）暑湿内蕴型：寒多热少，或但寒不热，头痛身楚，口不渴，胸胁满闷，神倦乏力，舌苔白滑或白腻，脉弦紧。治宜辛温达邪，散寒除湿。（4）疫毒侵袭型：发病急，病情重，热型不一。①热瘴：热甚寒微，或壮热不寒，头痛面赤，烦渴饮冷，甚则神昏谵语，惊厥，舌红少绛、苔黑垢，脉洪数。治宜辟秽除瘴，清热保津。②冷瘴：寒甚热微或但寒不热，渴不欲饮，或呕吐泄泻，或神昏不语，舌苔白腻，脉弦。治宜芳香化浊，辟秽理气。③正虚邪恋：遇劳即发，反复发作，寒热不清，胁下痞块，神倦乏力，面黄肌瘦，懒言气短，自汗心悸，舌淡、苔少，脉细弱。治宜益气养血，调和营卫。

方一 青蒿鲜汁饮

【来源】广东省乐东县卫生防疫站. 青蒿鲜汁治疟疾疗效观察［J］. 新中医，1979（4）：35.

【组成】青蒿（鲜叶、嫩枝）300～400克。

【用法】取上药稍加凉开水浸泡数分钟后用纱布包裹榨汁，代茶频服。

【功效】和解表里，杀虫截疟。

【主治】适用于疟疾，寒热往来，定时而作。

方二 鳖甲常山酒方

【来源】《圣济总录》

【组成】鳖甲（去裙醋炙）一分，淡竹叶一两，常山、甘草（炙）各三分。

【用法】上四味，粗捣筛，每服五钱匕，酒半盏浸药，盖于地上一宿，次日添水一盏，煎至七分去渣。未发前温服，得吐为验。

【功效】和解表里，除疟杀虫。

【主治】治疟先寒战，寒解即壮热。

七、蛔虫病

蛔虫病是由于蛔虫寄生于人体所引起的疾病，寄生部位一般在小肠。临床以反复发作的脐周疼痛为特点，严重并发症有胆道蛔虫病和蛔虫性肠梗阻。虫卵经口吞入为主要传播途径，人群普遍易感，但以儿童感染率最高。诊断：（1）有吐虫或大便排虫史。（2）绝大多数病例无任何症状。反复发作的脐周疼痛，无压痛及腹肌紧张，伴食欲减退、恶心、腹泻或便秘，或突然发热，咳嗽，痰中带血，哮喘。伴有夜间磨牙，异食癖，流涎，皮肤风疹团块，巩膜蓝斑，面部白色虫斑，唇内侧白色粟粒状小点，指甲花斑等。（3）实验室检查：①大便镜检发现蛔虫卵。②血嗜酸性粒细胞增高。预防本病主要是培养儿童良好的卫生习惯，做到饭前便后要洗手，生吃瓜果蔬菜要洗净消毒，制止儿童在地面上做游戏如玩弹球等，特别是不要边玩土边吃食物。因为所有的驱虫药都有一定的毒性，滥用会给小儿带来不良反应，所以一定要在医生指导下，按时、按量服药，切不可乱给患儿买药吃。

本病属中医“蛔虫病”范畴。临床可分为蛔虫内积、脏寒蛔厥、脾虚气弱三型。（1）蛔虫内积型：脐周腹痛阵作，胃纳欠佳，形体消瘦，恶心呕吐，睡中磨牙，甚则咬衣角，嗜食泥土，面部有白斑，舌质红、苔薄，脉濡。治当驱蛔杀虫。（2）脏寒蛔厥型：具有蛔虫病的一般症状，同时突然腹部绞痛，弯腰曲背，辗转不安，肢冷汗出，恶心呕吐，吐出蛔虫。痛在胃脘部及右胁下，痛止如常人。重者腹痛持续，可有畏寒发热，甚则出现黄疸，舌苔黄腻，脉弦数。治当安蛔止痛，驱蛔杀虫。

（3）脾虚气弱型：纳呆食少，面色萎黄，神疲乏力，自汗盗汗，大便欠实，驱虫后纳呆、神疲更剧，舌苔薄白，脉细软。治当健脾补气。

方一 苦楝根皮

【来源】验方

【组成】苦楝根皮30克。

【用法】去表面红皮浓煎，早晨空腹1次服下。

【功效】驱虫杀虫。

【主治】适用于蛔虫病。

方二 香榧子

【来源】汪受传．中医儿科学［M］．南京：东南大学出版社，1998：127.

【组成】香榧子。

【用法】文火炒熟，5岁以上每岁每次2粒，嚼细烂，每日3次，连服1周；5岁以下服香榧子粉（将香榧子炒熟，研成细粉），每岁每次1克，温开水吞服，每日3次，连服1周。

【功效】驱除蛔虫。

【主治】适用于蛔虫病。

方三 使君子仁

【来源】汪受传．中医儿科学［M］．南京：东南大学出版社，1998：127.

【组成】使君子。

【用法】去皮炒黄，每日每岁1～2粒，最大剂量不超过20粒，早晨空腹服，连服2～3日。

【功效】驱蛔杀虫，调理脾胃。

【主治】适用于蛔虫病属虫踞肠腑型，脐周疼痛，按之无明显压痛，或扪及有条索感，食欲不振，恶心呕吐，嗜异，大便不调或大便下虫，形体消瘦，面色萎黄。

方四 驱蛔汤

【来源】李鸿娟．驱蛔汤治疗胆道蛔虫病76例［J］．山东中医学院学报，1995（3）：175.

【组成】乌梅30克，川椒、槟榔各18克。

【用法】取上药加水500毫升，煎取200毫升，顿服，每日1～2剂。

【功效】安蛔止痛，调畅气机。

【主治】蛔虫病属蛔厥型，突然出现右上腹剧烈阵发性钻顶样绞痛，汗出淋漓，恶心呕吐，有时吐出蛔虫。

第二章

内科常见疾病

一、便秘

便秘是指大肠传导功能失常，导致大便秘结，排便周期延长；或周期不长但粪质干结，排出艰难；或粪质不硬，虽有便意，但便而不畅的病症。便秘分器质性便秘和功能性便秘两大类。需要先明确诊断，排除需要外科治疗的器质性便秘，方可应用下列内治方法，以免贻误诊治。

便秘为病，古已有之。目前一般将便秘分为实秘与虚秘两大类。其中实秘包括2个证型：（1）热秘：症见大便干结，腹胀或痛，按之痛甚，面红心烦，口渴欲冷饮，口干口臭，唇疮，小便短赤，舌苔黄燥，脉滑数。治当清热润肠。（2）气秘：症见排便困难，大便干结或不干，胁腹痞闷胀痛，嗳气频作，纳食减少，舌苔淡白，脉弦。治当顺气导滞。虚秘包括4个证型：（1）气虚便秘型：症见大便不一定干硬，虽有便意而临厕努挣乏力，难于排出，挣则汗出短气，面色㿠白，神疲气怯，肢倦懒言，舌淡嫩、苔白，脉弱。治当补气健脾。（2）血虚便秘型：症见大便多日一行，临厕努挣，难于排出，面色萎黄，唇色淡，头昏心悸，舌淡、苔白，脉细涩。治当养血润燥。（3）阳虚便秘型：症见大便干或不干，排出困难，小便清长，面色青白，腹中冷痛，手足不温，喜热怕寒，舌淡、苔白，脉沉迟。治当温润通便。（4）阴虚便秘型：大便干结，形体消瘦，或见颧红，眩晕耳鸣，心悸怔忡，腰膝酸软，大便如羊屎状，舌红少苔，脉细数。治当滋阴补肾。

方一　白术散

【来源】验方

【组成】白术。

【用法】取生白术适量，粉碎成极

细末，每次服用白术散10克，每天3次。大便正常后即可停药，以后每周服药2～3天，即可长期保持大便正常。

【功效】补气，健脾，助运。

【主治】适用于气虚便秘。

方二 松子仁蜂蜜粥

【来源】验方

【组成】松子仁30克，糯米50克，蜂蜜适量。

【用法】将松子仁捣成泥状，加入糯米煮粥，粥成待温冲入蜂蜜，分早晚空腹服食。

【功效】润肠通便。

【主治】适用于阴虚便秘。

方三 桑椹煎

【来源】验方

【组成】桑椹子50克，生首乌30克，胡麻仁15克，冰糖20克。

【用法】煎水，服时加冰糖。

【功效】养血润燥。

【主治】适用于血虚便秘。

二、上消化道出血

消化道是指从口腔开始到肛门的一个管道系统，是一个连续的中空性器官，包括口腔、咽、食管、胃、小肠、大肠、肛管以及开口于此管道的腺体，如胰腺、胆道系统等。在解剖上，人们以屈氏（Treitz）韧带为界，将其以上从口腔到十二指肠一段称为上消化道。一般食管、胃、十二指肠、肝、胆、胰等病变引起的出血及上段空肠病变引起的出血称为上消化道出血。急性上消化道出血的主要临床表现是呕血与黑便，以及由于大量失血而引起的一系列全身症状。急性上消化道出血是临床常见的急症，其严重程度取决于出血的部位、失血量以及失血速度。上消化道出血的死亡率10%左右，误诊率20%以上，上消化道出血病人一经发现，应立即送医院急诊。

中医称上消化道出血为吐血，认为其血由胃而来，从口而出，甚至倾盆盈碗。若血随呕吐而出，血色紫暗，或有食物残渣，亦称呕血。中医将上消化道出血分为五型。（1）胃中积热型：见吐血紫暗或呈咖啡色，甚则鲜红，常混有食物残渣，大便色黑如漆，口干而臭，渴喜冷饮，或胃脘胀闷灼痛，舌红、苔黄厚而干，脉滑数。治宜清胃泻火，化瘀凉血止血。（2）肝火犯胃型：症见吐血鲜红或紫暗，大便色黑如漆，口苦目赤，胸胁胀痛，心烦易怒，失眠多梦，或有黄疸，或见赤丝蛛缕，痞块，舌红、苔黄，脉弦数。治宜清肝泻火，凉血止血。（3）肠道湿热型：症见下血鲜红，肛门疼痛，先血后便，大便不畅，舌质红、苔黄腻，脉滑数。治宜清化湿热，凉血止血。（4）脾虚不摄型：症见吐血暗淡，时发时止，大便漆黑稀溏，面色苍白，头晕乏力，神疲，腹胀，纳呆，四肢乏力，心悸，头晕，舌淡、苔薄白，脉细弱。治宜健脾摄血。（5）气虚血脱型：突然发病，症见吐血量多，大便溏黑甚则紫红，面色及唇甲白，眩晕心悸，烦躁口干，冷汗淋漓，四肢厥冷，尿少，神志恍惚或昏迷，舌淡，脉细无力。治宜益气摄血，固脱回阳。注意大量、急迫的上消化道出血必须在急诊治疗的基础上，配合下列小方调理缓治。

方一　白云地散

【来源】解放军413医院崔洪林等

【组成】云南白药1克、白及1克、地榆1克。

【用法】上药研末过筛后混合。每次3克，每日3～4次吞服。

【功效】凉血止血散瘀，消肿定痛生肌。

【主治】本方适宜于胃炎、单纯性溃疡合并出血及不宜手术的胃癌合并出血。

方二　二白一黄散

【来源】李玄，邓小琴．二白一黄散治疗上消化道出血40例［J］．湖南中医杂志，1991（2）：1.

【组成】白及粉5克，生大黄粉5克，云南白药0.5克。

【用法】上述药物用温开水调开后服，每日3～4次，至大便隐血试验阴性后1～2天。

【功效】清热止血。

【主治】本方适宜于上消化道出血属于胃中积热型。

方三　鲜莲藕汁

【来源】验方

【组成】鲜莲藕。

【用法】鲜莲藕（不去节）磨汁1碗，凉服。

【功效】清热止血。

【主治】本方适宜于上消化道出血属于胃中积热型。

方四　大黄煎剂

【来源】焦东海，刘训初，等．单味大黄治疗三种消化道急症1000例临床小结［J］．中西医结合杂志，1982（2）：85.

【组成】生大黄3克。

【用法】上药研成粉末，温开水冲服，每日3次。

【功效】清热止血。

【主治】本方适宜于上消化道出血属于胃中积热型。

三、胃下垂

标准的西医学教科书内并没有“胃下垂”（Gastroptosis）这个病名。现代医学认为，胃下垂只是一种功能性的症候群。胃下垂是指站立位时胃体下降至生理最低线以下的位置，胃下缘达盆腔，胃小弯弧线最低点降至髂嵴连线以下。胃下垂可分为先天性和后天性两种。先天性胃下垂大多发生于特殊体质，这种体质的人体形比较瘦弱，胸廓狭长，骨骼细弱，皮肤苍白，皮下脂肪缺乏，肌肉发育不良，往往有移动性的第十肋骨，且这种体质的人不仅有胃下垂，其他内脏如肝、肾等也往往下垂，所以叫“全内脏下垂”，以女性为多见，患者多数伴有神经衰弱的症状。后天性的胃下垂，多数由腹壁的紧张度发生变化所致，主要是由于悬吊、固定胃位置的肌肉和韧带松弛无力以及腹部压力下降，使胃整个位置降低、胃蠕动减弱。

中医学称胃下垂为“胃缓”，为长期饮食失节，或七情内伤，或劳累过度导致脾胃失和、升降失常所致。具体分为以下四型。（1）脾虚气陷型：症见形体消瘦，面色萎黄，精神倦怠，不思饮食，食后脘腹痞满，或腹胀而坠，嗳气不舒，或有呕吐清水痰涎，舌淡、苔白，脉缓弱。治当健脾强胃，补中益气。（2）肝胃不和型：症见胃脘、胸胁胀满疼痛，食纳呆滞，嗳气频作或嘈杂吞酸，郁闷烦躁，善太息，苔薄或黄，脉弦。治当疏肝理气，健脾和胃。（3）胃肠停饮型：症见胃脘胀满，有振水音或水在肠间漉漉有声，恶心、呕吐清水痰涎，或头昏目眩，心悸气短，苔白滑，脉弦细或弦滑。治当逐饮去痰，健脾和胃。（4）胃阴不足型：症见形瘦面红，唇红而燥，烦渴喜饮，口苦口臭，嗳气频繁，食后脘腹胀满，烦闷不舒或有恶心呕吐，大便干结，舌红少津，脉细数。治当濡养胃阴，强胃降逆。

方一 枳实煎

【来源】方药中，等. 实用中医内科学［M］. 上海：上海科学技术出版社，1981.

【组成】枳实适量。

【用法】上药洗净，加二倍量的水，浸泡24小时，等发胀变软取出，剪成细块，再放入原液中煮沸1.5小时，滤渣加水再煎，共煎3次，最后将滤渣挤压弃去；合并3次滤液，微火浓缩使成100%浓度的煎剂。每日3次，每次服10～20毫升。

【功效】健脾，益气，升陷。

【主治】胃下垂，属脾虚气陷型。

方二 参芪母鸡汤

【来源】验方

【组成】红参12克，黄芪30克，母鸡肉500克。

【用法】加水适量，食盐少许，共放入瓷碗内，隔水炖2小时，分早晚两次喝汤吃鸡肉，每周服1剂，连服5～6剂有显著疗效。

【功效】健脾，益气，升陷。

【主治】胃下垂，属脾虚气陷型。

方三 苍术饮

【来源】验方

【组成】苍术15～20克。

【用法】煎汤或用滚开水浸泡，每次药量可煎两次或冲泡2～3杯。服时慢慢呷饮，像品茶那样，坚持服用1～3个月。

【功效】健脾，益气，升陷。

【主治】胃下垂，属脾虚气陷型。

方四 猪肚黄芪汤

【来源】验方

【组成】猪肚1只，黄芪200克，陈皮30克。

【用法】将猪肚去脂膜，洗净，黄芪、陈皮用纱布包好放入猪肚中，用麻线扎紧，加适量水，以文火炖至猪肚熟，再加入调味品，趁热食猪肚饮汤，分4次2天食完。5只猪肚为一疗程。

【功效】健脾，益气，升陷。猪肚为“补脾胃之要品”。

【主治】胃下垂，属脾虚气陷型。

四、消化性溃疡

消化性溃疡主要是指发生在胃和十二指肠球部的慢性溃疡，其形成与胃酸和胃蛋白酶的消化作用有关，故称消化性溃疡。溃疡是指黏膜缺损超过黏膜肌层者而言，故不同于糜烂。消化性溃疡有下列特点：（1）慢性过程呈反复发作，病史可达几年甚或十几年；（2）发作呈周期性，与缓解期相互交替；（3）发作时上腹痛呈节律性，胃溃疡疼痛多在餐后0.5～1小时出现，持续1～2小时渐消失，直到下次进餐后重复上述节律。本病常由精神刺激、遗传因素、地理环境因素、药物与化学品、吸烟、饮食不慎等因素诱发或加重，具有上腹部出现慢性、周期性、节律性疼痛的特点，胃溃疡疼痛多位于剑突下正中或偏左。本病可发生于任何年龄，但以青壮年为多。

中医文献中没有消化性溃疡的病名，根据本病以慢性周期发作并有节律的上腹疼痛为主要临床表现的特点，当属中医学“胃痛”“胃脘痛”的范畴。中医常将本病分为以下六型。（1）肝气犯胃型：胃脘胀闷，攻撑作痛，脘痛连胁，频繁，大便不畅，每因情志因素而痛作，苔多薄白，脉沉弦。治当疏肝理气，和胃止痛。（2）脾胃虚寒型：胃痛隐隐，喜温喜按，空腹痛甚，得食痛减，泛吐清水，纳差，神疲乏力，甚则手足不温，大便清薄，舌淡、苔白，脉虚弱或迟缓。治当温中健脾，和胃止痛。（3）胃阴亏虚型：症见胃脘隐痛或灼痛，午后更甚，或嘈杂心烦，口燥咽干，纳呆食少，大便干结或干涩不爽，舌质红、舌苔少或剥脱，或干而津少，脉细数。治当益阴养胃。（4）瘀血停滞型：胃脘疼痛，痛有定处而拒按，或痛有针刺感或如刀割，食后痛甚，或见吐血便黑，舌质紫暗，脉涩。治当活血化瘀，通络止痛。（5）肝胃郁热型：胃脘灼痛，痛势急迫，烦躁易怒，反酸嘈杂，口干口苦，舌红、苔黄，脉弦或数。治当清肝泄热。（6）饮食积滞型：胃痛，脘腹胀满，嗳腐吞酸，或吐不消化食物，吐食或矢气后痛减，或大便不爽，苔厚腻，脉滑。治当消食导滞，和胃止痛。临床需仔细辨证用药。

方一 桃仁五灵脂丸

【来源】验方

【组成】桃仁15克，五灵脂15克。

【用法】上药微炒为末，米醋为丸如小豆粒大，每服15～20粒，开水送下。孕妇忌服。

【功效】活血化瘀，通络止痛。

【主治】适用于血瘀胃痛。

方二 荜澄茄白豆蔻方

【来源】验方

【组成】荜澄茄、白豆蔻各等分。

【用法】研末，每次服1.5～3克。

【功效】温中止痛。

【主治】适用于胃寒型胃痛。

方三 莱菔子煎

【来源】验方

【组成】莱菔子15克，木香粉4.5克。

【用法】莱菔子15克水煎，送服木香粉4.5克。

【功效】消食导滞，和胃止痛。

【主治】适用于饮食积滞型胃痛。

方四 乌贝散

【来源】验方

【组成】乌贼散85%，浙贝母15%。

【用法】散剂。口服，1日3次，每次3～5克。用于治疗十二指肠溃疡可加倍用量。饭前温开水送服。

【功效】制酸止痛，收敛止血。

【主治】适用于各种类型的消化性溃疡，症见胃痛反酸者。

方五 佛手粥

【来源】验方

【组成】佛手15克，粳米100克。

【用法】佛手15克煎汤去渣备用。另外粳米100克煮粥，待粥熟后，将佛手汁兑入，加适量冰糖微沸即成，每日食2～3次。

【功效】疏肝理气，和胃止痛。

【主治】适用于肝气犯胃型的消化性溃疡。

五、溃疡性结肠炎

溃疡性结肠炎又名慢性非特异性溃疡性结肠炎，是一种病因不明的以直肠和结肠的浅表性、非特异性炎性病变为主的疾病，病变主要限于结肠黏膜，以溃疡为主，大多累及直肠和远端结肠，也可向近端结肠扩展，甚至遍及整个结肠。可伴有肠外多器官损害，最常见累及的部位为眼、皮肤及关节。主要临床表现是腹泻、黏液脓血便、腹痛和里急后重。本病可发生于任何年龄，但以20~40岁居多，男多于女，病情轻重不一，有缓解和反复发作的趋势。本病在欧美较常见，但我国的发病率较低，且病情一般较轻。根据慢性腹痛、腹泻、黏液脓血便，反复粪便检查无病原体，应考虑此病，进一步应作X线钡剂灌肠和结肠镜检以助确诊。本病需与以下疾病相鉴别，如慢性菌痢、阿米巴痢疾、结直肠癌、克隆病、肠激惹综合征等。由于本病原因不明，尚无具体的预防措施，对于反复或持续发作的病人，保持心情舒畅、饮食有节、起居有常、预防肠道感染，对阻止复发或病情进展有一定的作用。此外尚应注意患者的心理调节和饮食控制，对腹痛腹泻者，宜食少渣、易消化、低脂肪、高蛋白饮食，对不耐受或可疑不耐受的食物，如虾、鳖、牛奶、花生等尽量避免食用，应忌食辣椒、冰冻食品，戒除烟酒。本病约5%~10%发生癌变，国内发生率较低。

本病在中医内科临床分属“泄泻”“痢疾”“肠风”“脏毒”范畴。依其临床表现，可分以下六型：（1）湿热蕴结型：症见病多为初起，腹痛腹泻，反复发作，便中夹脓血，里急后重，身热，肛门灼热，口苦口臭，脘痞呕恶纳呆，小便短赤，舌红、苔黄腻，脉数或滑数。治宜清热利湿。（2）脾胃虚弱型：症见大便溏泻，反复发作，食欲不振，腹痛肠鸣，腹胀不舒，稍进油腻食物则便次增多，大便常夹有黏冻或少量脓血，或未消化食物，面色萎黄，精神乏力，舌淡苔白，脉细弱或虚缓。治宜温中健脾益气。（3）脾虚夹湿型：本型最为常见。症见下利缠绵不愈，平素大便溏薄，便中夹血，腹痛隐隐，喜暖喜按，纳食不馨，面色萎黄，倦怠无力，舌淡苔腻，脉濡细。治宜健脾为主，辅以清肠利湿。（4）肝旺克脾型：此类患者大多脾气暴躁，因情志不遂致病，腹胀且痛，攻窜不定，肠鸣阵作，嗳气或矢气则舒，下利脓血，里急后重，每因情绪紧张发病或加重，舌淡红，脉弦。治宜抑肝扶脾，佐以清肠。（5）脾肾阳虚型：本型常见于疾病后期。症见泻下清稀，或夹少量白冻黏血，腹泻多在五更，伴形寒肢冷，腰腹酸冷，面色黄白，舌淡苔白，脉沉细。治宜温补脾肾，愈肠止泻。（6）瘀阻肠络型：腹痛固定不移，按之尤甚，腹泻脓便，血色紫暗，面色晦滞，舌有瘀斑，脉细涩。治宜活血化瘀为主，健脾清肠为辅。

方一 白术膏

【来源】验方

【组成】白术50克，山药100克，冰糖适量。

【用法】先将山药烘干研成细粉备用，白术切小片，加清水1000毫升，久煎，取出药液，再加入清水续煎，共3次；将3次所得药液倒在一起，再煎蒸发水分，至黏稠时加入山药粉、冰糖煎熬成膏，冷却后贮于玻璃器皿中备用。每日3次，每次2汤匙。

【功效】脾胃双补，益气升阳。

【主治】脾胃虚弱型溃疡性结肠炎。

方二 香橼饴糖膏

【来源】验方

【组成】香橼60克，八角茴香30克，生姜30克，饴糖500克。

【用法】香橼、八角茴香、生姜洗净，捣烂如泥，锅内放少量清水煮沸，加入香橼、八角茴香、生姜、饴糖混合拌匀，煮至水干即成。每日3次，每次15克，饭后服用。

【功效】疏肝理气，缓急止痛。

【主治】溃疡性结肠炎之肝脾不

和型。

方三　薏苡附子败酱汤

【来源】龙轶谋. 薏苡附子败酱汤加味治疗慢性非特异性溃疡性结肠炎30例［J］. 湖南中医药导报，1997（6）：23.

【组成】薏苡仁30克，制附子6克，败酱草15克。

【用法】上药加水600毫升，煎煮30分钟，取汁留渣。再加水300毫升，煎煮20分钟，取汁。将上药混合，冷却后，分早、晚两次服。1个月为1个疗程。

【功效】清热化湿。

【主治】溃疡性结肠炎之湿热蕴结型。

方四　公鸡蒜茎汤

【来源】陈永忠. 公鸡蒜茎汤治疗慢性溃疡性结肠炎42例［J］. 新中医，1999，31（9）：33.

【组成】刚发育的黄公鸡1只，洁白蒜茎1把。

【用法】将公鸡宰杀去毛，掏尽内脏，用凉开水冲洗腹腔后，擦干。将蒜茎填满鸡腹，隔水文火蒸熟，空腹食用。以6天服完3只鸡为1疗程，疗程间隔3天。

【功效】温中益气，消积。

【主治】适用于溃疡性结肠炎之脾胃虚弱型。

方五　陈荷散

【来源】吕德. 陈荷散治疗溃疡性结肠炎疗效观察［J］. 浙江中医杂志，1991（4）：156.

【组成】陈皮5克，干荷叶10克，砂仁2克。

【用法】上药用沸水150毫升冲泡服，每日2剂。

【功效】清热，理气，化湿。

【主治】溃疡性结肠炎之湿热内蕴型。

六、上呼吸道感染

上呼吸道感染俗称感冒，90%以上是由病毒引起，少数由细菌引起。是指细菌或病毒对鼻腔、咽、喉黏膜所造成的炎症，病程为3～7天，四季均可发病。据统计，成年人每年发病约3～4次，儿童则多达6次以上。临床以鼻塞、流涕、喷嚏，咽痛、声音嘶哑、时有咳嗽，以及畏寒、发热、头痛、四肢腰背酸痛为主要表现。如有细菌感染，白细胞总数及中性粒细胞增高，病毒感染时白细胞总数及中性粒细胞不增高，X线检查一般无特征。本病治疗的关键在于预防，应锻炼身体，提高人体的御寒能力，并保持室内外卫生和个人卫生，流行期间应尽量避免集体活动，也可应用流感疫苗。呼吸道病毒目前尚无特效抗病毒药物，以对症治疗或中医治疗为常用措施。如有细菌感染，可选用适合的抗生素，单纯的病毒感染一般可不用抗生素。

本病中医称为“感冒”，病情轻者又称为“伤风”“冒风”“冒寒”，重者称为“重伤风”，流感则称为“时行感冒”。临床可分为风寒感冒、风热感冒、暑湿感冒和虚体感冒等证型。（1）风寒感冒型：症见鼻塞声重，鼻痒喷嚏流涕，咽痒，咳嗽痰多清稀，无汗头痛，肢体酸痛，舌淡、苔薄白，脉浮紧。治宜辛温解表，宣肺散寒。（2）风热感冒型：症见发热恶风，或微恶寒，咳嗽痰黄，口干渴，咽喉红肿疼痛，鼻塞流浊涕，舌边尖红、苔薄黄，脉浮数。治宜辛凉解表。（3）暑湿感冒型：多见于夏季，症见身热，微恶风，少汗，肢体酸痛或疼痛，头昏重胀，咳嗽痰黏，鼻流浊涕，心烦口渴，或口中黏腻，渴不多饮，胸闷泛恶，小便短赤，或大便不爽，舌苔黄腻，脉濡数。治宜清暑祛湿解表。（4）气虚感冒型：发热恶寒，头身疼痛，咳嗽鼻塞，自汗出，倦怠无力，短气懒言，舌淡苔白，脉浮而无力。治宜益气解表，调和营卫。（5）阳虚感冒型：恶寒重而发热轻，头疼身痛，自汗出，咳吐白痰，鼻塞流清涕，面色㿠白，形寒肢冷，语声低微，舌淡胖苔白，脉沉无力。治宜助阳解表，宣肺止咳。（6）血虚感冒型：发热微恶寒恶风，无汗头痛，面色无华，唇甲色淡，心悸头晕，舌淡苔白，脉细。治宜养血解表，疏风散寒。（7）阴虚感冒：身热微恶风寒，头痛无汗，头晕心烦，口渴咽干，手足心热，咳嗽少痰，舌红脉细数。治宜滋阴解表，疏风宣肺。

方一 葱豉汤

【来源】《肘后备急方》

【组成】葱白2根，豆豉10克。

【用法】用水500毫升，入豆豉煮沸2～3分钟，之后加入葱白、调料出锅。趁热服用，服后盖被取汗。

【功效】解表散寒。

【主治】风寒感冒。

方二 姜丝萝卜汤

【来源】验方

【组成】生姜25克，萝卜50克。

【用法】生姜切丝，萝卜切片，两者共放锅中加水适量，煎煮10～15分钟，再加入红糖适量，稍煮1～2分钟即可。每日1次，热服。

【功效】解表，祛风，散寒。

【主治】风寒感冒。

方三 白菜根葱白汤

【来源】验方

【组成】大白菜根3个，葱白连须2根，芦根10克。

【用法】上三物以水煎煮10～15分钟即可。每日1剂，趁热分2次服用。

【功效】辛散解毒，清热祛湿。

【主治】风热感冒。

七、急、慢性支气管炎

急性支气管炎是病毒和细菌感染，物理、化学刺激或过敏反应等对气管－支气管黏膜所造成的急性炎症，一般为自限性疾病。起病较急，发病多见于寒冷季节，或气候突变之时，或过度劳累之后。初起多有上呼吸道感染症状，如鼻塞流涕、咽痛、声音嘶哑等，临床以咳嗽、咯痰为主要表现，呈刺激性、阵发性咳嗽，1～2天后咳出少量黏痰或稀薄痰，并逐渐转为黄黏痰或白黏痰，可持续数周，全身症状轻微，仅有轻微的畏寒、发热、头痛、全身酸楚等。

中医称本病为“咳嗽”，多属外感暴咳，临床上可分为风寒袭肺、风热犯肺、燥热伤肺三个证型。（1）风寒袭肺型：起病较急，症见咳嗽，声重，气急，咽痒，咯痰稀白或黏，伴有鼻塞流涕，头痛，恶寒发热，周身酸痛，舌苔薄白，脉浮。治宜疏风散寒，宣肺止咳。（2）风热犯肺型：症见咳嗽不爽，咯痰色黄稠或白黏，口干咽痛，鼻流黄涕或有发热，头痛恶风，汗出，苔薄黄，脉浮数。治宜疏风清热，肃肺化痰。（3）燥热伤肺型：症见咳呛胁痛，痰少质黏，不易咯出，或咳嗽痰中带血，口咽干，舌红、苔薄黄，脉细数。治宜清肺润燥，化痰止咳。

慢性支气管炎（简称慢支）是指气管、支气管黏膜及其周围组织的慢性非特异性炎症，所谓非特异性，就是指多种病原体均可致病。临床上以咳嗽、咳痰或伴有喘息及反复发作的慢性过程为特征。病情若缓慢进展，常并发阻塞性肺气肿，甚至肺动脉高压、肺源性心脏病。慢性支气管炎是一种常见病，尤以老年人多见，所以又有“老慢支”之称。多发生在秋冬寒冷季节，天气转暖后则逐渐缓解，与过敏无关。

本病中医属“咳嗽”“痰饮”“喘证”范畴，依其临床表现多分为实证、虚证两大类。慢性支气管炎为久病，久病必虚，故本病的本质多属虚寒，且多属内伤久咳。临床可分为以下证型。（1）外寒内饮证：症见咳嗽气急，甚则喘逆，咯吐白色清稀泡沫黏痰，无汗恶寒，身体疼痛而沉重，甚则肢体浮肿，舌苔白滑，脉弦紧。治宜解表散寒，宣肺化饮。（2）痰湿内聚证：症见咳嗽声浊，痰白而黏，胸脘满闷，纳差腹胀，大便溏薄，舌胖淡、边有齿痕、苔白腻或白滑，脉濡滑。治宜温阳健脾，化痰平喘。（3）燥热伤肺证：咳声短促，甚则气逆而喘，痰少不易咳出，口咽干燥，甚则胸痛，或有形寒身热等表证。舌尖红、苔薄黄，脉细数。治宜辛凉清肺，润燥化痰。（4）脾肺两虚证：症见咳嗽气短，声低乏力，神疲倦怠，自汗纳差，胸脘痞闷，大便溏薄，每遇风寒则咳嗽气喘发作或加重，苔白薄，脉濡缓。治宜补肺健脾，益气固表。（5）肺肾两虚证：症见咳喘久作，呼多吸少，动则尤甚，痰稀色白，畏寒肢冷，腰膝酸痛，苔白而滑，脉细无力。偏肾阴虚者，则午后颧红，五心烦热，咽干口燥，舌红苔少，脉细数。治宜补益下元，纳气平喘。

方一　款冬花膏

【来源】徐永庭. 款冬花治咳［J］. 新中医，1981（3）：封三.

【组成】款冬花9克，冰糖9克。

【用法】开水冲泡，频频服。

【功效】散寒止咳。

【主治】风寒咳嗽，咳嗽声重，咯痰稀白或黏，伴有鼻塞流涕，恶寒发热等。

方二　贝母蒸梨

【来源】验方

【组成】鲜梨1个，贝母粉5克。

【用法】取鲜梨1个，切开梨盖挖去梨核，装入贝母粉5克，扣上梨盖，放入蒸笼或饭锅内蒸熟食，早晚各1次。

【功效】清热润肺，止咳化痰。

【主治】适用于燥热伤阴型急性支气管炎，症见干咳少痰。

方三 鱼腥草单方

【来源】验方

【组成】鱼腥草30克。

【用法】水煎服，每日1剂。

【功效】清热解毒，排脓消痈。

【主治】适用于急性支气管炎风热型。

方四 洋金花酊

【来源】刘康平. 洋金花酊治疗慢支118例临床观察［J］. 黑龙江中医药，1992（1）：18.

【组成】洋金花15克（或其籽20～25克），白酒500毫升。

【用法】将洋金花或其籽研为极细末，倒入60度纯粮食白酒500毫升中摇匀，密封存放7天后用。口服每次1～2毫升，每日3次，服5毫升为1疗程。

【功效】止咳平喘，通络镇痛。

【主治】适用于慢性支气管炎，喘息较剧者，咳嗽，气喘，咳痰量多，呈白色泡沫状，舌淡、苔白腻，脉弦滑等。

方五 百部饮

【来源】郑祥光. 百部治疗慢性支气管炎110例疗效观察［J］. 陕西中医，1986（10）：439.

【组成】百部20克。

【用法】每日1剂，水煎2次，合并药液约60毫升，分3次服，每服20毫升（可加冰糖或蜂蜜少许以矫味），10天为1疗程，治疗3个疗程。

【功效】润肺，降气，化痰。

【主治】慢性支气管炎，咳嗽胸闷，吐痰较多，每值冬季复发，至春夏季可减轻。

八、支气管哮喘

支气管哮喘（简称哮喘）是由肥大细胞、嗜酸粒细胞、T淋巴细胞等多种炎症细胞参与的气道慢性炎症性疾病。这种炎症使易感者对各种激发因子具有气道高反应性（BHR），并引起气道缩窄。临床上表现为发作前有先兆症状如打喷嚏、流涕、咳嗽、胸闷等，继而出现反复发作的喘息、呼气性呼吸困难、胸闷、咳嗽等症状，常在夜间和（或）清晨发作。常常出现广泛多变的可逆性气流受限，多数患者可自行缓解或经治疗缓解。本病病因较复杂，大多认为是一种多基因遗传病，受遗传因素和环境因素的双重影响。全球约有1亿6千万患者，各地患病率约1%～5%不等，我国患病率接近1%。本病可发生于任何年龄，半数在12岁以前发病，成人男、女患病率大致相同，约20%的患者有家族史。临床特点为反复发作性胸闷、咳嗽，多带有哮鸣音的呼气性呼吸困难，持续数分钟、数小时或更长，可自行缓解。发作时胸部听诊两肺满布哮鸣音，血白细胞总数增加，嗜酸性粒细胞增高，合并感染时中性粒细胞增高，血清总IgE在外源性哮喘者增高，X线检查见肺部无病灶（病久或老年人可有肺气肿改变）。支气管哮喘的形成与过敏体质、气候环境、生活条件、职业等多种因素有关，常有一定的诱发因素，因而预防本病应首先积极寻找病因，再予以针对性措施。此外，本病患者应采取低盐饮食，因为盐负荷可恶化症状和肺功能，并能增加抗哮喘药物的需求量。哮喘持续状态（是指哮喘急性严重发作）时应用一般平喘药物仍不能缓解在24小时以上者，应尽量送至医院给予积极治疗。在哮喘的防治工作中，务必作好宣教工作、控制环境促发因素、监测病情和系统的合理治疗。哮喘的防治原则是消除病因、控制急性发作、巩固治疗、防止复发。

本病属于中医哮证痰饮范畴，其主要病理因素为“痰饮”，因痰饮内伏于肺，再感新邪而发。临床上常分为发作期（冷哮、热哮）和缓解期。（1）发作期（冷哮型）：症见初起恶寒，发热，头痛，无汗，喉痒，鼻痒或身痒，鼻流清涕如水样，继则喘促加剧，喉中痰鸣如水鸡声，咳吐稀痰，不得平卧，胸膈满闷如窒，面色苍白或青灰，背冷，口不渴，或渴喜热饮，舌质淡、苔白滑，脉浮紧。治宜温肺散寒，豁痰平喘。（2）发作期（热哮型）：症见发热，头痛，有汗，气促胸高，喉中哮鸣，声若曳锯，张口抬肩，不能平卧，痰色黄而胶黏浓稠，呛咳不利，胸闷，烦躁不安，面赤，口渴喜饮，大便秘结，或有发热，舌边尖红、苔黄腻，脉滑数。治宜清热宣肺，化痰平喘。（3）缓解期肺脾气虚型：症见咳嗽短气，痰液清稀，倦怠无力，面色皖白，食少纳呆便溏，头面四肢浮肿，舌淡边有齿痕、苔白，脉濡弱。治宜健脾益气，补土生金。（4）缓解期肺肾两虚型：可见咳嗽短气，动则喘促，腰膝酸软，盗汗遗精，脑转耳鸣，舌淡、苔白，脉弱。治宜肺肾双补。

方一 广地龙粉单方

【来源】验方

【组成】广地龙粉。

【用法】1日3次口服，每次3克，可装胶囊吞服。

【功效】清热解痉。

【主治】适用于支气管哮喘发作期之热哮，症见发热，头痛，有汗，气促胸高，喉中哮鸣，声若曳锯，张口抬肩，不能平卧，痰色黄而胶黏浓稠，呛咳不利，胸闷，烦躁不安，面赤，口渴喜饮，大便秘结，或有发热，舌边尖红、苔黄腻，脉滑数。

方二 五味子蛋

【来源】验方

【组成】五味子250克，鸡蛋20只。

【用法】五味子250克，水3500克，煮30分钟，待凉时用新鲜鸡蛋20只，浸入汤内，7天后，待蛋壳变软，鸡蛋饱满涨大而有弹性，即可取出，放锅内隔水蒸熟服食，早晚各1只。

【功效】敛肺滋肾。

【主治】适用于支气管哮喘缓解期之肺肾两虚型，咳嗽短气，动则喘促，腰膝酸软，盗汗遗精，脑转耳鸣，舌淡、苔白，脉弱。

方三　金匮皂角丸

【来源】姚玉兰. 金匮皂角丸治愈顽固性哮喘［J］. 浙江中医杂志，1985（1）：18.

【组成】红枣500克，炙皂角粉90克。

【用法】将红枣隔水蒸熟，去皮、核，捣成泥状，加入皂角粉，和入作丸如绿豆大，焙干，每服3克，日服3次，温开水送服。

【功效】宣肺化痰。

【主治】适用于顽固性哮喘，咳喘气急，咯痰频作，痰色白，咳不畅，夜不能卧，苔白腻等。

方四　芍药甘草散

【来源】李富生. 芍药甘草散治疗哮喘［J］. 中医杂志，1987（9）：66.

【组成】白芍30克，甘草15克。

【用法】按比例共研为细末，每次30克，服药时加开水100～150毫升，煮沸3～5分钟，澄清温服。

【功效】缓急解痉。

【主治】适用于支气管哮喘，咳嗽气喘，喉中痰鸣或哮鸣有声，咳不畅等。

九、肺炎

肺炎是肺实质的炎症，可由多种病原体引起，如细菌、病毒、真菌、寄生虫等，其他如放射性、化学、过敏等因素亦能引起肺炎。按解剖学分类，肺炎可分为大叶性肺炎、小叶性（支气管性）肺炎和间质性肺炎。肺炎是常见病，我国每年约有250万例肺炎发生，12.5万人因肺炎死亡，在各种致死病因中居第5位。临床上多见感染性肺炎，其中细菌感染最为多见，约占肺炎的80%。临床表现为寒战、高热、胸痛、咳嗽和血痰、呼吸困难，严重者可出现神经系统症状和周围循环衰竭。本病一年四季均可发生，但冬、春两季多发。以青壮年为多见，但儿童、老年人和免疫功能低下者病死率极高。血象检查显示，白细胞计数在$10\sim30\times10^9$/L，甚至40×10^9/L以上，中性粒细胞在0.80以上；痰培养常阳性；X线仅见肺纹理增粗，常有斑片状阴影。本病的发生多与吸入性感染有关，因此，及时防治上呼吸道感染及支气管炎，是预防本病的关键。

本病中医归属于“肺炎喘嗽”范畴，临床上可分邪犯肺卫、痰热蕴肺、热陷心包、气阴两虚四个证型。（1）邪犯肺卫型：症见发热微恶寒，无汗或少汗，咳嗽，口微渴，全身酸痛，舌边尖红、苔薄黄，脉浮数。治宜辛凉解表，宣肺泄热。（2）痰热蕴肺型：症见高热口渴，气喘，咯痰黄稠，甚则痰中带血或呈铁锈色，舌红、苔黄腻，脉滑数。治宜清热化痰，宣肺平喘。（3）热陷心包型：症见高热口渴，身热夜甚，咳嗽气喘，痰中带血，心烦不寐，时有谵语，斑疹隐隐，舌质红绛、苔黄，脉弦数。治宜清热凉营，泻心醒脑。（4）气阴两虚型：症见咳嗽，盗汗，手足心热，神疲乏力，口干，纳谷少，舌质红、苔薄，脉细数。治宜益气养阴，润肺化痰。

方一　石椒草煎剂

【来源】孟宪允. 石椒草煎剂治疗大叶性肺炎25例［J］. 四川中医，1985（8）：20.

【组成】石椒草1000克。

【用法】加水3000～4000毫升，水煎至1000毫升，去渣，置冰箱保存。每次30毫升，每日3次。

【功效】宣肺，泄热，化痰。

【主治】适用于肺炎，发热畏寒，咳嗽痰多等。

方二　沙参山药汤

【来源】曲忠山，郭景明，等. 沙参山药汤治疗24例小儿迁延性肺炎的临床观察［J］. 吉林中医药，1981（2）：44.

【组成】北沙参15克，生山药15克。

【用法】水煎频服，每日1剂。

【功效】益气养阴。

【主治】适用于小儿迁延性肺炎，不同程度的发热、咳嗽、喘憋，肺部湿啰音或哮鸣音。

方三　苡米百合汤

【来源】中医验方

【组成】薏苡仁200克，百合50克。

【用法】将两味放入锅中，加水5碗，煎熬成3碗，分3次服，1日吃完。

【功效】清热宣肺，化痰止咳。

【主治】适用于肺炎之痰热内蕴兼伤阴轻症。

方四　百合黄芪汤

【来源】民间方

【组成】百合200克，黄芪10克，冰糖适量。

【用法】将黄芪水煎取汁约1500毫升，纳百合于药汁中煮熟，冰糖适量调味服食。每日1剂，连服35剂。

【功效】滋阴润肺，化痰止咳。

【主治】适用于肺炎后期，气阴两伤，咳嗽气短，乏力自汗等。

十、高血压病

高血压是最常见的血管疾病，不仅患病率高，而且可引起严重的心、脑、肾并发症，是脑卒中、冠心病的主要危险因素。高血压是指循环动脉压升高，收缩压高于或等于140mmHg，舒张压高于或等于90mmHg，具有二者之一，即可诊断为高血压。在绝大多数患者中，高血压病因不明，称为原发性高血压，在约5%的患者中，血压升高是某些疾病的一种表现，称为继发性高血压。高血压发病原因与遗传、膳食因素、肥胖等均有关系。根据临床特点可分缓进型高血压及急进型高血压。缓进型多于中年以后发病，起病缓慢，多数无明显症状，少数有头痛眩晕，失眠乏力，健忘等高级神经功能失调的表现，病程后期血压持续在高水平，可出现脑、心、肾、眼底器质性损害和功能障碍，并出现相应的临床表现。急进型高血压多见于青年和中年人，病情严重，进展较快，舒张压持续大于130mmHg，眼底出血及渗出，常引起心衰、肾功能不全、高血压危象或高血压脑病。早期高血压病，实验室及心电图X线检查可无异常，后期实验室检查尿液可有蛋白、红细胞，还有可能伴血脂、血糖异常，心电图可见左室高电压、劳损或传导异常。本病40岁以后患病率增高，并随年龄递增，女性在绝经期前低于男性，绝经期后则高于男性，城市发病率高于农村，脑力劳动者较体力劳动者发病率高，嗜盐、大量吸烟、有高血压家族史者患病率高。因而平时应调节饮食结构，低盐低脂，多吃蔬菜、豆制品，戒烟酒，控制体重，保持情绪稳定，劳逸结合，选择不同类型的降压药。

本病属于中医“眩晕”“头

痛”等范畴。临床可分为肝阳上亢、瘀血阻络、痰浊中阻、气血亏虚、肾精不足五个证型。（1）肝阳上亢型：症见头痛发胀，眩晕头昏，项强耳鸣，面红目赤，急躁易怒，失眠多梦，口苦口干，大便秘结，舌红、苔黄，脉弦滑数。治宜清肝泻火，平肝潜阳。（2）瘀血阻络型：症见头痛眩晕，心悸，胸闷或胸痛，精神不振，失眠健忘，言语謇涩，肢体麻木，舌质紫暗，脉弦涩或细涩。治宜活血化瘀，通脉和络。（3）痰浊中阻型：症见眩晕、倦怠或头重如蒙，胸闷或时吐痰涎，少食多寐，舌胖苔浊腻或白厚而润，脉濡或弦滑。治宜化痰降浊。（4）气血亏虚型：眩晕，动则加剧，劳累即发，神疲懒言，气短声低，面白少华，或萎黄，或面有垢色，心悸失眠，纳减体倦，舌色淡、质胖嫩、边有齿痕、苔少或厚，脉细或虚大。治宜补益气血，健运脾胃。（5）肾精不足型：症见眩晕，精神萎靡，腰膝酸软，或遗精，滑泄，耳鸣，发落，齿摇，舌瘦嫩或嫩红、少苔或无苔，脉弦细或弱或细数。治宜补益肾精，充养脑髓。

方一　钩藤汤

【来源】林连荣．钩藤汤治疗高血压175例报道［J］．辽宁中医杂志，1988（2）：23.

【组成】钩藤30克。

【用法】取上药加水400毫升，武火煎沸后，改用文火续煎10分钟，药汁一次服完。每剂煎服2次，每日1剂。

【功效】平肝潜阳。

【主治】适用于高血压病属肝阳上亢型，头重发胀，眩晕耳鸣，头昏项强，脉弦滑。

方二　芹菜粥

【来源】《本草纲目》

【组成】新鲜芹菜60克，粳米50～100克。

【用法】将芹菜洗净，切碎，与粳米入砂锅内，加水600克左右，同煮为菜粥。每天早晚餐时，温热食。此粥作用较慢，需要频服久食，方可有效。应现煮现吃，不宜久放。

【功效】固肾利尿，清热平肝。

【主治】适用于高血压属于肝阳上亢轻症者。

十一、慢性风湿性心脏病

慢性风湿性心脏病又称风湿性心瓣膜病，简称风心病，是指由风湿热急性发作或反复发作后遗留轻重不等的慢性心脏瓣膜病变，造成瓣膜口的狭窄（或关闭不全），最常见者为二尖瓣狭窄合并关闭不全，进而导致血流动力学的改变，发展为心功能代偿不全，形成充血性心力衰竭。以心悸、呼吸困难、咳嗽、咯血、浮肿等症状及特殊体征成为临床主要特征。风湿热反复发作导致顽固性心力衰竭者，以及罹患感染性心内膜炎者，预后不良。超声心动图是诊断风湿性瓣膜病的最佳检查方法。本病多见于20～40岁的青壮年，女性多于男性，50%～70%患者有明确的风湿热史，一般在青壮年起开始发病（风湿热），临床上初起只是两颧可见紫红色，口唇轻度发绀，胸骨左缘随心脏搏动而出现抬举性冲动，随着病情的发展出现心悸、怔忡、气短、气促、劳累后呼吸困难，不能平卧，咳痰带血，病情进一步发展出现下肢或全身水肿、腹水、胸腔积液。临床试验室检查：X线摄片可见左心房和右心室扩大，肺部淤血；或左心室、左心房扩大。心电图提示：心房纤维颤动和相应心房或心室肥厚图形。慢性风湿性心脏病在未出现心力衰竭又无风湿活动时，一般不需要内科治疗。对于各种心瓣膜病变，有手术指征者，可行外科手术治疗，若出现心力衰竭者，予以强心利尿扩血管等治疗。

风心病属中医的“心悸”“喘证”“水肿”等范畴。临床上可分为阳虚水泛、瘀血内阻、心肾阳虚、阳衰阴脱四型。（1）阳虚水泛型：症见胸闷气短，心悸，动则加剧，畏寒肢冷，双下肢浮肿，舌苔淡白，脉沉细无力。治宜益气温阳，散寒利水。（2）瘀血内阻型：症见心悸胸闷刺痛，两颧紫红，唇甲青紫，甚则咳嗽，咳痰，或伴咯血，头晕乏力，舌质紫暗或有瘀斑，脉弦涩。本型最常见于风心病二尖瓣狭窄者。治宜活血化瘀，通经和络。（3）心肾阳虚型：面色晦暗，心悸浮肿，咳嗽喘急，甚则不能平卧，手足不温，舌暗淡、苔薄白或白滑，脉结代或脉沉细。本型为风心病心力衰竭的主要临床类型。治宜益气温阳，救逆固脱。（4）阳衰阴脱型：气促憋闷，端坐呼吸，或咯吐大量粉红色泡沫痰或咯血，烦躁不安，极度焦虑，四肢厥冷，面色灰白，口唇紫绀，大汗出，皮肤湿冷，心悸如脱，舌紫，脉细数欲脱。本型是风心病的危急重症，常见于风心病高度二尖瓣狭窄合并关闭不全者，或二尖瓣狭窄患者由于剧烈体力活动、情绪激动、感染，或妊娠分娩等诱发异位性心动过速者。

方一 苓桂术甘汤

【来源】张教景，周奉建. 周次清用经方治疗心血管病3则［J］. 中医杂志，1994（7）：409.

【组成】茯苓15克，桂枝6克，白术10克，生甘草3克。

【用法】取上药加水400毫升同煎，武火煎沸后，改用文火续煎20分钟，药汁一次服完。每剂煎服2次，每日1剂。

【功效】温阳，益气，利水。

【主治】慢性风湿性心脏病心力衰竭属阳虚水泛型，胸闷气短，心悸，动则加剧，畏寒肢冷，双下肢浮肿，舌苔淡白，脉沉细无力。

方二 葶苈大枣汤

【来源】姜德彻，等. 葶苈大枣汤治疗风湿性心脏病心力衰竭25例［J］. 陕西中医，1980（4）：15.

【组成】葶苈子12～15克，大枣10～12枚。

【用法】取上药加水400毫升同煎，武火煎沸后，改用文火续煎20分钟，药汁二次服完。每剂煎服2次，每日1剂。

【功效】温阳利水。

【主治】慢性风湿性心脏病心力衰竭属阳虚水泛型，胸闷气短，心悸，动则加剧，畏寒肢冷，双下肢浮肿，舌苔淡白，脉沉细无力。

方三 玉竹猪心煎

【来源】验方

【组成】玉竹50克，猪心100克。

【用法】将玉竹洗净、切段，用水稍润，煎煮两次，收取煎液约1500毫升。猪心剖开，洗净，与药液、生葱、花椒同置锅内，煮熟捞起，撇净浮沫，在锅内加卤汁适量，放入食盐、白糖、味精和香油，加热成浓汁，将其均匀涂在猪心内外。每日两次，佐餐食用。

【功效】养阴补心。

【主治】风湿性心脏病阴血不足，心律不齐者。

方四 桑椹糖

【来源】验方

【组成】干桑椹200克，白砂糖500克。

【用法】将白砂糖放入砂锅内，加少许水用小火煎熬至较稠时，加入干桑椹碎末，搅匀，再继续熬至用铲挑起即成丝状而不黏手时停火，将糖倒在表面涂过食用油的大搪瓷盘中，待稍冷，把糖分割成小块。随量服食。

【功效】补益肝肾，养心。

【主治】适用于风湿性心脏病肝肾阴虚，心悸怔忡，头晕目眩，视物模糊，便秘。

十二、急性肾小球肾炎

急性肾小球肾炎简称急性肾炎，是一组不同病因所致的感染后免疫反应引起的急性弥漫性肾小球炎性病变。临床以浮肿、尿少、血尿及高血压为主要表现。急性肾炎多发生于儿童及青少年，以3～7岁多见，2岁以下罕见，男女比例约为2∶1，男性略多。本病绝大多数为链球菌感染后所致，其链球菌感染灶以上呼吸道或脓皮病为主，感染后1～3周急性起病。急性肾炎临床表现各个病例轻重悬殊，轻者甚至无临床症状，仅于尿检时发现异常；重者在病期两周以内可出现循环充血、高血压脑病、急性肾功能衰竭而危及生命。水肿先自眼睑浮肿，渐及全身，为非凹陷性，同时出现尿少。随着尿量增多，浮肿逐渐消退。肉眼血尿时呈洗肉水样或茶色。镜下见大量红细胞，轻者仅镜下血尿。肉眼血尿多在1～2周消失，少数持续3～4周，而镜下血尿一般持续数月，运动后或并发感染时血尿可暂时加剧。发病后1周左右高血压比较多见，大多在第2周后随尿量增多而降至正常。预防本病应增强体质，改善身体防御机能，保持环境卫生，减少上呼吸道感染、咽炎、扁桃体炎等疾患。注意清洁，减少化脓性皮肤病的发生。在上述疾病发生时应积极治疗，并采取措施清除慢性感染灶，如屡发的扁桃体炎、鼻窦炎等。本病为自限性疾病，无特异疗法。主要是对症处理，加强护理，注意观察严重症状的出现并及时治疗。本病预后良好，发展为慢性肾炎罕见。患儿及家长应了解预防本病的根本方法是预防感染，一旦发生上呼吸道或皮肤感染，应及早应用青霉素（或红霉素）彻底治疗。

中医称本病为“水肿”“血

尿”。临床可分为风水相搏、湿热内侵、脾虚湿困三个证型。（1）风水相搏型：症见多从眼睑开始浮肿，继则四肢甚则全身皆肿，皮肤光亮，按之凹陷即起，伴有尿少色赤，或血尿，并有发热，恶风，咳嗽，肢体酸痛，舌红、苔薄白，脉浮。治宜疏风宣肺，利水消肿。（2）湿热内侵型：症见起病急剧，肢体面目浮肿明显，皮肤绷紧，腹大胀满，尿血，尿少，尿色黄赤，恶心食少，大便秘结，精神萎靡，甚则神错谵语，伴有发热，皮肤有脓疮，舌红、苔黄腻，脉滑数。治宜清热利湿。（3）脾虚湿困型：症见面目四肢虚浮，下肢尤甚，时肿时消，劳后盛或午后加重，纳谷不香，倦怠乏力，身重肢沉，腹胀便溏，面色萎黄，小便短少，舌淡胖有齿痕、苔白腻，脉濡或沉无力。治宜健脾助运，祛湿利水。

方一 全草益母方

【来源】田凤鸣，等. 中国奇方全书［M］. 北京：科学技术文献出版社，1992：396.

【组成】锦灯全草60克，益母草30克。

【用法】上药加水800毫升同煎，武火煎沸后，改用文火续煎30分钟，取汁留渣，再加水300毫升，煎煮20分钟，取汁。将上药混合。冷却后，分2次服完，每日1剂。

【功效】利水消肿，疏风宣肺。

【主治】适用于急性肾炎属于风水相搏型，开始眼睑浮肿，继则四肢、全身皆肿，皮肤光泽，按之凹陷易复，伴有尿少色赤。

方二 二草茅根饮

【来源】田凤鸣，等. 中国奇方全书［M］. 北京：科学技术文献出版社，1992：395.

【组成】白茅根60克，车前草60克，益母草30克。

【用法】取上药加水至700毫升同煎，武火煎沸后，改用文火续煎30分钟，取汁留渣，再加水300毫升，煎煮20分钟，取汁。将上药混合。冷却后分2次服完，每日1剂。

【功效】利水消肿，宣肺行水。

【主治】适用于急性肾炎属风水相搏型，开始眼睑浮肿，继则四肢、全身皆肿，皮肤光泽，按之凹陷易复，伴有尿少色赤，舌红、苔薄白，脉滑数。

方三　大戟红枣汤

【来源】汤礼文，等．当代中医师灵验奇方真传［M］．1994：396.

【组成】鲜大戟根60～90克，红枣20～30枚。

【用法】将鲜大戟根洗净后切片，与大枣一起加水500毫升，煎至200毫升，加黄酒200毫升，再文火煎至200毫升为第1汁，每剂煎2次，混合，上午1次顿服，第1周服2剂，第2～4周每周服1剂。

【功效】利尿，消肿，健脾。

【主治】适用于急性肾小球肾炎水肿期。使用注意：服药后5～10分钟可出现恶心呕吐，约2～4小时开始腹泻，无须处理，如吐泻严重时可适当对症处理。

方四　益母草煎

【来源】山西省五台县人民医院姚轶尘等

【组成】干益母草（全草）90～120克，或鲜全草180～240克。

【用法】水煎服。

【功效】活血利尿。

【主治】适用于急性肾小球肾炎。

方五　马鞭草合剂

【来源】赵益人．马鞭草合剂治疗血尿［J］．上海中医药杂志，1979（4）：29.

【组成】马鞭草30克～60克，生地榆30克，红枣5枚。

【用法】水煎服，日1剂。

【功效】祛湿利尿，解毒凉血。

【主治】适用于急性肾小球肾炎属于急性期。

十三、慢性肾炎（慢性肾小球肾炎）

慢性肾小球肾炎简称慢性肾炎，系指各种病因引起的不同病理类型的双侧肾小球弥漫性或局灶性炎症改变，是由多种原发性肾小球疾病所致的一组长病程（一至数十年）的，以蛋白尿、水肿、高血压为临床表现的疾病，最终多发展成渐进性慢性肾功能衰竭。仅少数慢性肾炎是由急性肾炎发展而来（病情不愈直接迁延或临床痊愈若干时间后重出现），而绝大多数慢性肾炎是由病理类型决定其病情必定迁延发展，起病即属慢性肾炎，与急性肾炎无关。它不是一种独立性疾病，而是任何原发或继发性肾小球肾炎在进入终末期肾衰前的进展阶段。于患病2～3年或20～30年后，终将出现肾功能衰竭。慢性肾小球肾炎大多隐匿起病，病程冗长，病情多缓慢进展。多发生于中、青年，一般有水肿、蛋白尿、血尿和管型尿，后期有贫血、高血压和肾功能不全，终至尿毒症，多数预后较差。根据临床表现特点可分为四个亚型：普通型、高血压型、急性发作型、肾病型。对于本病的预防，关键在于积极、彻底地治疗急性肾炎。按照医生的指导服用药物，不要自己乱用药，以免损害肾脏。症状缓解后，应注意饮食，慢性肾炎病人饮食要清淡，少吃刺激性和不易消化的食物，有水肿和高血压以及腹水时，要少食盐和酱油，并适当少喝水。避免劳累和感染，以免复发或迁延至慢性肾炎。并应积极治疗扁桃体炎、慢性鼻炎、皮肤疮疡等感染，对有肾炎家族史及常腰酸乏力者，应定期检查尿常规，以便早发现、早治疗。

中医常将本病归属“水肿”“虚劳”“腰痛”等范畴。临床可分为脾虚湿滞、脾肾阳虚、阴虚阳亢、气滞血瘀等四个证型。（1）脾虚湿滞型：症见面目四肢虚浮，下肢尤甚，时肿时消，劳后或午后加重，纳谷不香，舌淡、苔白略腻，脉细或濡。治宜健脾助运，祛湿利水。（2）脾肾阳虚型：症见水肿腰以下为甚，按之凹陷不起，时肿时消，甚则全身浮肿，病程迁延，面色萎黄或苍白，形寒肢冷，腰酸腹胀，便溏尿少，舌淡胖边有齿印、苔白，脉沉细。治宜温肾助阳，健脾利水。（3）阴虚阳亢型：症见头晕目眩，面红热，口干咽痛，五心烦热，腰酸乏力，遗精早泄，二目干涩，视物模糊，手足微肿，时有麻木，小便短赤，舌红、少苔，脉细数。治宜平肝潜阳，养阴清利。（4）气滞血瘀型：症见面色黧黑，肌肤甲错，腰痛腹胀，两胁不舒，舌质紫暗或有瘀斑，脉弦细涩。治宜理气活血。

方一　绿豆附子汤

【来源】验方

【组成】绿豆30克，制附子30克。

【用法】制附子加水煎煮绿豆，熟后食豆，次日再加绿豆30克煮熟食豆，第3天则另用二药煎煮如前。适用于水肿，忌生、冷、盐、酒60日。

【功效】温肾助阳。

【主治】适用于慢性肾炎水肿偏于阳虚者。

方二　玉米须煎剂

【来源】《全国中草药汇编》

【组成】玉米须50克（干）。

【用法】干燥玉米须50克，加水600克，用温火煎煮20～30分钟，成300～400毫升，过滤后口服，每日1剂。

【功效】利水消肿。

【主治】用于儿童慢性肾炎轻度水肿或尿蛋白不消者。

方三　大蓟薏苡根

【来源】验方

【组成】大蓟根15克，薏苡根30克。

【用法】水煎服。

【功效】清热利湿，凉血利尿。

【主治】用于慢性肾炎，可消蛋白尿。

方四　野鸭大蒜

【来源】验方

【组成】野鸭1只，大蒜50克。

【用法】将野鸭去毛开膛取出内脏洗净，大蒜剥皮填于鸭腹内，煮熟。食肉饮汤，2日食1只，连服数次。

【功效】补中益气，宣窍通闭。

【主治】用治慢性肾炎。

十四、缺铁性贫血

缺铁性贫血是指体内缺乏可用来制造血红蛋白的铁，影响血红蛋白合成所引起的红细胞生成障碍所致的一种小细胞低色素性营养不良性贫血。特点是骨髓、肝、脾及其他组织中缺乏可染色铁，血清铁蛋白浓度降低，血清铁浓度和血清转铁蛋白饱和度亦均降低。本病是世界各地包括我国贫血中最常见的一种。本病发病率甚高，几乎遍及全球，无论城市或乡村，儿童、成年或老年人均可发生，在钩虫病流行地区发病率尤其高。据世界卫生组织调查报告，全世界约有10%～30%的人群有不同程度的缺铁。男性发病率约10%，女性大于20%。亚洲发病率高于欧洲。本病在育龄妇女（特别是孕妇）和婴幼儿中发病率很高。临床症状：本病发病缓慢，一般有疲乏，烦躁，心悸，气短，头晕，头疼。儿童表现生长发育迟缓，注意力不集中。部分病人有厌食、胃灼热、胀气、恶心及便秘等胃肠道症状。少数严重病人可出现吞咽困难、口角炎和舌炎。除贫血外，外貌有皮肤干燥皱缩，毛发干枯易脱落，指甲薄平、不光滑、易碎裂甚至呈匙状甲（见于长期严重病人）。少数病人有异食癖，喜欢吃生米、泥土、石子等。实验室检查：贫血者红细胞和血红蛋白降低。本病的形成是由于铁的需要量高而摄入不足，铁的吸收不良以及慢性失铁。对缺铁性贫血，应坚持“预防为主”的方针。预防主要是在孕妇及婴儿的食品中加入药物性铁，对婴儿坚持母乳喂养，因母乳中铁的吸收利用率较高。及时添加含铁丰富的辅食如蛋黄、鱼泥、肝泥、肉末、动物血等。及时添加绿色蔬菜、水果等富含维生素C的食物，促进铁的吸收。做好寄生虫病的预防工作，药物治疗可以给予铁剂口服或注射，对于病情重者，可予以输血治疗。

本病属于中医“虚劳”“萎黄”“黄胖”“黄肿”等范畴，临床上可分为脾胃虚弱、心脾两虚、肝肾阴虚、脾肾阳虚四个证型。（1）脾胃虚弱型：面黄无华或苍白，食欲不振，体倦乏力，或大便溏薄，形体消瘦，舌质淡、舌苔薄白，脉细弱。治宜健运脾胃，益气养血。（2）心脾两虚型：面色萎黄或苍白，头发稀黄易脱，头晕心悸，气短音低，夜寐不宁，体倦乏力，纳少，唇口色淡，指甲淡白，或有头面及下肢浮肿，舌质淡红、舌苔薄白，脉细软。治宜补脾养心，益气生血。（3）肝肾阴虚型：头晕目眩，两目干涩，耳鸣盗汗，颧红潮热，面色苍白，腰膝酸软，毛发焦枯，指甲易脆，发育迟缓，舌质红、少苔或无苔，脉细数。治宜滋养肝肾，补益精血。（4）脾肾阳虚型：面色㿠白，唇口黏膜苍白，纳呆食少，肢倦乏力，或大便溏薄，精神萎靡，发育迟缓，囟门迟闭，方颅发稀，畏寒肢冷，舌质淡、苔白，脉沉细。治宜温补脾肾，益气养血。

方一 花生红枣汤

【来源】验方

【组成】连衣花生200克，红枣30～50克。

【用法】红枣、花生同放锅中加水适量煮至花生烂熟即可。吃红枣、花生，喝汤。

【功效】温补脾胃。

【主治】适用于缺铁性贫血属于脾胃两虚型，面黄无华或苍白，食欲不振，体倦乏力，或大便溏薄，形体消瘦，舌质淡、舌苔薄白，脉细弱。

方二 九转黄精丹

【来源】赵国平．临床方剂丛书．心血管病血液病实用方［M］．南京：江苏科学技术出版社，1993：257.

【组成】当归1000克，黄精1000克。

【用法】用黄酒1000克浸透，蒸黑为度，共为细粉，炼蜜为丸，每服9克，温开水送下。

【功效】补血，益气。

【主治】缺铁性贫血属脾胃虚弱型，面黄肌瘦，饮食减少，食欲不振，心悸失眠，头昏目眩，神疲乏力，舌质淡、苔薄白，脉细弱。

十五、风湿性关节炎

风湿性关节炎是一种与溶血性链球菌感染有关的变态反应性疾病，属于全身性结缔组织炎症，是风湿热的主要表现之一。风湿性关节炎是一种很常见的疾病，以成人多见，急性期患者可伴有发热、咽痛、心慌等表现。并有半数患者在发病前1～3周有咽峡炎、扁桃体炎等上呼吸道感染史。

本病属于中医“痹证”范畴。临床可分为行痹（风痹）、痛痹（寒痹）、着痹（湿痹）、热痹、顽痹、虚痹六个证型。（1）行痹（风痹）型：症见肢体关节肌肉疼痛酸楚，其疼痛呈游走性，不局限于一处，关节屈伸不便，多见于上肢肩背，初起多兼有畏风、发热等表证，舌苔薄白，脉浮缓。治宜祛风散寒，通经活络。（2）痛痹（寒痹）型：症见肢体关节肌肉疼痛剧烈，甚则如刀割针扎，遇寒加剧，得热痛缓，痛处较为固定，日轻夜重，痛处不红不热，常有冷感，舌苔白，脉弦紧。治宜祛风散寒，温通经络。（3）着痹（湿痹）型：症见肢体关节肌肉疼痛，痛处较为固定，且有明显的重浊感，肌肤麻木不仁，或患处表现为肿胀，行动不便，得热得按则痛可缓解，舌质淡、苔白腻，脉濡缓。治宜散寒除湿，温通经络。（4）热痹型：症见肢体关节疼痛，痛处焮红灼热，肿胀疼痛剧烈，筋脉拘急，手不可近，更难于下床活动，日轻夜重，患者多有发热，口渴，心烦，喜冷恶热等症状，舌质红、苔黄燥，脉滑数。治宜清热解毒，活血通络。（5）顽痹型：症见历时较长，反复发作，骨节僵硬变形，关节附近呈暗黑色，疼痛剧烈，停着不移，不可屈伸，或疼痛麻木，舌上多见瘀斑，脉细涩。治宜活血化瘀，化痰通络。（6）虚痹型：症见经年累月，反复发作，关节疼痛，时轻时重，或年迈体弱，腰膝酸软，脊强腿麻，或关节屈伸不利，形疲神倦，面色㿠白，头晕目眩，气短自汗，舌淡红、苔少，脉细弱或细数。多见于慢性关节炎反复发作者。治宜益气养阴，祛痹壮骨。

方一　威灵仙酒

【来源】验方

【组成】威灵仙100克，白酒500毫升。

【用法】威灵仙酒浸3～7日，晒干研为细末，炼蜜为丸，每丸重8克。每服1丸，1日2次。或用粗米（留胚米）15克，水酒煎服。

【功效】祛风湿，止痛。

【主治】适用于风湿性关节炎属于风寒湿型，症见肢体关节如肩、肘、背、项等部位疼痛，时轻时重，呈游走性，局部无红肿，时有恶风畏寒，舌苔白或白腻，脉沉迟或濡缓。

方二　独活乌豆汤

【来源】验方

【组成】独活9克，乌豆60克，米酒适量。

【用法】将独活、乌豆加清水3～4碗，文火煎至一碗，去渣取汁，兑入米酒。每日分两次温服。

【功效】祛风胜湿，通络止痛。

【主治】主治风湿或类风湿性关节炎风寒湿痹，腰膝疼痛，关节拘挛，或中风不遂。

方三　木瓜薏苡仁粥

【来源】验方

【组成】木瓜10克，薏苡仁30克。

【用法】将木瓜、生薏苡仁洗净后，倒入小锅内，加冷水适量，先浸泡片刻，再用小火慢炖至薏苡仁酥烂，加白糖一匙，稍炖即可，适量食用。

【功效】祛风利湿，舒筋止痛。

【主治】主治类风湿性关节炎湿邪偏盛，肌肉关节重痛，身体沉重，或筋脉拘挛，关节屈伸不利。

方四　忍冬藤、根、叶

【来源】验方

【组成】鲜忍冬藤根叶90克。

【用法】水煎分3次服。

【功效】清热，解毒，通络。

【主治】适用于风湿性关节炎属于热痹者，症见关节红肿热痛，疼痛剧烈，活动受限。

十六、脑血栓

脑血栓亦称脑动脉血栓形成，是缺血性脑血管病的一种类型，是因高血压、脑动脉粥样硬化或其他原因，致血管内膜病变使血流变慢、血液黏稠度增加而致血栓形成，引起动脉管腔狭窄、闭塞，造成局部血流中断，以致该动脉供应的脑组织发生缺血性损伤。本病的基本诱因是动脉粥样硬化，较少见的原因为血管壁的炎症。脑血栓约占同期脑血管病总发病率的82%左右，是发病率最高的一种缺血性脑中风。一般症状：本病多见于50岁以上有动脉硬化的老年人，有的有糖尿病史。常于安静时或睡眠中发病，除重症外，1～3天内症状逐渐达到高峰，意识多清楚，颅内压增高不明显。有些患者病前已有一次或多次短暂缺血发作。脑血栓形成有如下特点：（1）常在睡眠时或早晨醒来发现偏瘫。这是因为睡眠中特别是后半夜人血压下降最明显，血流缓慢，脑动脉粥样硬化的病人此时最易发生脑缺血。因此，夜间起床时应当醒来后先静卧半分钟，再下地。（2）白天起病者一般症状较轻，多数无昏迷，发病过程比出血性脑血管病缓慢。（3）脑血栓患者的病死率要比脑出血低70%左右，但如大片或多发性脑梗死引起神经系统机能的严重障碍常不易恢复，所以有不少后遗症。脑血栓诊断：（1）发病年龄较高，有动脉硬化及高血压等中风危险因素或有过短暂脑缺血发作。（2）多静态发病，在睡眠中或睡醒后出现症状，常逐渐加重。多无剧烈头痛及意识障碍，偏瘫、失语体征明显。严重者可出现对侧偏瘫、半身麻木、失语、同侧暂时性失明、视神经萎缩、偏身感觉障碍、颅内压增高症、意识障碍、意识丧失、甚至出现脑水肿、健忘、共济失调、腭和声带麻痹、眼球震颤、频繁呃逆等症状。（3）脑脊液多正常。CT扫描可见脑缺血病变的低密度区域（发病6小时以内多正常）。脑血管造影可显示血栓部位、程度及侧支循环情况。多普勒可检测脑血流情况，有助于诊断。进行血尿常规、血糖、血脂、血流变、心电图等项目检查，以便同脑出血、脑栓塞等鉴别。

本病属中医“中风”“偏枯”等病证。临床可分为肝阳暴亢、痰热腑实、气虚血瘀、阴虚风动四型。（1）肝阳暴亢型：症见半身不遂，舌强语謇或不语，口角歪斜，眩晕头痛，面红目赤，心烦易怒，口苦咽干，便干尿黄，舌红或绛、苔黄，脉弦有力。治宜平肝潜阳，泻火通络。（2）痰热腑实型：症见半身不遂，舌强语謇或不语，口角歪斜，偏身麻木，口黏痰多，腹胀便秘，头晕目眩，舌红、苔黄腻，脉弦滑或偏瘫侧脉弦滑而大。治宜化痰通络，祛风活血。（3）气虚血瘀型：症见半身不遂，口舌歪斜，言语謇涩或不语，偏身麻木，面色淡白，气短乏力，心悸自汗，手足肿胀，舌暗淡、苔薄白或白腻，脉细缓或细涩。治宜益气活血，化瘀通络。（4）阴虚风动型：症见半身不遂，口舌歪斜，舌强语謇或不语，偏身麻木，心烦失眠，眩晕耳鸣，手足挛急或蠕动，舌红或暗淡、苔少或光剥，脉细数或细弦数。治宜育阴息风。

方一　蜂蜜桃仁汤

【来源】验方

【组成】蜂蜜15克，桃仁10克，决明子12克。

【用法】将桃仁、决明子加水煎熬，滤除药渣，取其液加蜂蜜调匀，每日2次，20天为1疗程。

【功效】平肝潜阳，活血通络。

【主治】适用于防治脑血栓属于肝阳上亢型，症见半身不遂，舌强语謇或不语，口角歪斜，眩晕头痛，面红目赤，心烦易怒，口苦咽干，便干尿黄，舌红或绛、苔黄，脉弦有力。

方二　化痰通络方

【来源】秦良，刘玉洁．化痰法治疗中风136例临床观察［J］．河北中医，1989（2）：32.

【组成】菖蒲15克，远志10克，僵蚕5克，地龙15克。

【用法】取上药加水800毫升，浸泡

30分钟后，用武火煎沸，再用文火煎煮20分钟左右，至剩余药汁大约250毫升。药汁一次服完。每剂煎服2次，每日1剂。

【功效】化痰开窍，疏通经络。

【主治】适用于脑血栓属痰热腑实型，口眼㖞斜，神识昏蒙，舌强语謇或不语，偏身麻木，形体肥胖，喉中痰鸣，舌体肥大，脉弦滑。

方三 脑心康

【来源】王云翔，等．脑心康治疗缺血性脑血管疾病65例［J］．辽宁中医杂志，1995（12）：552.

【组成】水蛭、地龙、制首乌。

【用法】上药等分轧细粉过筛，装入胶囊，每粒约0.3克，每日服3次，每次1粒。

【功效】滋阴活血，祛瘀通络。

【主治】适用于脑血栓属于阴虚风动型，症见半身不遂，口舌歪斜，舌强语謇或不语，偏身麻木，心烦失眠，眩晕耳鸣，手足挛急，或蠕动，舌红或暗淡、苔少或光剥，脉细数或细弦数。

方四 木耳桃仁汤

【来源】验方

【组成】黑木耳60克，桃仁60克，蜂蜜60克。

【用法】把黑木耳用温水泡过，与桃仁共捣成泥，加入蜂蜜，蒸熟。分4天吃完。

【功效】活血，祛瘀，通络。

【主治】适用于脑血栓属于气虚血瘀型，症见半身不遂，口舌歪斜，言语謇涩或不语，偏身麻木，面色淡白，气短乏力，心悸自汗，手足肿胀，舌暗淡、苔薄白或白腻，脉细缓或细涩。

方五 贝母粥

【来源】验方

【组成】贝母粉15克，粳米50克，冰糖适量。

【用法】将粳米、冰糖如常法煮粥，煮至半开汤未稠时，加入贝母粉，改用文火稍煮片刻，视粥稠时停火，每日早晚温服。

【功效】泄热涤痰。

【主治】适用于脑血栓属于痰热腑实型。症见半身不遂，舌强语謇或不语，口角歪斜，偏身麻木。口黏痰多，腹胀便秘，头晕目眩，舌红苔黄腻，脉弦滑或偏瘫侧脉弦滑而大。

十七、失眠

失眠是最常见的睡眠障碍，失眠症是一种持续相当长时间的睡眠的质和量令人不满意的状况。失眠发生率随着人群年龄增加而增加。失眠类型有入睡困难和续睡困难或早醒。患者次日感到体力恢复不佳，甚至有焦虑、紧张不安或压抑感，严重者有心率加快，体温增高，周围血管收缩等自主神经症状，其表现为入睡困难，入睡时间常达到30～60分钟，睡眠中至少觉醒一次。觉醒后仍有疲怠不快，头脑昏沉等不适感。其病因可分为四类：（1）躯体原因，如关节病的疼痛，心源性或肺源性气急，甲状腺功能亢进的心悸，各种病因引起的尿频，以及瘙痒、咳嗽等，均常导致失眠。（2）环境原因，由于工作或生活上的变化，如上夜班，乘坐车船，航空旅行的时差，以及寝室中的亮光、噪声等，都会影响睡眠，一般能在短期适应。（3）精神原因，兴奋和焦虑最易造成短期的失眠，入睡困难常为主要现象，长期失眠多见于忧郁症和神经衰弱，忧郁症病人苦于常觉醒和晨醒过早。神经衰弱病人亦常诉失眠。脑电图记录可见睡眠总时间并不减少，而觉醒的次数和时间略有增加。和正常睡眠的主要区别在于神经衰弱病人记得各个觉醒期中所听到的或看到的环境刺激，并因此而感到烦恼不安，而正常人不加注意，或者遗忘。（4）药物原因，许多药物如咖啡因、麻黄素、氨茶碱等，均能引致失眠。长期服用一般安眠剂也可使快速眼动期失眠相对减少，停服后又可因快速眼动期的反跳现象而产生噩梦。失眠的诊断，失眠的主观标准（临床标准）为：（1）主诉睡眠生理功能障碍。（2）白天疲乏无力、头胀、头昏等症状系由睡眠障碍干扰所致。（3）仅有睡眠量减少而无白日不适（短睡眠）者不视为失眠。失眠的客观标准是根据多导睡眠图结果来判断：（1）睡眠潜伏期延长（长于30分钟）。（2）实际睡眠时间减少（每夜不足6个半小时）；觉醒时间增多（每夜超过30分钟）。治疗无疑应尽量针对病因。治疗失眠最重要的应是消除导致失眠的各种因素，如消除心理紧张、改变睡眠环境、注意劳逸结合，增进全身健康，避免睡前服用影响睡眠的食物或药物，保持睡眠—觉醒规律、有效地治疗各种神经精神及内科疾病。当然，较理想的是综合采用多方面的治疗。对病人做适当的解释工作，以减少其对失眠的顾虑也常常必要。除急性焦虑和兴奋状态外，安眠药如安定等均不宜长服。

“失眠”中医称为“不寐”。指脏腑机能紊乱，气血亏虚，阴阳失调，导致不能获得正常睡眠的常见病。临床常分为肝郁血虚、痰热内扰、心脾两虚、心虚胆怯、心肾不交、阴虚火旺六个证型。（1）肝郁血虚型：症见难以入睡。即使入睡也多梦易惊，或胸胁胀满，善太息，平时性情急躁易怒，舌红、苔白或黄，脉弦数。治宜疏肝养血安神。（2）痰热内扰型：可见睡眠不安，心烦口苦，目眩，头重，胸闷恶心，嗳气，痰多，舌质偏红，舌苔黄腻，脉滑数。治宜清热化痰，养心安神。（3）心脾两虚型：患者不易入睡或睡中多梦，易醒，醒后再难入睡，或兼见心悸，心慌，神疲，乏力，口淡无味，或食后腹胀，不思饮食，面色萎黄，舌质淡、舌苔薄白，脉缓弱。患者目前或既往有崩漏、月经过多、贫血、大手术等病史。治宜补益心脾，养血安神。（4）心虚胆怯型：症见夜寐多梦易惊，心悸胆怯，终日惕惕，舌淡、苔薄，脉弦细。治宜益气镇惊，安神定志。（5）心肾不交型：心烦不寐，头晕耳鸣，烦热盗汗，咽干，精神萎靡，健忘，腰膝酸软，男子滑精阳痿，女子月经不调，舌尖红、苔少，脉细数。治宜交通心肾。（6）阴虚火旺型：心烦失眠，入睡困难，手足心发热，盗汗，口渴，咽干，口舌糜烂，舌质红、苔少，脉细数。治宜滋阴降火，清心安神。

方一 甘麦大枣汤

【来源】《金匮要略》

【组成】浮小麦9～15克，甘草9克，大枣5～7枚（去核）。

【用法】先将浮小麦、大枣淘洗浸泡，入甘草同煎煮，待浮小麦、大枣熟后去甘草、小麦，分两次吃枣喝汤。

【功效】养心安神。

【主治】适用于失眠属于血虚肝郁型，症见难以入睡。即使入睡也多梦易惊，或胸胁胀满，善太息，平时性情急躁易怒，舌红、苔白或黄，脉弦数。

方二 交泰丸

【来源】《韩氏医通》卷下

【组成】生川连1.5克，肉桂心15克。

【用法】上二味，研细，白蜜为丸。每服1.5～2.5克，空腹时用淡盐汤下。

【功效】交通心肾，清火安神。

【主治】适用于失眠属于心火偏亢，心肾不交型，心烦不寐，头晕耳鸣，烦热盗汗，咽干，精神萎靡，健忘，腰膝酸软，男子滑精阳痿，女子月经不调，舌尖红、苔少，脉细数。

方三 半夏秫米汤

【来源】《黄帝内经》

【组成】半夏15克，秫米（即高粱米）50克。

【用法】半夏用制半夏如法半夏、半夏曲；秫米去壳，淘洗干净，备用。用河中长流水，澄清，取清液煮秫米、半夏为粥，去渣即成。1日3次，每次饮1小杯，连饮3天，以见效为止。

【功效】祛痰降逆，和胃，调阴阳。

【主治】因痰滞胃而致的阴阳失调之失眠，即“胃不和则卧不安”。胃火重者忌服。

方四 酸枣仁

【来源】验方

【组成】酸枣仁9克。

【用法】捣碎，水煎，每晚睡前1小时服用。

【功效】养心安神。

【主治】适用于失眠属于心血虚型，心悸，心慌，虚烦不得眠。

十八、糖尿病

糖尿病（diabetes mellitus）是一组由遗传和环境因素相互作用而引起的临床综合征。因胰岛素分泌绝对或相对不足以及靶组织细胞对胰岛素敏感性降低，引起糖、蛋白质、脂肪、水和电解质等一系列代谢紊乱。临床以高血糖为主要标志，久病可引起多系统损害。病情严重或应激时可发生急性代谢紊乱如酮症酸中毒等。可分为胰岛素依赖型和非依赖型两种，前者多见于青少年，后者多见于成年人，发病率随年龄增长而升高。糖尿病主要临床类型胰岛素依赖型糖尿病（IDDM，1型）可发生在任何年龄，但多发生于青少年。临床特点是起病急，多食、多尿、多饮、体重减轻等症状较明显，有发生酮症酸中毒的倾向，必须依赖胰岛素治疗维持生命。起病初期血中胰岛细胞自身抗体阳性率高。口服葡萄糖胰岛释放试验可见基础胰岛素水平低于正常，葡萄糖刺激后胰岛素分泌曲线低平，显示胰岛素缺乏。非胰岛素依赖型糖尿病（NIDDM，2型）也可发生在任何年龄，但多见于40岁以后中、老年。大多数病人起病缓慢，临床症状相对较轻或缺乏。无酮症酸中毒倾向，但在一定诱因作用下，也可发生酮症酸中毒或高渗性昏迷。依赖胰岛素，但在饮食和口服降糖药治疗效果欠佳时，或因并发症和伴发病的存在，有时亦需要用胰岛素控制高血糖。胰岛细胞自身抗体阳性。空腹血浆胰岛素水平可正常、轻度降低或高于正常。胰岛素对葡萄糖刺激的反应可稍低、基本正常或高于正常，分泌高峰延迟。久病者常伴发心、脑、血管、肾、眼底、神经、皮肤病变，亦易并发化脓性感染、尿路感染、肺结核等。严重时或应激时可发生酮症酸中毒、高渗性昏迷、乳酸酸中毒而危及生命。预防本病须控制饮食，规律生活，忌吸烟饮酒，讲究个人卫生，预防各种感染，适当参加活动及锻炼，定期监测血糖。

中医称本病为“消渴”，既有三消（多饮、多食、多尿）症状。临床可分为肺胃燥热、气阴两虚、阴阳两虚、湿浊困脾四个证型。（1）肺胃燥热型：症见烦渴多饮，饮不解渴，消谷善饥，口干舌燥，尿频量多，大便秘结，舌红、苔黄，脉滑数或弦细数。治宜养阴润肺，清胃增液。（2）气阴两虚型：症见口干舌燥渴不多饮，形体消瘦，视物模糊，疲乏无力，气短懒言，舌淡红、少苔。脉细数无力。治宜益气生津，滋阴补肾。（3）阴阳俱虚型：症见尿浊如脂而量多，消瘦明显，头晕耳鸣，腰膝酸软，畏寒肢冷，阳痿，面色灰暗，舌淡红、苔白滑，脉沉细无力。治宜温阳补肾，阴阳两调。（4）湿浊困脾型：症见脘腹胀满，渴不多饮，便溏肢肿，乏力易倦，四肢沉重，舌质淡胖、边有齿印、舌苔白厚腻，脉沉细。治宜健脾益气，利湿化肿。

方一　麦冬全草饮

【来源】丁仰宪. 单味麦冬全草治疗糖尿病［J］. 中草药，1994（9）：478.

【组成】麦冬全草50克。

【用法】上药加水至600毫升司煎，武火煎沸后，改用文火续煎30分钟，滤出药液，再加水至400毫升，煎沸20分钟，去渣，两煎所得药液兑匀，分早、晚两次服，每日1剂。

【功效】清胃泻肺，补阴滋液。

【主治】适用于糖尿病属气阴两虚型，烦渴多饮，饮不解渴，消谷善饥，口干舌燥，尿频量多，大便秘结。

方二　猪胰方

【来源】方药中，等. 实用中医内科学［M］. 上海：上海科学技术出版社，1981.

【组成】猪胰7具，蜂蜜500克。

【用法】猪胰7具，切碎煮熟，加蜂蜜500克，熬如膏，每次服5克。

【功效】补脾，润燥。

【主治】适用于糖尿病各型。

十九、单纯性肥胖

单纯性肥胖是指并非由于其他疾病或医疗的原因，仅仅是由于能量摄入超过能量消耗而引起的肥胖。它是独立于继发性肥胖之外的一种特殊疾病，根据体征及体重即可诊断。首先根据患者的年龄及身高查出标准体重（见人体标准体重表），或以下列公式计算：标准体重（kg）=〔身高（cm）－100〕×0.9，如果患者实际体重超过标准体重20%即可诊断为肥胖症，但必须排除肌肉发达或水分潴留等因素。一般认为体重超过按身长计算的平均标准体重20%，或者超过按年龄计算的平均标准体重加上两个标准差（SD）时，即为肥胖病。在所有肥胖者中，99%以上是单纯性肥胖。这种肥胖的确切发病机制还不十分清楚，比较肯定的是：任何因素，只要能够使能量摄入多于能量消耗，都有可能引起单纯性肥胖。引起单纯性肥胖的病理改变主要是脂肪细胞的数量增多、体积增大，这种体积增大是细胞内脂肪堆积的结果。所以按照病理改变把单纯性肥胖分为两类：增生性肥胖和肥大性肥胖。增生性肥胖的脂肪细胞不仅仅体积变大，而且脂肪细胞的数目也有所增多；肥大性肥胖的脂肪细胞则只有体积变大，而数目不变。按照发病年龄的不同，可以把单纯性肥胖分为幼年起病型肥胖及成年起病型肥胖。其中幼年起病型肥胖都是增生性肥胖，而且患儿脂肪细胞的数量一生都难以减少。所以有人发现两岁以前就很胖的儿童终身容易肥胖，减肥困难。幼年起病型肥胖的孩子中，有80%到成年后依旧会发胖。青春期起病的青少年多为增生肥大性肥胖，他们的脂肪细胞数量多，体积也大。而成年起病型肥胖则以肥大性肥胖为主，也有一少部分是增生性肥胖。50岁以上发病率最高，尤以女性为多，临床表现为呼吸困难，头昏，胸闷，善饥多食，食欲亢进，腹胀便秘等，日久可导致高血压、动脉硬化、心衰等，血浆胰岛素浓度常处于高水平，生长激素水平低于正常人。预防要求注意饮食控制，食谱要求低热量、高蛋白、低脂肪、低糖类，并加强体育锻炼。自幼养成良好的饮食习惯，执行平衡膳食，对超重小儿要限制食物摄入量，使体重接近标准范围。儿童少年期，特别是青春期容易发胖，若有家庭成员肥胖史及体重增加过快时，宜及早加强饮食指导。膳食要遵循少糖、少油，保证蛋白质和多食水果蔬菜的原则，尤其要少吃甜食。同时要增加运动量。

中医学称本病为“痰湿”，临床可分为痰湿阻滞、气虚饮停、水湿内阻、痰瘀阻络四型。（1）痰湿阻滞型：症见身体重着，头昏胸闷，恶心，时脘腹胀满，舌淡红、苔滑或厚腻，脉濡滑。治宜健脾化痰，燥湿减肥。（2）气虚饮停型：症见头晕目眩，少气懒言，神疲自汗，心悸浮肿，舌淡、苔薄白，脉沉细或濡缓。治宜健脾益肺，化痰祛湿。（3）水湿内阻型：症见神倦嗜卧，呼吸气短，动则喘气，腰膝酸软，下肢浮肿，夜尿较频，心悸，舌淡、苔薄白而滑，脉濡缓而弱。治宜补益脾肾，温化水湿。（4）痰瘀阻络型：症见口唇发绀，胸闷气短，呼吸不畅，白天嗜卧，甚至昏睡，夜寐不宁，烦躁，记忆力减退，舌黯紫、苔薄或滑腻，脉沉涩。治宜活血化瘀，豁痰通气。

方一　刘氏减肥汤

【来源】刘运．中老年人肥胖症的防治［J］．大众中医药，1988（2）：18.

【组成】赤小豆10克，生山楂10克，大枣10枚。

【用法】上药加水至600毫升同煎，武火煎沸后，改用文火续煎30分钟，滤出药液，再加水至400毫升，煎沸20分钟，去渣，两煎所得药液兑匀，分早、晚两次服，每日1剂。

【功效】健脾化湿，燥湿减肥。

【主治】适用于单纯性肥胖属水湿内阻型，神倦嗜卧，呼吸气短，动则喘气，腰膝酸软，下肢浮肿，夜尿较频，心悸。

方二 海带决明子汤

【来源】验方

【组成】海带10克，决明子15克。

【用法】海带泡发洗净切段备用，决明子放入砂锅加水煎煮1小时，去渣留汁，下海带块，再煮半小时加调料即成，喝汤吃海带。

【功效】祛脂降压。

【主治】适用于单纯性肥胖伴有高血脂高血压者。

方三 绿豆海带汤

【来源】验方

【组成】绿豆100克，海带100克。

【用法】将绿豆、海带一起放入砂锅，加水文火煎煮至豆烂熟，加调料即可，每日1剂。

【功效】祛脂降压，利水消肿。

【主治】适用于单纯性肥胖痰湿阻滞型，症见身体重着，头昏胸闷，恶心，时脘腹胀满，舌淡红、苔滑或厚腻，脉濡滑。

方四 佛手秀丽汤

【来源】验方

【组成】佛手9克，苍术9克，昆布15克，海藻15克，瘦肉100克。

【用法】瘦肉洗净切块，佛手、昆布、苍术一起放入纱布袋内，将瘦肉、海藻和药袋一起放入砂锅中，加水文火炖煮，至肉烂熟，去药袋，加调料即成，饮汤吃肉和海藻。

【功效】健脾祛湿，消脂减肥。

【主治】适用于单纯性肥胖痰湿阻滞型，症见身体重着，头昏胸闷，恶心，时脘腹胀满，舌淡红、苔滑或厚腻，脉濡滑。

方五 首乌乌龙茶

【来源】验方

【组成】首乌30克，冬瓜皮15克，山楂肉15克，槐角15克，乌龙茶3克。

【用法】先将首乌、冬瓜皮、山楂、槐角一起放入砂锅，文火煎煮至沸20分钟，以此汤液，冲饮乌龙茶，代茶饮。

【功效】消脂祛肥。

【主治】适用于单纯性肥胖气虚饮停型，症见头晕目眩，少气懒言，神疲自汗，心悸浮肿，舌淡、苔薄白，脉沉细或濡缓。

二十、下肢静脉曲张

下肢静脉曲张是静脉系统最重要的疾病，也是四肢血管疾患中最常见的疾病之一。通常在四肢血管疾病的大多数病例中，常因静脉曲张及其并发症，尤其是溃疡而就医。此症属于中医“筋瘤”范畴。《外科正宗》记载：“筋瘤者，坚而面紫，垒垒青筋，盘曲甚者，结若蚯蚓。”下肢静脉曲张并发溃疡属于“臁疮”的范畴，《灵枢·刺节真邪》篇云：“臁疮者，风热湿毒，相聚而成，有新旧之别，内外之殊。”《外科大成》中谓：“臁疮，女人为裙风裤口……”《外科正宗》曰：“臁疮者，生于两臁，初起发肿，久而腐烂或津淫瘙痒，破而脓水淋漓……”都详细描述了下肢静脉曲张及其并发症的临床表现，对后世认识本病有较深远的指导意义。

方一　紫草洗方

【来源】北京中医医院.赵炳南临床经验集［M］. 北京：人民卫生出版社，1975.

【组成】紫草30克，茜草15克，白芷15克，赤芍15克，苏木15克，南红花15克，厚朴15克，丝瓜络15克，木通15克。

【用法】加水2～2.5千克，煮沸15～20分钟，取药液溻洗湿敷。

【功效】行气活血，化瘀消斑。

【主治】下肢静脉曲张。

方二　胡萝卜膏

【来源】姜洪艳，李金刚，宋春华. 胡萝卜膏治疗下肢静脉曲张性溃疡［J］. 中医外治杂志，2001，10（2）：44-44.

【组成】胡萝卜30千克。

【用法】切片，约20千克水煮熟，捞出后用干净纱布把水挤出，再放入锅内文火熬至成膏后备用。应根据患者具体情况，溃疡后并发感染者，应用抗生素控制感染，慢性溃疡应单用萝卜膏外敷，用药前先用生理盐水清洗创面，再用萝卜膏涂创面，用无菌纱布覆盖包扎即可。

【功效】清热利湿，活血化瘀。

【主治】下肢静脉曲张性溃疡。

【注意事项】为减少创面渗出，应卧床休息。萝卜膏的换药时间应根据分泌物的多少而定，如分泌物多，每天需换药2～3次，分泌物少应每日换药1次。10天为1个疗程。

方三 龙血竭胶囊

【来源】马秀英，梁开运.龙血竭胶囊治疗下肢静脉曲张性溃疡的疗效观察［J］. 激光杂志，2004，25（1）：35.

【组成】龙血竭。

【用法】用药前均用强力碘消毒溃疡周围皮肤，用生理盐水清洗溃疡面，观察组清洗溃疡后根据溃疡面的大小，取适量的龙血竭胶囊中的药粉，均匀地撒在溃疡面上，以薄薄地覆盖整个溃疡面为准，然后采用无菌纱布覆盖固定，每日1次。同时内服龙血竭胶囊4粒，每日3次。

【功效】除湿解毒，活血通络。

【主治】下肢静脉曲张性溃疡。

方四 去腐生新膏

【来源】黎辰，倪毓生.去腐生新膏加绷缚法外治下肢静脉曲张性溃疡临床观察［J］. 福建中医药，1999，30（1）：2.

【组成】丹参30克，当归30克，制没药10克，血竭10克，紫草15克，白芷15克，轻粉10克，蜈蚣10克，甘草10克，煅龙骨15克，熟石膏15克，枯矾3克，冰片1.5克，珍珠粉1.5克，白蜡60克，香油500毫升。

【用法】上药分别油煎后，研细末，混合搅拌，冷却成膏，盒装备用。溃疡面用生理盐水或双氧水洗净，视疮面范围大小，将药膏摊在香油纸或消毒纱布上盖贴，脓腐较多或夏季宜2～3天换药1次，肉芽转健脓净或冬季一般可隔3～7天换药1次。

【功效】活血化瘀，腐去新生。

【主治】下肢静脉曲张性溃疡。

二十一、中暑

中暑是人体在高温和热辐射的长时间作用下，机体体温调节出现障碍，水、电解质代谢紊乱及神经系统功能损害症状的总称，是热平衡机能紊乱而发生的一种急症，大量蓄积余热使体温调节中枢功能障碍，引起体温升高、循环衰竭和水电解质紊乱的临床症候群。可以分成三种：一种是在闷热的房间里容易出现的热射病，病人会感觉到头痛、头晕、口渴，然后体温迅速升高、脉搏加快、面部发红，甚至昏迷。第二种是日射病，如人们在烈日下活动或停留时间过长，直接在烈日的曝晒下，强烈的日光穿透头部皮肤及颅骨引起脑细胞受损，进而造成脑组织的充血、水肿。由于受到伤害的主要是头部，所以，最开始只有头部温度增加，高的时候可以达到39℃以上，然后有剧烈头痛、恶心呕吐、烦躁不安，继而可出现昏迷及抽搐，但体温不一定升高。第三种叫热痉挛，人在高温环境中，身体会大量出汗，丢失大量盐分，使血液中的钠含量过低，引起腿部甚至四肢及全身肌肉痉挛。中暑的主要症状：发热、乏力、皮肤灼热、头晕、恶心、呕吐、胸闷、烦躁不安、脉搏细速、血压下降。重症病例可有头痛剧烈、昏厥、昏迷、痉挛。理化检查有低钠低氯血症和肌酸尿症。预防本病应注意改善劳动条件，提供清凉含盐饮料，加强卫生宣传教育。高温作业禁忌证有高血压、心脏病、贫血和肝、肾、内分泌疾病及先天性汗腺缺乏症等。一旦发生中暑，应迅速将病人抬到阴凉通风处平卧休息，头部稍抬高，然后给患者解开衣扣，用冷水毛巾敷在患者的头部和颈部，适当为患者泼些水或用30%酒精擦身降温，若有条件者可在患者太阳穴处涂擦清凉油并让病人服些人丹或十滴水。如果病人昏倒，可用手指掐压病人的人中穴或针刺双手十指指尖的十宣穴。当病人好转时再送往附近的医院治疗。

中医称本病为“中暑”“暑厥”“暑风”等。临床可分为阳明暑热、暑热蒙心、暑热动风、气阴亏虚、气阴耗脱五个证型。（1）阳明暑热型：症见高热大汗，口渴烦躁，头昏头痛，面色潮红，肌肤灼热，小便短赤，或背微恶寒，舌红少津，脉洪大。治宜清热生津。（2）暑热蒙心型：症见猝然昏倒，不省人事，高热烦躁，汗出胸闷，呼吸气粗，或四肢厥冷，舌红绛，脉洪数。治宜清心开窍。（3）暑热动风型：除有暑热蒙心的症状外，并出现肢体痉挛、抽搐、甚至角弓反张，牙关紧闭，舌红绛，脉弦数。治宜凉肝息风。（4）气阴亏虚型：症见身热汗出，神疲乏力，气短胸闷，不思饮食，大便溏泄，脉洪而缓。治宜益气养阴。（5）气阴耗脱型：症见面色苍白，四肢厥冷，汗出不止，烦躁不安，血压降低，甚至昏迷不醒，脉微细欲绝。治宜益气回阳，救脱。

方一　二鲜饮

【来源】中医研究院.蒲辅周医疗经验［M］. 北京：人民卫生出版社，1976.

【组成】鲜芦根90克，鲜竹叶30克。

【用法】水煎服。

【功效】清热解暑，生津止渴。

【主治】适用于中暑属于肺胃津伤，身热不退，心烦口渴。

方二　加味绿豆粥

【来源】验方

【组成】绿豆60克，薏苡仁30克，杏仁10克，粳米100克。

【用法】将配料淘净，泡发后煮成稀粥。每天2次，温热食。

【功效】清热利湿，宣通三焦。

【主治】适用于中暑属于暑湿弥漫三焦，对小便短赤，舌质红赤，身热面赤，胸闷脘痞有疗效。

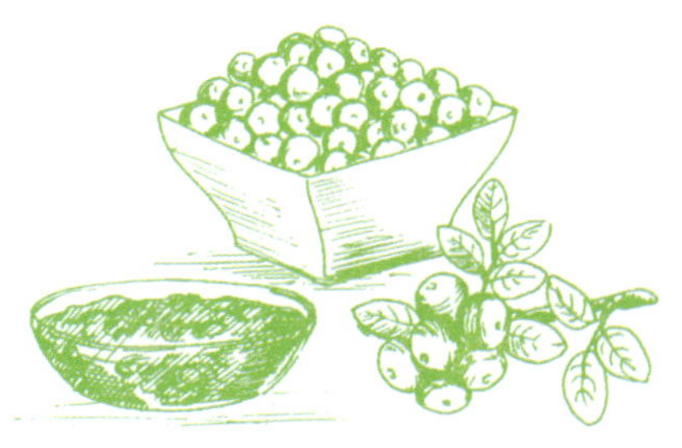

第三章

妇科常见疾病

一、功能失调性子宫出血

功能失调性子宫出血是由内分泌失调所引起的子宫内膜异常出血，简称功血。临床上以阴道不规则流血，甚至出现贫血为其特征，而全身及内外生殖器官无器质性病变存在。一般分为无排卵型和排卵型两大类。

功能失调性子宫出血病属于中医学中“崩漏”证的范畴。其病机特点为虚、热、瘀，病变根本在于肾，冲任不能制约经血，而在病程中常因果相干，多脏受累，致病反复难愈，成为疑难重证。临床常分为肾虚、脾虚、血热、瘀血四个证型。（1）肾虚型，偏肾阳虚：症见经期紊乱，或量多如崩或量少淋漓，血色暗淡质稀，畏寒肢冷，面色晦暗，腰酸腿软，小便清长，舌质淡红，脉沉细。治宜温肾固冲，止血调经。偏肾阴虚：症见经乱不定，出血量多或淋漓不净，血色鲜红质稠，头晕耳鸣，心烦口渴，舌质红、苔少，脉细数。治宜益肾滋阴，固经止血。（2）脾虚型：症见经血非时而下，或暴崩量多，或淋漓日久，色淡质稀，神疲乏力，气短懒言，面色萎黄，纳食不香，舌质淡、苔薄白，脉濡弱。治宜益气健脾，固冲止血。（3）血热型：虚热症见经血非时突然而下，量多如崩或量少如漏，血色鲜红质稠，五心烦热，舌红、少苔，脉细数。治宜滋阴清热，止血调经。实热症见经血或急则暴下，或淋漓不净，色深红质稠，口渴思饮，尿黄便干，舌质红、苔薄黄，脉洪数。治宜清热凉血，固经止血。（4）瘀血型：症见经血非时而下，时下时止，淋漓不净，或停闭日久又突然崩中下血，继而淋漓不断，色紫黑有块，小腹疼痛，舌质紫暗、苔薄白，脉涩。治宜活血化瘀，止血调经。

方一 鸡皮藕节方

【来源】验方

【组成】鸡爪皮10克，藕节15克，甜酒少许。

【用法】二者焙焦研末混合，用甜酒冲服，每日1次。

【功效】凉血，补血，止血。

【主治】各型无排卵型功能失调性子宫出血，症见出血不止，血色鲜红。

方二 红枣玉粒羹

【来源】验方

【组成】红枣10枚（去核），鲜莲藕半节，粳米200克，砂糖适量。

【用法】将鲜莲藕洗净后去皮，切粒；红枣、粳米淘洗干净。往砂锅中放入清水适量，投入红枣、粳米、莲藕粒。先以武火煮沸，然后以文火熬煮，一直煮到黏稠枣软，加砂糖调味即可食用。宜经常食用。

【功效】养血调经。

【主治】青春期无排卵功能失调性子宫出血。

方三 石榴皮煎

【来源】验方

【组成】酸石榴皮50克，党参30克，北黄芪30克。

【用法】水煎，去渣取汁，加蜜糖适量饮服。每日2次。

【功效】益气健脾，固冲止血。

【主治】适用于功能失调性子宫出血属于脾虚型，症见经血非时而至，崩中继而淋漓，血色淡而质薄，气短神疲，面色苍白，手足不温，食欲欠佳，舌质淡红，苔薄白，脉沉弱。

方四 功血I号方

【来源】中华全国中医学会妇科委员会. 中医妇科方选［M］. 天津：天津科学技术出版社，1985.

【组成】生地榆20克，女贞子30克，旱莲草30克。

【用法】取上药加水800毫升，先用武火煎沸后，改用文火继续煎30分钟，每剂煎2次，每日1剂。

【功效】养阴益肾，清热止血。

【主治】功血属于肝肾阴虚型，症见阴道出血量或多如崩，或少如漏，色红质稠，潮热盗汗，五心烦热。

二、痛经

痛经是指妇女在经期及其前后，出现小腹或腰部疼痛，坠胀，甚至痛及腰骶，其疼痛剧烈难以忍受。每随月经周期而发，严重者可伴恶心呕吐、冷汗淋漓、手足厥冷，甚至昏厥，给工作及生活带来影响。目前临床常将其分为原发性和继发性两种。临床上以原发性痛经为多，原发性痛经多指生殖器官无明显病变者，故又称功能性痛经，多见于青春期少女、未婚及已婚未育者。此种痛经在正常分娩后疼痛多可缓解或消失。引起原发性痛经的因素很多，诸如精神因素，经期剧烈活动，不注意风、寒、湿、冷以及内分泌紊乱等，但最主要的原因是子宫内膜产生的一种物质——前列腺素F2α过多，从而使子宫肌肉痉挛，导致了宫内局部血液供应不足。继发性痛经则多因生殖器官有器质性病变所致。本病属妇科临床的常见病，据有关调查表明，痛经的发病率为33.19%。由于子宫内膜异位所致的痛经程度严重，常伴有不孕，日益受到重视，对其的诊断和研究不断深入。对于较重的不适，无论是疼痛还是仅有下腹坠胀都应该到医院就诊，以排除继发性痛经。预防本病要注意调畅情绪，避免不良刺激，以减轻症状或减少痛经的发生。

痛经，中医学亦称“痛经”，又名“月水来腹痛”“经行腹痛”“经期腹痛”“经痛”等。其病因病机为气血运行不畅，临床常分为气滞血瘀、寒湿凝滞、湿热下注、阳虚内寒、气血虚弱、肝肾不足六个证型。（1）气滞血瘀型：症见每于经前经期小腹胀痛拒按，月经量少，经行不畅，色紫暗有血块，血块排出后痛减，或伴胸胁乳房作胀，舌质暗或有瘀点，脉弦或涩。治宜理气，化瘀，止痛。（2）寒湿凝滞型：症见经前数日或经期小腹冷痛，得热痛减，按之痛甚，经量少，经色暗黑有块，舌质淡、苔白腻，脉沉紧。治宜散寒除湿，化瘀止痛。（3）湿热下注型：症见经前经期小腹疼痛拒按，有灼热感，或伴腰骶胀痛，平素少腹时痛，经色暗红，质稠有块，带下黄稠，舌质红、苔黄而腻，脉弦数或濡数。治宜清热除湿，化瘀止痛。（4）阳虚内寒型：症见经期或经后小腹冷痛，喜按，得热则舒，经量少，经色暗淡，腰腿酸软，小便清长，舌质淡、苔白润，脉沉。治宜温经，暖宫，止痛。（5）气血虚弱型：症见经后或经期小腹隐隐作痛，或小腹及阴部空坠，喜揉按，月经量少，色淡质稀，或神疲乏力，或纳少便溏，舌质淡，脉细弱。治宜益气，补血，止痛。（6）肝肾不足型：症见经后小腹绵绵作痛，腰部胀痛，经色暗淡、量少、质稀薄，或潮热，或耳鸣，舌质淡、苔薄白或薄黄，脉细弱。治宜益肾，养肝，止痛。

方一 参芪补膏

【来源】经验方

【组成】党参50克，黄芪、当归各30克，大枣20个，红糖100克。

【用法】将前3味药加水煎煮2次，去渣取汁500毫升；再将大枣文火炖烂取汁及枣泥，然后入药汁，加红糖做膏。每次服30克，每日3次。

【功效】补气补血。

【主治】适用于气血不足型痛经，症见经后或经期小腹隐隐作痛，或小腹及阴部空坠，喜揉按，月经量少，色淡质稀，或神疲乏力，或纳少便溏，舌质淡，脉细弱。

方二 姜枣红糖汤

【来源】经验方

【组成】干姜、大枣、红糖各30克。

【用法】将大枣去核洗净，干姜洗净切片，加红糖同煎汤服。每日2次，温热服。

【功效】补脾胃，温中益气。

【主治】适用于寒湿凝滞型、气血虚弱型痛经，症见经前数日或经期小腹冷痛，得热痛减，按之痛甚，经量少，经色暗黑有块，舌质淡、苔白腻，脉沉紧。

三、更年期综合征

更年期是指妇女从性成熟期逐渐进入老年期的过渡时期，包括绝经前期、绝经期及绝经后期。绝经是指月经完全停止1年以上，生理性绝经的年龄在45～55岁，此时期由于卵巢功能减退、消失，常引起一系列症状。更年期妇女约1/3能通过神经内分泌的自我调节达到新的平衡而无自觉症状，2/3则可出现一系列性激素减少所致的症状，称为更年期综合征。我国城市妇女绝经年龄平均为49.5岁，绝大多数在39～58岁，农村妇女绝经年龄平均为47.5岁，绝大多数在39～54岁。一般更年期综合征持续时间共4年，在绝经前后各有2年。引起更年期综合征的主要原因是卵巢功能逐渐衰退，雌激素分泌减少，引起垂体促性腺激素分泌增加，从而影响其他内分泌腺，并干扰大脑皮层与自主神经系统的功能，出现各种临床表现及代谢紊乱。因生殖功能消失，妇女在精神心理上起变化。主要症状有额面潮红、头面颈部阵阵发热、出汗，伴有心慌、头晕、头痛、情绪不稳、性情急躁、易于激动、失眠多梦、耳鸣、记忆力减退及注意力不集中。这些症状有的人比较明显，有的人很不明显。生殖道的症状有月经周期变得不规则，月经量减少或增多，最后月经停止，绝经后生殖道萎缩。其他表现有骨质疏松，易患冠心病、高血压、高血脂、皮肤和黏膜萎缩弹性减弱、乳房萎缩及尿频。临床妇科检查未发现器质性疾病，尿或血检测出“一低二高”现象，即E2降低，LH、FSH升高，本病发生及症状的轻重，除与上述内分泌功能状态有关，同时与人的体质、心理健康状态、环境和神经精神因素密切相关。因此进入更年期后要注意增强体质，保持良好的心理状态，减轻精神负担，保持心情舒畅，多参加力所能及的工作和劳动。本病轻则不予治疗，重则需药物治疗。在药物治疗和心理疏导的配合下，获效快、反复亦少。

中医无此病名，称之“经断前后诸症”或“绝经前后诸症”，其发生与特定的年龄阶段有关，中医认为“七七之年”，肾气渐衰，天癸渐竭，是妇女正常的生理变化，但由于素体差异及生活环境等的影响，不能适应这个阶段的生理过渡，而使阴阳二气不平衡，脏腑气血不相协调，出现一系列证候。本病以肾虚为主，或偏于阴虚、或偏于阳虚、或阴阳两虚，并可累及心、肝、脾。临床可分为肾阴虚和肾阳虚、肾阴阳俱虚三个证型。（1）肾阴虚型：症见头晕耳鸣，失眠多梦，心烦易怒，烘热汗出，五心烦热，腰膝酸软，或皮肤感觉异常，口干便结，尿少色黄，舌质红、少苔，脉细数。治宜滋养肾阴，柔肝潜阳。（2）肾阳虚型：症见面色晦暗，精神萎靡，形寒肢冷，纳差腹胀，大便溏薄，或面浮肢肿，尿意频数，甚或小便失禁，舌质淡、苔薄，脉沉细无力。治宜温肾扶阳，健脾理中。（3）肾阴阳俱虚型：临床表现月经紊乱，头晕耳鸣，健忘，腰背冷痛，舌淡，苔薄，脉沉弱。治宜滋阴补阳。

方一 合欢花粥

【来源】民间方

【组成】合欢花（干品）30克或鲜品50克，粳米50克，红糖适量。

【用法】将合欢花、粳米、红糖同放入锅内，加清水500克，用文火烧至粥稠即可。于每晚睡前1小时空腹温热顿服。

【功效】安神解郁，活血，消痈肿。

【主治】适用于忿怒忧郁、虚烦不安、健忘失眠等症。

方二 甘麦大枣粥

【来源】经验方

【组成】大麦、粳米各50克，大枣10枚，甘草15克。

【用法】先煎甘草，去渣，后入粳米、大麦及大枣同煮为粥。每日2次，空腹食用。

【功效】益气安神，宁心。

【主治】适用于妇女更年期精神恍惚，时常悲伤欲哭，不能自持或失眠盗汗，舌红少苔，脉细而数。

四、先兆流产

先兆流产是指妇女妊娠28周前出现少量阴道流血，或伴有轻微腹痛、腰痛，或下坠感，但早孕反应仍存在者。妇科检查时子宫颈口未开，羊膜囊未破裂，子宫大小与停经月份相符。尿妊娠试验阳性，B超示妊娠早期有胚囊、胚芽搏动，中期可见胎儿成形，有胎动、胎心搏动。如胚胎正常，消除流产的原因则出血停止，症状消除，妊娠可以继续。流产的发生原因，主要是胚胎和母体两方面，胚胎因素多与精子或和卵子的异常或遗传有关；母体因素多因黄体功能不足、叶酸缺乏、免疫因素（抗精子抗体阳性、抗子宫内膜抗体阳性）与生殖器官疾病创伤，一些全身性疾病等。

中医称先兆流产为胎漏，胎动不安，进而发展，可有坠胎、小产之虞。中医认为本病的发生主要是冲任不固，不能摄血养胎所致。临床可分为气血虚弱、肾气亏虚、血热内扰、跌仆伤胎四个证型。（1）气血虚弱型：症见妊娠期间，阴道少量出血，色淡红，质稀薄，或腰酸腹坠，或神疲肢倦，心悸气短，舌质淡、苔薄白，脉细滑。治宜补气养血，固肾安胎。（2）肾气亏虚型：症见妊娠期间，阴道少量下血，色淡暗，腰酸腹坠痛，或伴有头晕耳鸣，小便频数，夜尿多甚至失禁，或曾屡次坠胎，舌淡、苔白，脉沉滑尺弱。治宜固肾安胎，佐以益气。（3）血热内扰型：症见妊娠期间阴道下血，色鲜红，或腰腹坠胀作痛，伴心烦不安，手心烦热，口干咽燥，或有潮热，小便短黄，大便秘结，舌质红，苔黄而干，脉滑数或弦滑。治宜滋阴清热，养血安胎。（4）跌仆伤胎型：症见妊娠外伤，腰酸腹坠胀，或阴道下血，舌质正常，脉滑无力，治宜补气和血，益肾安胎。

方一 寿胎丸

【来源】原出《医学衷中参西录》，现摘于朱金凤，等. 寿胎丸加味治疗先兆流产的临床观察及实验研究［J］. 中西医结合杂志，1987（7）：407.

【组成】菟丝子10克，桑寄生10克，续断10克，阿胶10克。

【用法】取上药加水600毫升，先用武火煮沸后，改用文火续煎30分钟，取药汁，每剂煎服2次，每日1剂。

【功效】固肾，安胎。

【主治】先兆流产属肾虚型，孕后阴道少量出血，色淡暗，腰酸腹胀，头晕耳鸣，舌质淡、苔薄白，脉沉滑尺弱。

方二 糯米二胶粥

【来源】验方

【组成】糯米100克，鹿角胶、阿胶各15克。

【用法】糯米加水熬煮成粥后，放入捣碎的鹿角胶和阿胶，边煮边搅，直至溶化，再煮2～3沸。以上为1日量，分2次食用，放糖调味。连用3～5日。

【功效】养血益精，补肾安胎。

【主治】适用于先兆流产属于肾气亏虚，症见妊娠期间，阴道少量下血，色淡暗，腰酸腹坠痛，或伴有头晕耳鸣，小便频数，夜尿多甚至失禁，或曾屡次坠胎，舌淡，苔白，脉沉滑尺弱。

方三 苜蓿子蛋

【来源】民间方

【组成】苜蓿子5克，鸡蛋2个。

【用法】将苜蓿子研碎，置瓦罐中，加清水，先用旺火煮沸，再用小火煮20分钟，加去壳鸡蛋，再煨30分钟，每日1次，早晨空腹时服用，吃蛋饮汤。

【功效】养血益气，补肾安胎。

【主治】先兆流产属肾虚型，症见孕后阴道少量出血，色淡暗，腰酸腹胀，头晕耳鸣，舌质淡、苔薄白，脉沉滑尺弱。

方四 白术酒

【来源】验方

【组成】白术60克（研末），黄酒。

【用法】每次取白术6克，与黄酒50毫升同煎数沸，候温顿服，每早、午、晚各1次。

【功效】健脾安胎。

【主治】妊娠脾虚气弱，胎动不安，症见少腹下坠，腹胀，纳呆便溏，面色萎黄，头晕神疲，四肢乏力，舌淡、苔薄，脉细缓滑。

五、妊娠高血压综合征

妊娠高血压综合征（简称妊高征）是妊娠期特有的疾病。本病发生于妊娠20周以后，临床表现为高血压、浮肿、蛋白尿，严重时出现抽搐、昏迷、心肾功能衰竭，甚至发生母婴死亡。根据妊高征的症状及其严重程度，将其分轻度、中度、重度妊高征。轻度妊高征：血压≥140/90mmHg，（较基础血压升高30/15mmHg），轻度蛋白尿和（或）水肿。中度妊高征：血压超出轻度范围，但≤160/110mmHg，蛋白尿+，伴有水肿，无自觉症状。高度妊高征（先兆子痫及子痫）：先兆子痫，血压≥160/140mmHg，蛋白尿，伴水肿，有头痛症状。子痫，在先兆子痫基础上有抽搐或昏迷。本病的主要病理变化为全身小动脉痉挛，导致各脏器包括胎盘、肾脏、肝、脑、心等血流不畅或供血不足，组织缺氧。故妊高征是一种与妊娠密切相关的全身性疾病，病因不明，以对症处理为主，故要突出预防为主的观点，孕期多吃含钙食品，注意血压、血液黏稠度的变化，及时发现水肿及尿蛋白，及时治疗和纠正，从而减少本病的发生和阻止其发展。

本病属于中医的“子肿”“子晕”“子痫”的范畴，临床上可分脾虚湿盛、肾虚水泛、阴虚肝旺、脾虚肝旺、肝风内动、痰火上扰六个证型。（1）脾虚湿盛型：症见妊娠数月，面目四肢浮肿，或遍及全身，肤色淡黄或黄白，皮薄光亮，胸闷气短，懒言，口淡无味，食欲不振，大便溏薄，舌质淡嫩、苔薄白、边有齿痕，脉缓滑无力。治宜健脾行水。（2）肾虚水泛型：症见孕后数月，面浮肢肿，下肢尤甚，按之没指，心悸气短，下肢逆冷，腰酸无力，舌淡、苔白润，脉沉细。治宜温肾、化气、行水。（3）阴虚肝旺型：症见妊娠数月，头晕目眩，心悸怔忡，夜寐多梦易惊，颜面潮红，舌红或绛，脉弦细滑数。治宜育阴潜阳。（4）脾虚肝旺型：症见妊娠中后期，面浮肢肿，头昏重如眩冒状，胸胁胀满，纳差便溏，苔厚腻，脉弦滑。治宜健脾利湿，平肝潜阳。（5）肝风内动型：症见妊娠后期，颜面潮红，心悸烦躁，突发四肢抽搐，甚则昏不知人，舌红苔薄黄，脉细弦数。治宜平肝息风。（6）痰火上扰型：症见妊娠后期，或正值分娩时，猝然昏不知人，四肢抽搐，气粗痰鸣，舌红，苔黄腻，脉弦滑。治宜豁痰降火，平肝息风。

方一 冬瓜皮消肿茶

【来源】孔富国，等. 妇科病妙用中药［M］. 南京：江苏科学技术出版社，1999：83.

【组成】冬瓜皮50克，玉米须30克，灯心草20克，扁豆衣10克。

【用法】以上4味洗净，晾干，切碎，放入砂锅，加水1500毫升，浸泡1小时，先用武火煎沸，改用文火续煎40分钟，取汁温热频饮代茶，每日1剂。

【功效】健脾利湿，利水通淋。

【主治】妊高征属脾虚湿盛型，妊娠面浮肢肿，或全身浮肿，肤色淡黄，口淡无味。

方二 玉米须茶

【来源】孔国富，等. 妇科病妙用中药［M］. 南京：江苏科学技术出版社，1999：83.

【组成】玉米须6克，红茶5克。

【用法】上二味放入茶杯中，用沸水冲入，加盖泡20分钟，代茶温热频饮，每日2剂，10日为1疗程，连用2～3个疗程。

【功效】利水，化湿，安胎。

【主治】妊高征属脾虚湿盛型，妊娠后期，面浮肢肿，或腹大肿满，饮食不香。

方三 黑豆大蒜煮红糖

【来源】验方

【组成】黑豆100克，大蒜、红糖各30克。

【用法】将砂锅放旺火上，加水1000毫升煮沸后，倒入黑豆、大蒜（切片）、红糖，用文火烧至黑豆熟即可。每日2次，一般6～7次有效。

【功效】健脾益胃。

【主治】适用于肾虚型妊娠水肿，症见孕后数月，面浮肢肿，下肢尤甚，按之没指，心悸气短，下肢逆冷，腰酸无力，舌淡、苔白润，脉沉细。

方四　鲤鱼头炖冬瓜

【来源】验方

【组成】鲤鱼头1个，冬瓜90克。

【用法】将鱼头洗净去鳃，冬瓜去皮切成块，加水1000毫升文火炖，待鱼头熟透即可。吃鲤鱼头饮汤，每日1次。

【功效】利水消肿。

【主治】适用于脾虚型妊娠水肿，症见妊娠数月，面目四肢浮肿，或遍及全身，肤色淡黄或黄白，皮薄光亮，胸闷气短，懒言，口淡无味，食欲不振，大便溏薄，舌质淡嫩、苔薄白，边有齿痕，脉缓滑无力。

方五　三豆饮

【来源】验方

【组成】赤小豆、黑豆各100克，绿豆50克。

【用法】洗净后放锅内加水适量，煮至豆烂熟，加入适量白糖，作饮料多次饮用。

【功效】清热利水。

【主治】适用于肾虚型妊娠水肿，症见孕后数月，面浮肢肿，下肢尤甚，按之没指，心悸气短，下肢逆冷，腰酸无力，舌淡，苔白润，脉沉细。

方六　山药薏米粥

【来源】验方

【组成】淮山药30克，薏苡仁30克，大枣20个，肉桂末0.5克。

【用法】同煮粥食用。每日1剂，连用4～5剂。

【功效】健脾，益肾，利尿。

【主治】适用于脾肾气虚型妊高征，水肿，纳差便溏，腰膝酸软。

六、晚期产后出血

晚期产后出血是指分娩24小时后，在产褥期内发生的子宫大量出血。多于产后1～2周发病，但也有迟至6～8周甚至10周发病者。阴道流血持续或间断，亦可表现为急剧大量流血。发生的原因多为胎盘、蜕膜的残留，子宫复旧不全，宫腔或子宫切口的感染等。妇科检查可发现宫口松弛，子宫大，复旧不佳，或触及残留组织，或可见陈旧性血液及凝血块（按摩子宫后）。有感染时子宫有压痛，血象增高。本病的预防，在产后应注意检查胎盘、胎膜是否完整，发现残缺及时清除，在杜绝医源性感染的同时，产妇当注意保持外阴清洁，增强体质。

本病属中医“恶露不绝”的范畴。临床上可分为气虚、血热、血瘀三个证型。（1）气虚型：症见产后恶露过期不止，量多，或淋漓不断，色淡红，质稀薄，无臭气，小腹空坠，神疲懒言，面色㿠白，舌淡，脉缓弱。治宜补气摄血。（2）血热型：症见恶露过期不止，量较多，色深红，质黏稠，有臭气，面色潮红，口燥咽干，舌质红、苔少或苔黄或黄腻。脉细数。治宜养阴清热，化湿止血。（3）血瘀型：症见恶露淋漓，涩滞不爽，量少，色紫暗有血块，小腹疼痛拒按，舌质紫暗或边有瘀斑，脉弦涩。治宜活血化瘀，止血。

方一 红兰花酒

【来源】验方

【组成】红兰花30克，白酒200毫升。

【用法】同煎至白酒剩1/2，去渣候温。每次服50毫升，不效再服。

【功效】行血，消肿，止痛。

【主治】适用于血瘀型产后出血，

腹中刺痛。

方二 红鸡冠花鸡蛋

【来源】验方

【组成】红鸡冠花3克，生鸡蛋2个。

【用法】红鸡冠花3克浓煎取汁，冲生鸡蛋2个，微沸后待温顿服。

【功效】行血化瘀，扶正固本。

【主治】主治产后气血不和出血，症见腹痛、胸闷、出血。

方三 百草霜酒

【来源】验方

【组成】百草霜9克。

【用法】以水冲服。

【功效】止血救逆。

【主治】主治产后气血虚弱，或产后胞宫受损，下血不止。

方四 加味失笑散

【来源】验方

【组成】蒲黄、五灵脂各10克，枳壳、益母草各20克。

【用法】加水共煎，一次服。

【功效】活血，祛瘀，止痛。

【主治】适用于产后出血血瘀型。

方五 山楂红枣瘦肉汤

【来源】验方

【组成】瘦肉250克，山楂30克，红枣8个。

【用法】同入锅，煮食。

【功效】健脾开胃，祛瘀止痛。

【主治】适用于产后出血属于气虚血瘀型，症见腹中疼痛，恶露不行，食而不化，脘腹饱胀。

七、不孕症

不孕症是指育龄期妇女，夫妇同居2年以上，男方生殖功能正常，未避孕而不受孕者，称为原发性不孕；如曾经生育或流产后，无避孕而又2年以上不再受孕者，称为继发性不孕。夫妇一方有解剖生理方面的缺陷，无法纠正而不能妊娠者，称为绝对性不孕；夫妇一方因某种因素阻碍受孕，导致暂时不孕，一旦得到纠正仍然受孕者称为相对性不孕。女性不孕的因素，有卵巢发育异常、排卵功能障碍、黄体功能不全、内分泌功能失调、子宫内膜异位、输卵管阻塞、生殖器官炎症以及免疫因素等。

本病中医称为“不孕症”“绝产”“绝嗣”，原发性不孕症称为“无子”“全不产”，继发性不孕症称为“断绪”，绝对性不孕症称为“五不女”。肾主生殖，不孕与肾的关系密切，并与天癸、冲任、子宫功能失调，或脏腑气血不和，影响胞脉胞络功能有关。临床上常分为肾阳虚、肾阴虚、肝郁、痰湿、血瘀五个证型。（1）肾阳虚型：症见婚久不孕，月经后期量少、色淡或月经稀少甚或闭经，面色晦暗，腰酸腿软，性欲淡漠，大便不实，小便清长，舌淡、苔薄，脉沉细。治宜温肾养血，调补冲任。（2）肾阴虚型：症见婚久不孕，月经先期量少色红，质稍稠，形体消瘦，腰酸无力，头晕眼花，五心烦热，舌红、苔少，脉细数。治宜滋阴养血，调冲益精。（3）肝郁型：症见婚久不孕，经行双乳、少腹胀痛，周期先后不定，经血夹块，情志抑郁或急躁易怒，胸胁胀满，舌质暗红，脉弦。治宜舒肝解郁，养血理脾。（4）痰湿型：症见婚久不孕，经行后期，量少或闭经，面色㿠白，形体肥胖，头晕心悸，呕恶胸闷，苔白腻，脉滑。治宜燥湿化痰，调理冲任。

（5）血瘀型：症见婚久不孕，月经后期，经量多少不一，色紫夹块，经行腹痛，块下痛减，平素小腹作痛不舒或腰骶疼痛，舌暗紫，脉弦涩。治宜活血化瘀，调理冲任。

方一　当归芍药散

【来源】验方

【组成】当归10克，白芍12克，茯苓12克，白术12克，泽泻10克，川芎10克。

【用法】取上药加水800毫升，先用武火煮沸后，改用文火续煎30分钟，每剂煎2次，每日1剂。

【功效】益肝健脾，调理气血。

【主治】不孕症属肝虚脾弱者，症见婚久不孕，面色少华，爪甲不荣，头昏心悸，月经不调、或前或后，舌质淡、苔薄白，脉细弦。

方二　不孕Ⅱ号方

【来源】验方

【组成】仙茅10克，淫羊藿10克，熟地黄20克，菟丝子12克，覆盆子12克，当归9克，白芍10克，香附9克，黄芪15克。

【用法】每剂煎2次，每日1剂，分2～3次服完。

【功效】补肾阳为主，佐以补肾阴。

【主治】不孕症属肾阳不足者，症见阳虚宫寒，婚久不孕，经血量少色淡，性欲淡漠，小便清长，舌淡、苔白，脉沉迟。

方三　温经汤

【来源】《金匮要略方论》卷下

【组成】吴茱萸9克，当归6克，川芎6克，芍药6克，人参6克，桂枝6克，阿胶（烊化）6克，生姜6克，牡丹皮6克，甘草6克，半夏6克，麦冬9克。

【用法】上药以水1斗，煮取3升，分温3服。

【功效】温经散寒，养血祛瘀。

【主治】冲任虚寒，瘀血阻滞。本方为妇科调经常用方，现代常用于功能性子宫出血、先兆流产、产后腹痛、不孕、慢性盆腔炎等辨证属冲任虚寒，瘀血阻滞者。

方四　当归仙灵脾膏

【来源】验方

【组成】当归250克，淫羊藿250克，益母草250克，肉苁蓉250克，白糖350克。

【用法】取上药加水6000毫升，浸泡1小时，武火煮沸后，改用文火煎煮2小时，倒出药汁。药渣再加水2500毫升，煎法同前，取出药汁。合2次药液置锅内，用武火煮沸浓缩，放入白糖，文火煎熬成膏。

【功效】温肾补阳，养血调经。

【主治】不孕症属肾阳不足者，症见婚久不孕，月经周期延长，月经量少，经暗质稀，腰膝酸软。

方五 五子衍宗丸

【来源】《丹溪心法》

【组成】枸杞子10克，菟丝子10克，覆盆子10克，五味子5克，车前子10克。

【用法】每剂煎2次，每日1剂，分2～3次服完。

【功效】补益肝肾，调冲益精。

【主治】不孕症属肝肾精亏者，症见婚久不孕，月经量少色红，形体消瘦，腰腿酸软，舌质淡红、苔少，脉细。

八、阴道炎

阴道炎是妇女生殖系统炎症中的一种，系指当阴道的自然防御功能受到破坏时，病原体侵入阴道，使阴道黏膜产生炎症，所分泌的液体量、色、质出现异常，是临床常见病、多发病之一。以带下增多、外阴瘙痒为主要临床表现。阴道分泌物中常可找到病原体。依据其发病年龄和感染的病原体不同，可分为滴虫性阴道炎、念珠菌阴道炎（亦称霉菌性阴道炎）、老年性阴道炎、幼女性外阴阴道炎及细菌性阴道病。其传染方法，或经性交直接传播，或通过浴池（盆）、毛巾、衣物、厕所等间接传播，因而注意个人卫生，避免不洁的性生活及不洁物品的接触对防治本病非常重要。

本病属于中医“带下病”“阴痒”的范畴。本病的病理基础以肝、脾、肾功能失常为本，湿热、热毒、虫侵为标，其中尤其重视湿热、热毒、虫侵（相当于病原体）等外邪的致病作用。临床常分湿热、脾虚、肾虚三个证型。（1）湿热型：症见带下量多，色黄或白，或赤白，质黏腻，有臭气，或带下量多如豆腐渣状、阴痒（霉菌性阴道炎），或带下量多质稀呈泡沫状、阴部瘙痒（滴虫性阴道炎），舌质红、苔黄腻，脉濡数。治宜清热解毒，利湿止带。（2）脾虚型：症见带下量多，绵绵不断，色白或淡黄，质稠无臭气，精神倦怠，纳少便溏，舌质淡、苔白腻，脉缓弱。治宜健脾益气，升阳除湿。（3）肾虚型：肾阴不足者，症见带下赤白，量不多，质稍黏，阴部灼热，干涩刺痛，头晕耳鸣，五心烦热，舌质红、少苔，脉细弦数，老年性阴道炎多属此型，治宜益肾滋阴，清热止带；肾阳不足者，症见带下量多，质稀清冷，腰酸如折，肢冷感，舌质淡、苔白润，脉沉迟，治宜温肾培元，固涩止带。本病的治疗方法有内治与外治之分，多以外治为主，或内外治合用、中西医结合。

方一 加味赤小豆汤

【来源】验方

【组成】赤小豆30克，当归30克，土茯苓15克，黄柏10克。

【用法】取上药加水800毫升，先用武文煎沸后，改用文火续煎30分钟，取药汁。每剂煎服2次，每日1剂。

【功效】清热利湿。

【主治】阴道炎属湿热者，症见带下量多，色白或黄，质黏稠，有臭气，舌苔黄腻，脉濡数。

方二 苦蛇黄百汤

【来源】验方

【组成】苦参30克，蛇床子30克，黄柏30克，百部30克。

【用法】把以上药物放砂锅中，加水1500毫升，煮沸15分钟后，过滤取汁。加水再煎，过滤取汁。两次汁液混匀，待凉后用此药液冲洗阴道。每日1剂，7天为1疗程，1～3疗程可愈。

【功效】清热解毒，杀虫止痒。

【主治】阴道炎属湿热者，多用于滴虫性或霉菌性阴道炎。

方三 五味消毒饮加减

【来源】验方

【组成】金银花、野菊花各15克，蒲公英、紫花地丁、青天葵、泽泻、黄柏、石斛、郁金各10克，土茯苓40克。

【用法】每天1剂，水煎2次，分早晚服。10天为1个疗程，一般治疗两个疗程。并用药渣复煎取药液500毫升，待适合温度时冲洗阴道，每天1次，经期停用。

【功效】清热解毒，利湿止痒。

【主治】淋菌性阴道炎属湿热者，症见阴道脓性分泌物增多，臭味，外阴刺痛及烧灼感或合并尿频尿痛。

方四 橄榄核

【来源】验方

【组成】橄榄核3个，鸡蛋2枚。

【用法】取将橄榄核焙干，研细末，鸡蛋煮熟取蛋黄榨油，二药调和成糊。用1条长12厘米的粗棉线系消毒棉球，蘸药糊塞阴道中。晚上塞药，白天取出。塞药前最好用水冲洗清洁阴道。治疗期间忌房事。

【功效】清热，利湿，止痒。

【主治】滴虫性阴道炎属湿热者，症见阴道脓性分泌物增多，臭味，外阴刺痛及烧灼感或合并尿频尿痛。

方五　健脾止带方

【来源】验方

【组成】太子参15克，苍术10克，荆芥穗10克，鸡冠花15克，车前子10克。

【用法】取上药加水800毫升，先用武火煎沸后，改用文火续煎30分钟，取药汁。每剂煎服2次，每日1剂。

【功效】健脾益气，升阳除湿。

【主治】阴道炎属脾虚者，症见带下量多，色白或黄，质黏无臭气，精神疲倦，舌淡、苔白腻，脉缓弱。

方六　易黄汤

【来源】《傅青主女科》

【组成】山药10克，芡实10克，黄柏10克，车前子10克，白果7～10个。

【用法】取上药加水800毫升，先用武火煎沸后，改用文火续煎30分钟，取药汁，每剂煎服2次，每日1剂。

【功效】健脾利湿，清热止带。

【主治】阴道炎属脾虚湿蕴化热者，症见带色由白转黄，质黏稠，精神不佳，纳食不香，舌质淡、苔薄黄腻，脉濡数。

九、急性乳腺炎

急性乳腺炎是因为乳头裂伤或乳汁潴留后，由细菌侵入继发感染而引起的急性化脓性炎症。绝大多数发生于产后哺乳期，以初产妇多见，好发于产后3～4周，是常见的乳房疾病。

本病属于中医学“乳痈”的范围，根据发病时期的不同，又有几种名称：发生于哺乳期者，称外吹乳痈；发生于怀孕期者，名内吹乳痈；在非哺乳期和非怀孕期发生者，名非哺乳期乳痈。初起症状为乳房肿胀疼痛，皮肤微红，乳房内可触及肿块，肿块触痛明显，乳汁排泄不畅，可有轻度发热、畏寒等全身症状，继续发展则可出现乳房红肿热痛的典型症状，肿块硬胀，体温上升，如果治疗不及时，则病变逐渐加重，全身症状明显，乳房上可触及具有波动性的肿块，形成脓腔。脓腔形成的位置通常和临床表现有一定关系，如位置表浅，则容易破溃；位置较深，则波动感不明显，易变生乳疽。

其临床特点为：乳房部结块、肿胀疼痛，伴有全身发热，溃后脓出稠厚。

方一　金黄油膏

【来源】《外科正宗》

【组成】天花粉300克，黄柏150克，大黄150克，姜黄150克，白芷150克，陈皮60克，厚朴60克，甘草60克，苍术60克，天南星60克。

【用法】药共轧为细粉，按粉末2/10、凡士林8/10的比例，调匀成膏，外敷患处。

【功效】清热除湿，散瘀化痰，止痛消肿。

【主治】一切疖、痈、疽、疔有阳证表现者。

【注意事项】本方适用于实证，虚

证者忌用。皮肤过敏者禁用。本药有小毒，不宜长期使用。

方二 金黄散

【来源】《医宗金鉴》

【组成】大黄2500克，黄柏2500克，姜黄2500克，白芷2500克，南星1000克，陈皮1000克，苍术1000克，厚朴1000克，甘草1000克，天花粉5000克。

【用法】上十味共研细末，可用葱汁、酒、醋、麻油、蜜、菊花露、银花露、丝瓜叶捣汁等调敷。

【功效】清热除湿，散瘀化痰，止痛消肿。

【主治】一切痈、疽、疔、疖有阳证表现者。

【注意事项】本药有小毒，不宜长期使用。有皮肤破损者，禁用（或慎用）。红赤肿痛、夏月季节用茶汤同蜜调；微热微肿及大疮已成，欲作脓者，用葱汤同蜜调；湿痰流注等漫肿无头、皮色不变者，用葱酒煎调；风热恶毒、皮色红赤、游走不定，用蜜水调；汤泼火烧，皮肤破烂，用麻油调。

方三 疮疖消肿膏

【来源】叶显纯. 常用中成药[M]. 上海：上海人民出版社，1976.

【组成】白芷、独活、大黄、地丁草各占3.6%，天花粉占5.7%，川乌、南星、苍术、松节油各占1.4%。

【用法】用凡士林（占74.3%）制成软膏。涂敷患处。1日1次。

【功效】清热解毒，散肿，止痛。

【主治】疮疖及乳痈初起，红肿热痛。

方四 青桑膏

【来源】《三因极一病证方论》

【组成】嫩桑叶若干。

【用法】上药研细。米饮调，摊纸上，贴于患处。

【功效】清热，凉血，散肿。

【主治】乳硬作痛。

方五 二味拔毒散

【来源】《医宗金鉴》

【组成】明雄黄、白矾等分。

【用法】上药共为末，用青茶调化，鹅翎蘸扫患处。

【功效】祛湿止痒，消肿止痛。

【主治】由湿毒引起的疮疡。如暑疖、带状疱疹、乳痈等。

【注意事项】本方适用于实证，虚证者忌用。皮肤过敏者禁用。本药有小毒，不宜长期使用。

方六 阴铁箍散

【来源】《疡科心得集》

【组成】降香末250克，大黄1500克，乳香120克，赤小豆1500克，没药120克，黄芩240克，土木鳖500克，生南星120克，山慈菇120克，陈小粉（炒黑研）7500克。

【用法】上药研细末，混合均匀后，用陈醋调敷疮疡四周。

【功效】清热解毒，消肿止痛。

【主治】阳证疮疡。

方七 太乙膏

【来源】《外科正宗》

【组成】玄参60克，白芷60克，归身60克，肉桂60克，赤芍60克，大黄60克，生地黄60克，土木鳖60克，阿魏9克，轻粉12克，柳枝100段，槐枝100段，血余30克，铅丹1200克（别名东丹），乳香15克，没药9克，麻油2500克。

【用法】除东丹外，将上药入油煎，熬至药枯，滤去渣渣，再加入东丹（一般每500克油，加东丹195克），充分搅匀成膏。

【功效】消肿清火，解毒生肌。

【主治】适用于一切疮疡已溃或未溃者。

【注意事项】本方主要用于热毒、湿火等引起的阳证疮疡。肿势漫平、皮色微红的阴证疮疡禁用。

方八 卓氏青皮汤

【来源】验方

【组成】青皮、陈皮、麦芽各12克，蒲公英60克，乳香、没药各9克。

【用法】水煎服。

【功效】疏肝调气，活血解郁。

【主治】急性乳腺炎属肝郁证。

方九 消肿膏

【来源】章正兴，赵慧彬.消肿膏外贴治疗乳痈［J］. 湖北中医杂志，1987（3）.

【组成】1组药：山柰180克，乳香25克，没药25克，樟脑500克。

2组药：生川乌50克，生草乌50克，桃仁90克，大黄100克，白芷75克，黄药子75克，桂枝50克，当归50克。

3组药：蜈蚣20克，全蝎20克。

4组药：麝香冰片少许。

【用法】将1组药研末，后用95％酒精适量浸泡成黄褐色溶液。将2组药与植物油2000克，同置锅内炸至白芷焦黄为度。再3组药，继续炸至白芷焦黑为度，滤渣后加黄丹

700～750克收膏。待冷至120℃左右，将上述酒精浸泡药物的沉淀部分加入搅匀。稍等片刻，再将4组药（研极细末）掺入，分摊在牛皮纸上即得。用时将膏药稍加温后贴于患处，1～2日换1次。

【功效】清热解毒，消肿止痛。

【主治】乳腺炎。

方十　五倍子膏

【来源】常青. 当代中药外治十科百病千方［M］. 北京：中医古籍出版社，1998.

【组成】五倍子，食醋各适量。

【用法】将五倍子碾细末过筛，加食用醋调和，稍置片刻即成深褐色黏膏，瓷罐贮存用时将膏药摊于不吸水纸上，约2～3毫米厚，敷患处，外用绷带包扎。2～3天换药1次，10天为1疗程。

【功效】解毒消肿。

【主治】非化脓性乳腺炎。

方十一　疏乳汤

【来源】验方

【组成】鹿角霜、路路通、牛蒡子、乳香20克，赤芍、王不留行各15克，紫花地丁、蒲公英各30克。

【用法】水煎服。

【功效】解毒清热，通乳消肿。

【按】方名为编者所加。

【主治】早期乳腺炎。

方十二　大黄芒硝散

【来源】常青. 当代中药外治十科百病千方［M］. 北京：中医古籍出版社，1998.

【组成】大黄、芒硝各等量。

【用法】将大黄、芒硝研末，加少量凡士林，用开水调匀即成。取本品摊于纱布上，贴于乳房红肿部位，每日换药3～4次。

【功效】解毒消肿。

【主治】急性乳腺炎无化脓、破溃者。

方十三　归夏乳没散

【来源】常青. 当代中药外治十科百病千方［M］. 北京：中医古籍出版社，1998.

【组成】当归25克，半夏25克，乳香25克，没药25克。

【用法】将上药共研细末，过120目筛，提取细粉，用温开水调成糊状即成。取本品摊于纱布上，敷于乳房患处。药干后，可换药或喷温水。

【功效】消肿，散结，止痛。

【主治】急性乳腺炎。

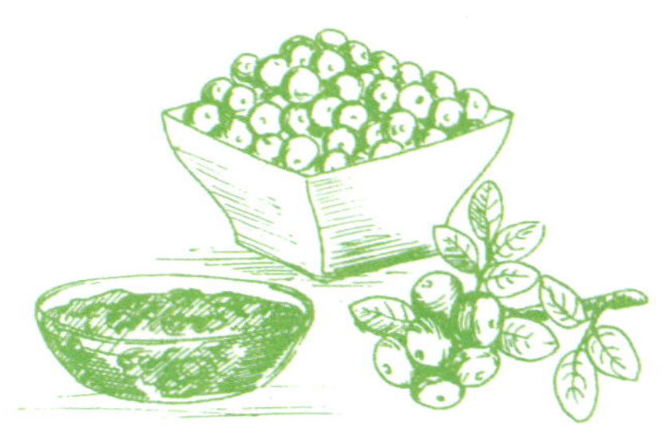

第四章

儿科常见疾病

一、急性上呼吸道感染

急性上呼吸道感染主要是指鼻、鼻咽和咽部的感染，因此常用“急性鼻咽炎”“急性咽炎”“急性扁桃体炎”等诊断名词，统称为上呼吸道感染，简称上感。本病发病率占儿科疾病首位，除了4～5个月以内小儿较少发病外，可发生于任何年龄的小儿。冬、春两季多见，在季节变换、气候骤变的情况下更易发病。本病90%以上为病毒感染，主要有合胞病毒、流感病毒、副流感病毒、腺病毒、柯萨奇、埃可病毒及肺炎支原体等，其余为细菌感染或病毒感染后继发细菌感染。病原体的传播一般通过飞沫传染或直接接触，偶可通过肠道。可呈流行或散发。临床以发热、头痛、咳嗽、流涕、打喷嚏为特征。炎症向邻近器官蔓延可引起中耳炎、眼结膜炎、鼻窦炎、口腔炎、喉炎、颈部淋巴结炎和咽后壁脓肿等；向下蔓延可发展为支气管炎、肺炎；通过血液循环播散至全身，细菌感染并发败血症时，可导致化脓性病灶，如皮下脓肿、脓胸、心包炎、关节炎、骨髓炎、脑膜炎、脑脓肿及泌尿道感染；由于感染及变态反应对机体的影响，可发生风湿热、肾炎、心肌炎、紫癜、类风湿病及其他结缔组织性疾病。治疗以休息、对症治疗及良好的护理为主，积极预防并发症，一般预后良好。

中医称本病为“感冒”或“伤风”。分为普通感冒和时行感冒两种，普通感冒为冒受风邪所致，一般病邪轻浅，以肺系症状为主，不造成流行；时行感冒为感受时邪所致，病邪较重，具有流行性。小儿由于脾常不足、心肝常有余的生理病理特点，在感冒过程中易出现夹痰、夹滞、夹惊的兼证。临床可分为风寒感冒、风热感冒、暑邪感冒、时行感冒四个证型。（1）风寒感冒：症见发热，恶寒，无汗，头痛，鼻塞流清涕，喷嚏咳嗽，痰稀白，喉痒，口不渴，咽红不著，舌淡红，苔薄白，脉浮紧。治宜辛温解表。（2）风热感冒：症见发热重，恶风，有汗热不解，头痛，鼻塞流脓涕，喷嚏咳嗽，痰稠白或黄，口干欲饮，咽红或肿，舌红、苔薄白或黄，脉浮数。治宜辛凉解表。（3）暑邪感冒：症见高热无汗，头痛身困，胸闷泛恶，不思进食，或呕吐、腹泻，或鼻塞、流涕，咳嗽，舌红、苔薄白腻或黄腻，脉数。治宜清暑解表。（4）时行感冒：症见全身症状较重，壮热嗜睡，汗出热不解，目赤咽红，肌肉酸痛，或有恶心呕吐，或见疹点散布，舌红苔黄，脉数。治宜疏风清热解毒。

方一 葱白粥

【来源】《济生秘览》

【组成】粳米30克，葱白3～5根，白糖适量。

【用法】煮粳米粥，将熟入葱白，再煮数沸，加白糖，热服后可出微汗。

【功效】解肌发汗，调和营卫。

【主治】上呼吸道感染属风寒感冒者，症见恶寒发热，无汗头痛，鼻流清涕，喷嚏喉痒，咳嗽痰白，肢体酸痛，口不渴，咽不红。

方二 葛根白芷辛夷汤

【来源】验方

【组成】葛根9克，白芷4.5克，辛夷6克。

【用法】取上药加水150毫升同煎，先用武火煎沸后，改用文火续煎5～10分钟，取药汁分2～3次服完。每剂煎服3次，每日1剂。

【功效】解肌发汗，调和营卫。

【主治】上呼吸道感染属风寒感冒者，症见恶寒发热，无汗头痛，鼻流清涕，喷嚏喉痒，咳嗽痰白，肢体酸痛，口不渴，咽不红。

方三 姜糖饮

【来源】验方

【组成】生姜15克，红糖25克，葱白适量。

【用法】将葱白切成3厘米长的段（共3段）与生姜一起，加水50克煮沸，加入红糖即可。趁热一次服下，盖被取微汗。

【功效】发汗解表，和中散寒。

【主治】上呼吸道感染属风寒感冒者，症见发热头痛、身痛无汗者。

方四 防风藿香饮

【来源】验方

【组成】防风6克，砂仁1.5克，藿香6克，生姜1片。

【用法】取上药加水150毫升同煎，先用武火煎沸后，改用文火续煎5～10分钟，取药汁徐徐温服。每剂煎服2次，每日1剂。

【功效】解肌发汗，调和营卫。

【主治】上呼吸道感染属风寒感冒者，症见恶寒发热，无汗头痛，鼻流清涕，喷嚏喉痒，咳嗽痰白，肢体酸痛，口不渴，咽不红，腹部胀满、呕吐。

方五 橘皮生姜汤

【来源】验方

【组成】橘皮、生姜、苏叶各9克。

【用法】取上药加水150毫升同煎，先用武火煎沸后，改用文火续煎5～10分钟，取药汁徐徐温服。每剂煎服2次，每日1剂，红糖调服。

【功效】解肌发汗，调和营卫。

【主治】上呼吸道感染属风寒感冒者，症见恶寒发热，无汗头痛，鼻流清涕，喷嚏喉痒，咳嗽痰白，肢体酸痛，口不渴，咽不红。

方六 葱姜萝卜水

【来源】验方

【组成】生姜10克，大葱（带根须）1根，花椒3克，白萝卜皮30克。

【用法】取上药加水150毫升同煎，先用武火煎沸后，改用文火续煎5～10分钟，取药汁徐徐温服。每剂煎服2次，每日1剂。

【功效】解肌发汗，调和营卫。

【主治】上呼吸道感染属风寒感冒者，症见恶寒发热，无汗头痛，鼻流清涕，喷嚏喉痒，咳嗽痰白，肢体酸痛，口不渴，咽不红，腹部胀满、呕吐。

方七 姜糖苏叶饮

【来源】《本草汇言》

【组成】苏叶、生姜各3克，红糖15克。

【用法】将生姜、苏叶洗净切成细丝，放入瓷杯内，再加红糖，以沸水冲泡，盖上盖，温浸10分钟即成。每日2次，趁热服用。

【功效】发汗解表，祛寒健胃。

【主治】上呼吸道感染属风寒感冒者，对同时患有恶心、呕吐、胃痛、腹胀等症的胃肠型感冒，则更为适宜。

方八 桂枝汤

【来源】《伤寒论》

【组成】桂枝6克，白芍6克，生姜3片，大枣4枚。

【用法】取上药加水300毫升同煎，先用武火煎沸后，改用文火续煎10分钟。每剂煎服2次，每日1剂。

【功效】解肌发汗，调和营卫。

【主治】上呼吸道感染属风寒感冒者，症见发热，恶寒，无汗，头痛，流清涕，咽红等症。

方九 麻黄汤

【来源】《伤寒论》

【组成】生麻黄6克，桂枝6克，杏仁10克，甘草6克。

【用法】取上药加水300毫升同煎，先用武火煎沸后，改用文火续煎10分钟。每剂煎服2次，每日1剂。

【功效】疏风散寒，发汗解表。

【主治】上呼吸道感染属风寒感冒者，症见发热恶寒，无汗，头痛，流清涕，咽不红等症。

方十 板蓝根汤

【来源】验方

【组成】板蓝根15～30克，大青叶15～30克，生甘草9克。

【用法】取上药加水150毫升同煎，先用武火煎沸后，改用文火续煎5～10分钟，取药汁徐徐温服。每剂煎服2次，每日1剂。

【功效】辛凉解表，清热解毒。

【主治】上呼吸道感染属风热感冒者，症见发热恶风，有汗或无汗，头痛鼻塞，流涕喷嚏，咳嗽，痰稠色白或黄，咽红或肿痛，口干而渴。

方十一 桑叶菊花饮

【来源】验方

【组成】桑叶6～9克，菊花6～9克，芦根15～30克。

【用法】取上药加水150毫升同煎，先用武火煎沸后，改用文火续煎5～10分钟，取药汁徐徐温服。每剂煎服2次，每日1剂。

【功效】辛凉解表，清热解毒。

【主治】上呼吸道感染属风热感冒轻症，症见发热恶风，有汗或无汗，头痛鼻塞，流涕喷嚏。

方十二 银翘解毒汤

【来源】验方

【组成】银花6克，连翘6克，栀子5克，薄荷2.5克，牛蒡5克，桔梗3

克，甘草3克。

【用法】取上药加水150毫升同煎，先用武火煎沸后，改用文火续煎5～10分钟，取药汁徐徐温服。每剂煎服2次，每日1剂。

【功效】辛凉解表，清热解毒。

【主治】上呼吸道感染属风热感冒重症，症见发热恶风，有汗或无汗，头痛鼻塞，流涕喷嚏，咳嗽，痰稠色白或黄，咽红或肿痛，口干而渴。

方十三 银花饮

【来源】验方

【组成】银花30克，山楂10克，蜂蜜250克。

【用法】将银花、山楂放入锅内，加水适量，置武火上烧沸，3分钟后取药液1次，再加水煎熬1次，将两次药液合并，放入蜂蜜，搅拌均匀即成。每日3次，或随时饮用。

【功效】辛凉解表，清热解毒。

【主治】上呼吸道感染属风热感冒者。

方十四 清解退热方

【来源】张奇文.古今儿科临床应用效方［M］. 济南：山东科学技术出版社，1992.

【组成】银花10克，连翘10克，黄芩10克，鱼腥草15克，蒲公英10克。

【用法】取上药加水350毫升同煎，先用武火煎沸后，改用文火续煎10分钟，取药汁分4～5次服完。每剂煎服2次，每日1剂。

【功效】辛凉解表，清热解毒。

【主治】上呼吸道感染属风热感冒者，症见发热较重，恶风，有汗，流黄涕，咽红而痛。

方十五 藿香生姜茶

【来源】敏涛，蔡丽丽，当代儿科常见病妙方［M］. 北京：人民军医出版社，2003.

【组成】藿香10克，生姜5克，红糖适量。

【用法】将上药水煎取汁，调入红糖，每日1剂，分2～3次服完。

【功效】化湿和中，解表散寒。

【主治】上呼吸道感染属暑邪感冒者，症见发热轻，汗出不畅，头痛，身重困倦，胸闷不舒，恶心、食欲不振，或呕吐、腹泻，苔腻。

二、支气管哮喘

支气管哮喘，简称哮喘，是包括肥大细胞和嗜酸粒细胞在内的多种炎症细胞介导的慢性气道炎症性疾病，此类炎症可引起广泛的可逆性的气道阻塞症状。临床表现为反复发作性喘息、呼吸困难、胸闷、咳嗽，常在清晨或夜间发作或加剧，大多数病人可自行或经治疗后缓解。

中医称本病为“哮喘”，病因有内外因之分。内因责之于肺、脾、肾三脏功能不足，导致痰饮留伏，隐伏于肺窍，成为哮喘之夙根。外因责之于感受外邪，接触异物、异味以及嗜食咸酸等。临床有发作期和缓解期之分。发作期可分为寒性哮喘、热性哮喘两个证型，缓解期可分为肺气虚弱、脾气虚弱、肾虚不纳三个证型。（1）寒性哮喘：症见咳喘哮鸣，胸膈满闷，痰液清稀色白，多呈泡沫状，形寒无汗，四肢欠温，面色晦滞带青，鼻流清涕，舌淡胖、苔薄白或白腻，脉浮滑。治宜温肺散寒，涤痰平喘。（2）热性哮喘：症见咳喘哮鸣，声高息涌，胸膈满闷，痰稠色黄，口干咽红，或发热面红，便干溲黄，舌红、苔薄黄或黄腻，脉滑数。治宜清肺化痰，降逆平喘。（3）肺气虚弱型：症见面色淡白，气短懒言，语声低微，神疲乏力，常自汗出，容易感冒，舌淡、苔薄白，脉细无力。治宜补肺固卫，调和营卫。（4）脾气虚弱型：症见面黄少华，食少纳呆，晨起痰多，倦怠乏力，大便不实，夹不消化食物，舌淡胖或花剥、苔少，脉缓弱。治宜益气健脾，助运化痰。（5）肾虚不纳型：症见面色淡白，形寒畏冷，四肢不温，动则气短，尿清而频，或夜间尿多遗尿，大便溏薄，舌淡、苔薄白，脉细弱。治宜温补肾阳，固本纳气。

方一 麻杏石苇汤

【来源】庞国明，董慧，郭柄新. 实用专病专方临床大全［M］. 北京：中国中医药出版社，1994.

【组成】炙麻黄5克，杏仁10克，石苇15克，僵蚕10克，地龙8克。

【用法】水煎取汁200毫升，分4～5次服完。每日1剂。

【功效】宣肺平喘，祛风化痰。

【主治】支气管哮喘发作期，属寒性哮喘者，症见咳嗽气喘，喉间有哮鸣音，痰多白沫，形寒无汗，鼻流清涕。

方二 小青龙汤

【来源】《伤寒论》

【组成】炙麻黄6克，桂枝6克，芍药9克，细辛1克，半夏3克，干姜3克，五味子6克，甘草3克。

【用法】水煎取汁200毫升，分4～5次服完。每日1剂。

【功效】温肺散寒，化痰定喘。

【主治】支气管哮喘发作期，属寒性哮喘者，症见咳嗽气喘，喉间有哮鸣音，痰多白沫，形寒无汗，鼻流清涕。

方三 苓甘五味姜辛汤

【来源】《金匮要略》

【组成】茯苓9克，干姜6克，细辛2克，甘草4克，五味子4克。

【用法】水煎取汁200毫升，分4～5次服完。每日1剂。

【功效】温肺散寒，化痰祛饮。

【主治】支气管哮喘发作期，属寒性哮喘者，症见咳嗽气喘，喉间哮鸣，痰多白沫，四肢欠温。

方四 麻杏甘石汤

【来源】《伤寒论》

【组成】生麻黄6克，杏仁6克，生甘草3克，生石膏20克。

【用法】煮取石膏加水400毫升同煎，先用武火煮沸后文火先煎10分钟，再纳入其余三味，文火续煎15分钟，取药汁200毫升，分3～4次服完。每日1剂。

【功效】清肺涤痰，止咳平喘。

【主治】支气管哮喘发作期，属热性哮喘者，症见咳嗽气喘，声高息涌，吐痰稠黄，胸膈满闷。

方五 海石汤

【来源】验方

【组成】海蛤粉10克，石苇10克，杏仁10克，五味子6克。

【用法】水煎取汁200毫升，分4～5次服完。每日1剂。

【功效】清肺化痰，镇咳平喘。

【主治】支气管哮喘发作期，属热性哮喘者，症见咳嗽气喘，声高息涌，吐痰稠黄，胸膈满闷。

方六 麻杏芩葶汤

【来源】庞国明，董慧，郭柄新. 实用专病专方临床大全 [M]. 北京：中国中医药出版社，1994.

【组成】麻黄6克，黄芩6克，杏仁6克，葶苈子6克，地龙9克，前胡9克，海浮石12克。

【用法】水煎取汁200毫升，分4～5次服完。每日1剂。

【功效】清肺化痰，宣肺解痉，止咳平喘。

【主治】支气管哮喘发作期，属热性哮喘者，症见咳嗽气喘，声高息涌，吐痰稠黄，胸膈满闷。

方七 葶苈散

【来源】验方

【组成】葶苈子10克，炙麻黄3克，贝母3克，炙甘草3克，杏仁3克。

【用法】水煎取汁200毫升，分4～5次服完。每日1剂。

【功效】清肺化痰，定喘止咳。

【主治】支气管哮喘发作期，属热性哮喘者，症见咳嗽气喘，声高息涌，吐痰稠黄，胸膈满闷。

方八 三子养亲汤

【来源】《韩氏医通》

【组成】苏子10克，白芥子10克，葶苈子10克。

【用法】水煎取汁200毫升，分4～5次服完。每日1剂。

【功效】祛痰降气，宣肺平喘。

【主治】支气管哮喘发作期，属痰浊阻肺者，症见咳嗽气喘，痰多而黏，咳吐不爽，胸中窒闷，恶心，纳差，口黏无味。

方九 苏子降气汤

【来源】《太平惠民和剂局方》

【组成】苏子9克，半夏6克，厚朴9克，前胡9克，橘皮9克，沉香3克，当归12克，甘草3克，生姜3片，大枣5枚。

【用法】水煎取汁200毫升，分4～5次服完。每日1剂。

【功效】降气化痰。

【主治】支气管哮喘发作期，属痰涎壅盛者，症见咳嗽气喘，痰涎壅盛，胸膈满闷，咽喉不利，头目眩晕，腰酸足软，身体倦怠。

方十 玉屏风散

【来源】《世医得效方》

【组成】防风9克，炙黄芪15克，白

术12克。

【用法】水煎取汁200毫升，分4～5次服完。每日1剂。

【功效】补肺固卫，健脾益气。

【主治】支气管哮喘缓解期，属肺脾气虚者，症见面色苍白，气短懒言，反复感冒，食少便溏。

方十一　蛤蚧海蛸散

【来源】验方

【组成】蛤蚧1对（约80克），海螵蛸100克。

【用法】取上药焙干研细末，每服6克，临服时加白糖等分以矫味，温开水送服，日服3次，连服4个月，每料可服2周左右。

【功效】补肺固表，益肾纳气。

【主治】支气管哮喘缓解期，属肺气虚弱和肾虚不纳者，症见面色苍白，气短懒言，畏寒肢冷，腰膝酸软。

方十二　人参胡桃汤

【来源】《严氏济生方》

【组成】人参1.5克，胡桃5个。

【用法】人参加水500毫升同煎，先用武火煮沸后，改用文火续煎30分钟，药汁待用。胡桃去壳，取肉切片，加生姜5片和水600毫升同煎，先用武火煮沸后，改用文火续煎30分钟，药汁兑入人参煎汁，分2～3次服完。每日1剂。

【功效】补肺固卫，益肾纳气。

【主治】支气管哮喘缓解期，属肺气虚弱和肾虚不纳者，症见面色苍白，气短懒言，畏寒肢冷，腰膝酸软。

方十三　萝卜籽杏仁汤

【来源】验方

【组成】萝卜籽20克，杏仁20克。

【用法】先将萝卜籽炒熟，同时去掉杏仁的皮、尖，用水1碗半煎至半碗。

【功效】理气降逆，清肺化痰。

【主治】支气管哮喘缓解期，属肺气虚弱，痰多气促者。

方十四　哮喘敷贴饼

【来源】《张氏医通》

【组成】白芥子30克，延胡索30克，细辛15克，甘遂15克，新鲜姜汁50克，丁香3克。

【用法】前4味药研为细末，用姜汁调制做成药饼6只，药饼中放入丁香末。

【功效】温肺降逆，化痰止喘。

【主治】支气管哮喘缓解期。

三、小儿便秘

小儿便秘是指大便干燥坚硬、秘结不通、排便次数减少、间隔时间延长，或虽有便意而排出困难的一种病症。正常小儿大便次数多为每天一次或两天一次，如果超过48小时不排便，且粪便干燥难解，即为便秘。

中医称本病亦为便秘，又名“便闭”“秘结”“大便不通”，临床可分为燥热便秘、气滞便秘、食积便秘、血虚便秘、气虚便秘五个证型。（1）燥热便秘：症见大便干结，排出困难，甚至秘结不通，面红身热，口干口臭，腹胀或痛，小便短赤，或口舌生疮，舌红、苔黄燥，脉滑数。治宜清热润燥。（2）气滞便秘：症见大便不通，欲便不得，嗳气频作，胸胁痞满，或胀闷不舒，甚则腹中胀痛，舌偏红、苔薄白或微黄，脉弦。治宜行气润肠。（3）食积便秘：症见大便闭结，脘腹胀满，不思乳食，或恶心呕吐，手足心热，小便短黄，舌苔黄腻，脉沉有力。治宜消食导滞。（4）血虚便秘：症见虽有便意，但努挣难解，大便干燥，唇甲色淡，头晕心悸，口干欲饮，肌肤不润，舌淡红、苔薄白，脉细弱。治宜养血润肠。（5）气虚便秘：症见时有便意，但努挣乏力，难以排出，大便不干硬，挣则汗出乏力气短，便后疲乏，面色少华，神疲懒言，舌淡、苔薄白，脉缓弱。治宜益气润肠。

方一 银菊合剂

【来源】验方

【组成】银花18克，菊花18克，甘草8克。

【用法】取上药加水420毫升同煎，先用武火煮沸后，改用文火续煎15分钟，药汁3~4次服完。每日1剂。

【功效】清热润肠。

【主治】便秘属燥热便秘者，症见大便闭结，面红身热，口干口臭，小便短赤。

方二　苁蓉润肠汤

【来源】验方

【组成】肉苁蓉12克，黄精10克，枳壳6克，厚朴3克。

【用法】取上药加水500毫升同煎，先用武火煮沸后，改用文火续煎20分钟，药汁3~4次服完。每日1剂。

【功效】行气润肠。

【主治】便秘属气滞便秘兼肠燥者，症见大便秘结，嗳气频作，胁腹痞闷胀痛。

【注意事项】量不宜过多，否则会腹泻。

方三　两仁散

【来源】验方

【组成】柏子仁、火麻仁各10克。

【用法】微炒研细，装入纱布袋内，水煎20分钟；弃药袋加醋适量调匀，每日服1剂，便通为度。

【功效】润肠通便。

【主治】便秘属肠燥者，症见大便秘结，嗳气频作，胁腹痞闷胀痛。

方四　葱白蜂蜜饮

【来源】验方

【组成】牛奶250毫升，蜂蜜100克，葱白100克。

【用法】将葱白洗净，捣烂取汁。牛奶与蜂蜜共煮，开锅后下葱汁稍煮即成。每早空腹服用。

【功效】补虚，除热，通便。

【主治】便秘属肠燥者，症见大便秘结，嗳气频作，胁腹痞闷胀痛。

方五　枳壳汤

【来源】刘志勇，柳长华. 小儿常见病实用方［M］. 北京：人民卫生出版社，1999.

【组成】枳壳6克，生大黄6克，生甘草3克。

【用法】取枳壳、甘草加水500毫升同煎，先用武火煮沸，改用文火续煎15分钟，再入生大黄续煎5分钟，药汁3~4次服完。每日1剂。

【功效】导滞通腑。

【主治】便秘属食积便秘者，症见大便闭结，脘腹胀满，不思乳食，或恶心呕吐。

四、厌食

厌食是指小儿较长时期见食不贪，食欲不振，食量减少，厌恶进食为特征的一种病证。主要有两种病理因素：一种是局部或全身疾病影响消化系统的功能；另一种是中枢神经系统受人体内外环境各种刺激的影响，对消化功能的调节失去平衡。

中医称本病亦为厌食，又称“恶食”。认为小儿脾胃娇嫩，胃肠消化功能不全，若受冷暖刺激、饥饱失常或贪吃生冷，就会损伤脾胃，引起小儿胃口不好，饮食不下。临床可分为脾胃不和、脾胃气虚、脾胃阴虚三个证型。（1）脾胃不和型：症见面色欠华，食欲不振，甚则厌恶进食，食而无味，多食或强迫进食可有嗳气泛恶，胸痞脘闷，精神如常，形体略瘦，舌淡红、苔白或薄腻，脉尚有力。治宜运脾和胃。（2）脾胃气虚型：症见面色萎黄，厌食或拒食，食少便多，大便中多夹有不消化食物残渣，入水易散，精神萎靡，易于出汗，易罹外感，舌淡白、苔薄白，脉缓弱。治宜健脾益气。（3）脾胃阴虚型：症见面色欠华，不欲进食，皮肤干燥，缺乏润泽，口干多饮，大便多干结，小便短黄，舌偏红少津、舌苔花剥或少，脉细数。治宜滋脾养胃。

方一　儿宝冲剂

【来源】验方

【组成】苍术10克，焦山楂10克，陈皮4克，鸡内金3克。

【用法】水煎取汁200毫升，分4～5次服完。每日1剂。

【功效】调脾助运。

【主治】厌食属脾胃不和者，症见厌食拒食，面色少华，精神尚可，大便偏干。

方二 不换金正气散

【来源】《太平惠民和剂局方》

【组成】苍术9克，厚朴9克，陈皮9克，藿香9克，甘草3克。

【用法】水煎取汁200毫升，分4～5次服完。每日1剂。

【功效】调和脾胃，运脾开胃。

【主治】厌食属脾失健运者，症见食欲不振，厌恶进食，食而无味，胸脘痞闷，嗳气泛恶，大便不调。

方三 调解散

【来源】《名医经验良方》

【组成】苍术、山楂、六神曲各等分。

【用法】以上药共研细末，备用。服用时以少量蜂蜜，开水调服，每次3克，饭后服，日3次。

【功效】芳香助运，醒胃化滞。

【主治】厌食属脾胃失调者，症见食欲不振，厌食，拒食，面黄消瘦，大便稀或夹有不消化饮食。

方四 神曲粳米粥

【来源】验方

【组成】神曲15克，粳米适量。

【用法】先将神曲捣碎，煎取药汁后，去渣，入粳米，一同煮为稀粥。当粥服用。

【功效】健脾消食。

【主治】厌食属脾失健运者。

方五 健儿糖浆

【来源】验方

【组成】党参10克，茯苓10克，神曲10克，陈皮3克。

【用法】水煎取汁200毫升，分4～5次服完。每日1剂。

【功效】补运兼施。

【主治】厌食属脾胃气虚者，症见厌食拒食，面色萎黄，精神稍差，肌肉松软，大便多不成形。

方六 八仙藕粉

【来源】验方

【组成】藕粉200克，白茯苓、炒扁豆、莲肉、川贝母、山药各5克，白蜜20克，人乳250毫升。

【用法】将上述药物和食物研为细末，与藕粉拌匀，服时调入白蜜、人乳。早晚餐用。

【功效】益气健脾，消食止泻。

【主治】厌食属脾气虚弱者，症见厌食拒食，精神萎靡，面色萎黄，疲乏多汗，大便时溏，脘腹胀满。

方七 益脾饼

【来源】验方

【组成】白术30克，干姜6克，熟枣肉250克，鸡内金15克，面粉适量。

【用法】白术、干姜、鸡内金研粉，加枣肉制成枣泥，再加面粉、清水，和面作薄饼，烙熟。可作主食。

【功效】健脾益气，消食止泻。

【主治】厌食属脾气虚弱者，症见厌食拒食，精神萎靡，面色萎黄，疲乏多汗，大便时溏，脘腹胀满。

方八 药米健脾粉

【来源】验方

【组成】山药250克，薏苡仁250克，芡实200克，大米（粳米）500克。

【用法】上各药分别于锅中微火炒至淡黄色，混合碾细过筛即成。每日早晚1匙冲服，20天为1疗程。

【功效】补脾助运。

【主治】厌食属脾胃气虚者，症见厌食拒食，面色萎黄，精神稍差，肌肉松软，大便多不成形。

方九 益胃汤

【来源】《温病条辨》

【组成】沙参9克，鲜地黄15克，麦冬15克，玉竹4.5克，冰糖3克。

【用法】水煎取汁200毫升，分4～5次服完。每日1剂。

【功效】滋养胃阴。

【主治】厌食属脾胃阴虚者，症见纳谷呆钝，食少饮多，皮肤欠润，大便偏干。

方十 补脾益胃汤

【来源】《秘方求真》

【组成】太子参10克，山药10克，茯苓10克，白术10克，陈皮6克，佩兰6克，乌梅5克。

【用法】水煎取汁200毫升，分4～5次服完。每日1剂。

【功效】平补气阴，益胃健脾。

【主治】厌食属脾胃虚弱，胃阴不足者，症见不思进食，食少饮多，皮肤欠润，大便偏干，小便短黄。

方十一 鳖肉猪肚汤

【来源】验方

【组成】鳖肉250克，猪肚1个。

【用法】以上两味分别洗净，将鳖肉置于猪肚内加水炖烂。食肉喝汤。每日1次，连用7日为1个疗程。

【功效】养阴，生津，补中。

【主治】厌食属胃阴不足者，症见口干多饮而不欲食，皮肤干燥，毛发无泽，大便干结。

五、营养性缺铁性贫血

营养性缺铁性贫血是由于体内铁缺乏致使血红蛋白合成减少而引起的一种小细胞低色素性贫血。临床以皮肤黏膜逐渐苍白，面色萎黄，易疲劳乏力，头晕，耳鸣，气促等为其主要表现。发病年龄以6个月至3岁的婴幼儿为多见。缺铁性贫血是常见的威胁小儿健康的营养缺乏症，是我国重点防治的疾病之一。治疗以补充铁剂和去除病因为原则。预防应做到合理喂养，提倡母乳喂养，及时添加含铁丰富且铁吸收率高的辅食，如动物肝脏、瘦肉、蛋黄等。

中医称本病为“血虚”，又称“黄胖”“黄病”，临床可分为气血亏虚、脾胃虚弱、肝肾阴虚三个证型。（1）气血亏虚型：症见面色萎黄或苍白，神疲乏力，少气懒言，头晕心慌，食欲不振，唇舌色淡，舌淡、苔薄白，脉无力。治宜补气养血。（2）脾胃虚弱型：症见面色、唇甲苍白，食欲不振，纳谷呆滞，四肢乏力，或有腹泻便溏，舌淡、苔薄腻，脉缓弱。治宜健脾助运。（3）肝肾阴虚型：症见面色、爪甲苍白，头昏耳鸣，两目干涩，两颧嫩红，盗汗口干，腰膝酸软，指甲枯脆，肌肤不润，有时可见低热，舌淡或红、苔少，脉细数或弦细。治宜滋养肝肾。

方一 **当归补血汤**

【来源】《内外伤辨惑论》

【组成】黄芪30克，当归6克。

【用法】取上药加水400毫升同煎，先用武火煮沸后，改用文火续煎30分钟，药汁3~4次服完。每日1剂。

【功效】补气生血。

【主治】营养性缺铁性贫血属气血亏虚者，症见面色萎黄或淡白，倦怠无力，心悸气短，头晕。

方二 补气生血汤

【来源】验方

【组成】生黄芪15克，党参10克，白术10克，陈皮6克。

【用法】浓煎，加糖配制糖浆剂，每次5毫升，每日3次。

【功效】健脾，补气，生血。

【主治】营养性缺铁性贫血属气血亏虚者，症见面色萎黄或淡白，倦怠无力，心悸气短，头晕。

方三 豆龙粥

【来源】验方

【组成】红豆30克，黑豆15克，大枣125克，龙眼肉15克，桑椹子15克。

【用法】上述诸药洗净后，放入砂锅内，加清水适量，文火煮，至豆烂时加入适量红糖。每日1剂，连服1个月。

【功效】健脾补肾，益气养血。

【主治】营养性缺铁性贫血属脾肾气血俱虚，症见面色萎黄，头晕眼花，失眠健忘，心悸气短。

方四 参枣汤

【来源】验方

【组成】党参15克，大枣10枚。

【用法】将上述两味药水煎两次，去渣取汁。每日两次，吃枣喝汤。

【功效】健脾，益气，生血。

【主治】营养性缺铁性贫血属脾虚气弱，症见面黄肌瘦，气短乏力，头晕眼花，食欲不振。

方五 三红汤

【来源】验方

【组成】红枣7枚，红豆50克，花生红衣适量。

【用法】三味共同熬汤，连汤共食之。

【功效】健脾，益气，养血。

【主治】营养性缺铁性贫血属脾虚气弱，症见面黄肌瘦，气短乏力，头晕眼花，食欲不振。

方六 健脾补血汤

【来源】验方

【组成】黄芪15克，黄精15克，当归10克，熟地黄10克，白芍10克。

【用法】取上药加水400毫升同煎，先用武火煮沸后，改用文火续煎30分钟，药汁4~5次服完。每日1剂。

【功效】养阴补气。

【主治】营养性缺铁性贫血属肝肾阴虚兼气虚者，症见面色淡白，两颧嫩红，目眩耳鸣，倦怠乏力，腰腿酸软，潮热盗汗。

六、病毒性心肌炎

病毒性心肌炎是病毒侵犯心脏所致的，以心肌炎性病变为主要表现的疾病。临床表现多样，轻者只出现心电图改变，重者心律失常，心脏扩大，发生心力衰竭、心源性休克，甚则猝死。引起心肌炎的病毒有多种，其中以柯萨奇病毒乙组最为常见。发病以婴幼儿多见。一年四季都可发病，但主要发生在春秋两季。本病治疗应注意休息，防治诱因，增进心肌营养，促进心肌修复，控制病毒感染。

中医称本病为“心悸”，临床可分为邪热犯心、痰瘀互阻、心阳虚弱、正虚邪恋、气阴两虚五个证型。（1）邪热犯心型：症见发热不退，或不发热，鼻塞流涕，咽红肿痛，咳嗽有痰，或腹痛，泄泻，肌肉酸楚，短气心悸。胸闷胸痛，舌红、苔薄黄，脉细数或结代。治宜清热解毒。（2）痰瘀互阻型：症见胸闷胸痛，心悸不宁，气短头晕，唇暗乏华，咳嗽喘息，咯痰黏白，恶心呕吐，舌紫、苔白腻，脉滑或结代。治宜化痰活血。（3）心阳虚弱型：症见心悸头晕，胸脘痞满，神疲乏力，四肢不温，自汗形寒，甚者大汗淋漓，四肢厥冷，口唇及指末青紫，呼吸微弱，苔白，脉细弱而数，或脉微欲绝。治宜温振心阳。（4）正虚邪恋型：症见神疲乏力，胸闷叹气，心悸气短，时有低热，面色萎黄，纳呆食少，自汗盗汗，易患感冒，感冒后症情加重，舌偏红、苔薄白，脉细软或结代。治宜扶正祛邪。（5）气阴两虚型：症见心悸不宁，气短，活动后尤甚，少气懒言，神疲倦怠，多汗，头晕目眩，烦热口渴，夜寐不安，舌光红、苔少或花剥，脉细数或结代。治宜益气养阴。

方一　心1号方

【来源】马云龙．辨证治疗小儿病毒性心肌炎40例临床观察［J］．中医杂志，1984（6）：25.

【组成】黄连3克，银花6克，板蓝根6克，人工牛黄0.6克（冲服）。

【用法】以上药物为1剂，用一半量水煎浓缩，另一半量研粉，混合后压成片剂，计每剂18片。每次剂量，小于2岁者1片，2～4岁者2片，5～7岁者3片，8～10岁者4片，11～13岁者5片，大于13岁者6片。每日3次，每3个月为1个疗程。治疗1～2个疗程后判定疗效。

【功效】清心解毒。

【主治】病毒性心肌炎属邪热犯心者，症见发热不退，鼻塞流涕，肌痛肢楚，心悸短气，胸闷。

方二 瓜蒌薤白半夏汤

【来源】《伤寒论》

【组成】瓜蒌12克，薤白6克，法半夏6克，白酒酌量。

【用法】取上药加水400毫升同煎，先用武火煮沸后，改用文火续煎20分钟，药汁一次服完。每日1剂。

【功效】通阳豁痰。

【主治】病毒性心肌炎属痰瘀互阻者，症见胸闷胸痛，心悸叹息，时欲呕恶，咳嗽痰多。

方三 失笑散

【来源】《苏沈良方》

【组成】五灵脂3克，蒲黄3克，醋5毫升。

【用法】取上药加水400毫升同煎，先用武火煮沸后，改用文火续煎20分钟，药汁3~4次服完。每日1剂。

【功效】活血行瘀。

【主治】病毒性心肌炎属痰瘀互阻者，症见胸闷胸痛，头晕心悸，气短叹息，舌微紫。

方四 心7号方

【来源】马云龙. 辨证治疗小儿病毒性心肌炎40例临床观察［J］. 中医杂志，1984（6）：25.

【组成】人参2克，附子3克，甘松3克，细辛0.6克。

【用法】以上药物为1剂，用一半量水煎浓缩，另一半量研粉，混合后压成片剂，计每剂18片。每次剂量，小于2岁者1片，2～4岁者2片，5～7岁者3片，8～10岁者4片，11～13岁者5片，大于13岁者6片。每日3次，每3个月为1个疗程。治疗1～2个疗程后判定疗效。

【功效】温阳强心。

【主治】病毒性心肌炎属心阳虚弱者，症见心悸头晕，胸脘痞满，神疲乏力，四肢不温。

七、过敏性紫癜

过敏性紫癜是一种毛细血管变态反应性疾病，以广泛的小血管炎症为病理基础，以臀部及下肢对称分布的出血性皮疹为特征，有时伴腹痛、便血和（或）关节肿痛，易致肾脏损害。发病年龄以学龄期儿童居多，男性多于女性，比例为2∶1。四季均有发病，以夏、秋季节多见。病程有时迁延反复，但预后多良好。本病无特殊治疗方法，以去除病因，抗过敏及解痉止痛等对症处理，减轻病儿痛苦，促使症状缓解为原则。

中医称本病为“紫癜”，临床可分为风热伤络、血热妄行、气不摄血、阴虚火旺、气滞血瘀五个证型。（1）风热伤络型：症见急性起病，皮肤紫癜散布，以下半身居多，色泽鲜明，大小不一，或有瘙痒，可见恶风，发热，咽红等，偶有腹痛，关节肿痛，舌红、苔薄黄，脉浮数。治宜疏风散邪，清热解毒。（2）血热妄行型：症见起病较急，皮肤紫癜成片，下肢密集，色泽鲜红，常伴鼻衄、齿衄、尿血、便血，可见发热烦闹，面赤咽干，口渴喜冷饮，小便短赤，大便干燥，舌红绛、苔黄燥，脉洪数。治宜清热解毒，凉血止血。（3）气不摄血型：症见发病缓慢，病程较长，紫癜反复发作，瘀斑瘀点颜色淡紫，时有鼻衄、便血，面色少华，神疲气短，食欲不振，头晕心悸，舌淡、苔薄，脉细无力。治宜健脾养心，益气摄血。（4）阴虚火旺型：症见病程迁延，紫癜时隐时发，色泽暗红，尿血持久不消或反复出现，心烦少眠，潮热盗汗，头晕乏力，腰膝酸软，手足心热，舌光红而干、苔少，脉细数。治宜滋阴降火，凉血止血。（5）气滞血瘀型：症见病程缠绵，出血反复不止，皮肤紫癜色暗，面色晦暗，腹痛剧烈，舌暗红或紫或边有紫斑、苔薄白，脉细涩。治宜理气化瘀，活血止血。

方一 疏风清热凉血汤

【来源】验方

【组成】生地黄30克，荆芥30克，防风30克，牡丹皮20克，赤芍20克，鸡血藤20克，丹参20克。

【用法】水煎服，每日3~4剂，每日3次。

【功效】疏风，清热，凉血。

【主治】过敏性紫癜属风热伤络者，症见起病较急，紫癜反复发作，颜色较鲜明，伴有瘙痒。

方二 茅青消斑汤

【来源】焦可运，王润泽. 中西医结合治疗小儿过敏性紫癜30例[J]. 陕西中医，1980（4）：13

.

【组成】白茅根10克，大青叶15克，蝉蜕6克，大枣5枚。

【用法】取上药加水480毫升同煎，先用武火煮沸后，改用文火续煎15分钟，药汁一次服完。每日1剂。

【功效】疏风散邪，清热解毒。

【主治】过敏性紫癜，属风热伤络型，症见起病较急，紫癜反复发作，颜色较鲜明，伴有瘙痒。

方三 疏风清热活血汤

【来源】验方

【组成】柴胡20克，防风20克，羌活20克，地龙20克，大青叶20克，板蓝根20克，红花15克，甘草15克。

【用法】水煎服，日一剂，每日3次。

【功效】疏风清热，解毒活血。

【主治】过敏性紫癜属风热兼瘀血者，症见起病较急，紫癜反复发作，颜色较鲜明，伴有瘙痒。

方四 犀角地黄汤

【来源】《备急千金要方》

【组成】水牛角20克，鲜地黄10克，赤芍10克，牡丹皮6克。

【用法】取水牛角加水1180毫升同煎，先用武火煮沸后，改用文火续煎30分钟，再纳入其余三味煮沸后用文火续煎30分钟，药汁3~4次服完。每日1剂。

【功效】清热解毒，凉血止血。

【主治】过敏性紫癜属血热妄行者，症见起病较急，皮肤瘀斑，色较鲜红，面赤唇红。

八、急性肾小球肾炎

急性肾小球肾炎简称急性肾炎，是由感染后免疫反应引起的急性病变，以两侧肾脏弥漫性非化脓性肾小球炎症为主要病理特征的疾病。临床以水肿、少尿、血尿、高血压为主要表现。

中医称本病为“水肿”“尿血”，临床可分为风水相搏、湿热内侵、肺脾气虚三个证型。（1）风水相搏型：症见起病迅速，初起眼睑浮肿，继则四肢及全身皆肿，尤以颜面部肿势为著，皮色光亮，按之不凹陷，多有恶风、发热、肢节酸楚、小便不利及尿量减少等，苔薄白，脉浮。治宜疏风宣肺，利水渗湿。（2）湿热内侵型：症见面目浮肿，小便不利，尿少色赤，身发疮疖，甚则脓疮溃烂，或可见有疮痕，口渴口苦，心烦，便秘，舌红、苔薄黄或黄腻，脉滑数。治宜清热解毒，淡渗利湿。（3）肺脾气虚型：症见身倦乏力，纳少便溏，面色少华，自汗易感，舌淡、苔薄白，脉细弱。治宜健脾益气，利水渗湿。

方一 麻黄连翘赤小豆汤

【来源】《金匮要略》

【组成】麻黄10克，杏仁10克，桑白皮10克，连翘30克，赤小豆30克，甘草3克，姜皮少许，大枣5枚。

【用法】水煎服，每剂煎服2次，每日1剂，七天为一疗程。

【功效】疏风清热，发汗利水。

【主治】急性肾炎属风水相搏者，症见水肿从眼睑开始，继而四肢全身，来势迅速，颜面为甚，汗出恶风。

方二 防己黄芪汤

【来源】《金匮要略》

【组成】防己10克，黄芪10克，白术10克，生甘草3克。

【用法】取上药加水500毫升同煎，先用武火煮沸后，改用文火续煎20分钟，药汁3~4次服完。每日1剂。

【功效】益气祛风，健脾利水。

【主治】急性肾炎，属风水相搏型，症见水肿从眼睑开始，继而四肢全身，来势迅速，颜面为甚，汗出恶风。

方三 五味消毒饮

【来源】《医宗金鉴》

【组成】银花20克，菊花12克，蒲公英12克，紫花地丁12克，青天葵12克。

【用法】取上药加水650毫升同煎，先用武火煮沸后，改用文火续煎20分钟，药汁一次服完。每日1剂。

【功效】清热解毒，利湿消肿。

【主治】急性肾炎属湿热内侵者，症见全身浮肿，尿黄赤，皮肤疮毒或咽喉肿烂，口渴心烦。

方四 五草一根汤

【来源】验方

【组成】鲜车前草10克，鱼腥草10克，白花蛇舌草10克，金钱草10克，甘草8克，白茅根15克。

【用法】水煎，每日1剂，分3次口服。

【功效】清利湿热，解毒消肿。

【主治】急性肾炎属湿热内侵者，症见全身浮肿，尿黄赤，皮肤疮毒或咽喉肿烂，口渴心烦。

方五 四妙丸

【来源】《成方便读》

【组成】黄柏6克，苍术6克，川牛膝9克，薏苡仁9克。

【用法】取上药加水540毫升同煎，先用武火煮沸后，改用文火续煎20分钟，药汁3~4次服完。每日1剂。

【功效】清热泻火，化浊祛湿。

【主治】急性肾炎属湿热内侵者，症见全身浮肿，小便短赤，头身困重，口渴心烦。

方六 清癸汤

【来源】验方

【组成】金银花6～12克，大青叶6～9克，玉米须13～30克，泽泻6～9克，茯苓6～9克。

【用法】水煎服，每日1剂，日服2次。

【功效】清热除湿，利水消肿。

【主治】急性肾炎属湿热内侵者，症见全身浮肿，小便短赤，头身困重，口渴心烦。

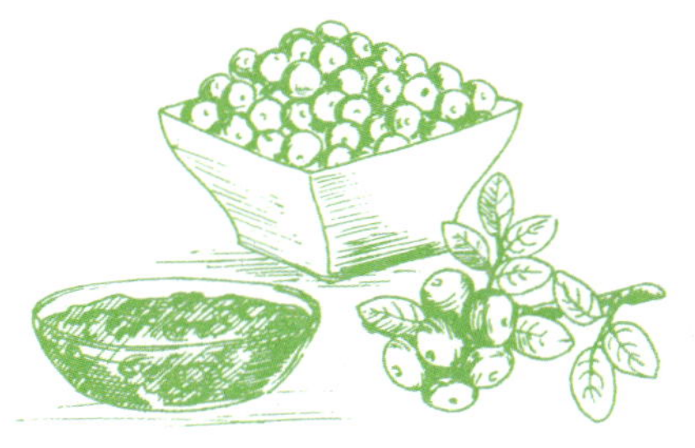

第五章

外科常见疾病

一、痈

痈是多个相邻的毛囊及其所属皮脂腺或汗腺的急性化脓性感染，或由多个疖融合而成。好发于皮肤较韧厚、毛囊皮脂腺丰富的部位，如颈项部、背部等。以中老年多见，尤以糖尿病患者为多。临床上以出现大片暗红色炎性浸润区，质地坚韧，境界不清，在肿块中央部的表面有多个脓栓，破溃后呈蜂窝状，局部淋巴结可肿大或疼痛，常伴有明显的全身症状为特征。本病初起如患者正气盛、治疗得当，预后最好；如患者正气衰，治疗得当，预后其次；如患者正气衰，治疗不当，预后最差，极易造成全身化脓性感染而危及生命。临床血液常规化验可见血白细胞计数及中性粒细胞计数明显升高；糖尿病患者空腹血糖可明显升高，尿糖呈阳性反应。本病的形成常由金黄色葡萄球菌等致病菌，侵及一个毛囊底引起感染开始，由于皮肤较厚，感染只能沿阻力较弱的皮下脂肪蔓延至皮下组织，沿着深筋膜向周围扩散，侵及邻近的许多脂肪柱，再向上传入毛囊群而形成具有多个“脓头”的痈。因而，预防本病要特别注意个人卫生，防止抓破皮肤或感染；项、背部生疖，切忌挤压，以防蔓延并扩大；患者饮食宜清淡，忌食鱼腥及辛辣刺激等发物；糖尿病患者除低糖饮食外，尤其要重视原发病的治疗。

中医称本病为“有头疽”，《疡科心得集》曰：“对疽、发背必以候数为期，七日成形，二候成脓，三候脱腐，四候生肌。”据此，临床可分为邪热壅阻、毒盛肉腐、毒炽阴虚、气血两亏四个证型。（1）邪热壅阻型：症见患处红肿，上有粟粒样脓头，红肿范围扩大，脓头亦增多，疼痛难熬。伴有寒热头痛，食欲不振，舌红、苔薄白或黄，脉滑数。治宜清热利湿，和营消肿。（2）毒盛肉腐型：症见疮面渐渐腐烂，形似蜂窝，肿块范围常超过3寸，伴高热口渴、便秘溲赤，舌红、苔黄，脉数。如脓液逐渐畅泄，腐肉脱落，则病情停止发展，全身症状也随之减轻或消失。治宜清热解毒，托里透脓。（3）毒炽阴虚型：症见局部疮色紫滞，疮形平塌，根盘散漫，不易化脓，溃出脓水稀少或带血水，并且疼痛剧烈，腐肉难脱，全身症见壮热，唇燥口干，大便秘结，小便短赤，舌质红、苔黄，脉细数。治宜滋阴生津，清热托毒。（4）气血两亏型：症见局部疮色灰暗不泽，疮形平塌散漫，化脓迟缓，腐肉难脱，脓水稀薄，色带灰绿，闷肿胀痛不显；疮口易成空壳，可伴有发热，大便溏薄，口渴不欲饮，神疲乏力，面色少华，舌质淡红、苔白腻，脉数无力。治宜补益气血，解毒祛邪。

方一 茄子首乌汤

【来源】中医研究革命委员会. 常见病验方研究参考资料［M］. 北京：人民卫生出版社，1970.

【组成】新鲜茄子蒂200克，生何首乌100克。

【用法】取上药加水1200毫升同煎，先用武火煎沸后，改用文火续煎30分钟，药汁一次服完，或加黄酒50毫升同服。每日1剂。

【功效】清热利湿，和营消肿。

【主治】痈属邪热壅阻者，症见患处红肿，上有粟粒样脓头，红肿范围扩大，脓头亦增多，疼痛难熬。

方二 金银花散

【来源】《卫生宝鉴》

【组成】金银花120克，甘草30克（炒）。

【用法】上药共为粗末。每服12克，水、酒各150毫升，煎至150毫升，去渣，稍热服之。

【功效】清热解毒。

【主治】痈属邪热壅阻者，症见患处红肿，上有粟粒样脓头，红肿范围扩大，脓头亦增多，疼痛难熬。

方三 半枝莲饮

【来源】《百草镜》

【组成】鼠牙半支莲30克。

【用法】上药1味捣汁，陈酒和服。渣敷留头，取汗而愈。

【功效】清热解毒，散肿消痈。

【主治】痈属邪热壅阻者，症见患处红肿，上有粟粒样脓头，疼痛难熬，无体热便秘。

方四　葱归溻肿汤

【来源】《医宗金鉴》

【组成】当归9克，甘草9克，独活9克，白芷9克，葱头7个。

【用法】上药五味，以水600毫升，煎至汤醇，滤去渣，以绢帛蘸汤热洗，以疮内热痒为度。如温再易之。

【功效】清热解毒，散肿止痛。

【主治】痈（轻证）初肿将溃者。

方五　山甲皂角刺汤

【来源】中医研究革命委员会. 常见病验方研究参考资料［M］. 北京：人民卫生出版社，1970.

【组成】炮山甲10克，皂角刺10克，天花粉10克，全蝎10克。

【用法】取上药共研成细末，每次服6克，加酒送下。每日服2～3次。初服出透汗，再服不必出汗。

【功效】清热解毒，托里透脓。

【主治】痈属毒盛肉腐者，症见疮面渐渐腐烂，形似蜂窝，肿块范围常超过3寸，伴高热口渴、便秘溲赤。

二、丹毒

丹毒是指皮肤及其网状淋巴管的急性感染性疾病。好发于下肢和面部，多见于足癣患者。临床以起病急，畏寒、发热，片状红斑，颜色鲜红，中间较淡，边缘清楚，并轻度隆起，伴烧灼样痛及附近淋巴结肿大、疼痛为特征。初起治疗得当，一般炎症都能迅速消散，但容易复发，如下肢丹毒反复发作，可导致淋巴水肿，甚则“橡皮腿”。临床血液常规化验可见白细胞计数及中性粒细胞计数增高。本病的形成主要是A组β型溶血性链球菌从破损的皮肤、黏膜侵犯皮内网状淋巴管所致的炎症。因而预防本病要及时治疗破损的皮肤黏膜，以免感染邪毒。有足癣者，必须彻底治疗，以免丹毒复发。

中医称本病为“丹毒”，发于头面部的又称“抱头火丹”；发于胸腹腰胯部的又称“内发丹毒”；发于下肢的又称“流火”；新生儿丹毒则称“赤游丹”。临床可分风火邪毒、肝火郁结、湿热下注三个证型。（1）风火邪毒型：症见头面部出现小片红斑，迅速蔓延成片、肿胀疼痛、境界清楚，重者可见大小不等的水疱，同时伴高热，舌红、苔薄白或薄黄，脉洪数或滑数。治宜疏风清热，凉血解毒。（2）肝火郁结型：症见胸腹腰胯部皮肤潮红、灼热、肿胀疼痛，伴口苦咽干，胁痛，舌红、苔黄，脉弦数。治宜清肝泻火，凉血解毒。（3）湿热下注型：症见下肢皮肤肿胀、潮红、灼热、疼痛，伴发热，舌红、苔黄腻，脉濡数。治宜清热利湿，凉血解毒。

方一 加味疏风解毒汤

【来源】验方

【组成】银花12克，赤芍9克，黄芩6克，连翘9克，荆芥3克，山栀9克，竹叶6克，枳实4.5克，薄荷2.4

克（后下）。

【用法】水煎服，每日1剂，日服3次。

【功效】疏风解毒，佐以凉血通腑。

【主治】丹毒属风火邪毒者，症见头面部出现小片红斑，迅速蔓延成片、肿胀疼痛、境界清楚，重者可见大小不等的水疱，同时伴高热，舌红、苔薄白或薄黄，脉洪数或滑数。

方二　板蓝牛蒡汤

【来源】郭爱廷．实用单方验方大全［M］．北京：北京科学技术出版社，2011.

【组成】板蓝根50克，马齿苋100克，野菊花30克，牛蒡子15克。

【用法】取上药加水800毫升同煎，先用武火煎沸后，改用文火续煎30分钟，每剂煎服2~3次。每日1剂。

【功效】疏风清热，凉血解毒。

【主治】抱头火丹属风火邪毒者，症见头面部出现小片红斑，迅速蔓延成片，肿胀疼痛，境界清楚。

方三　加味凉血利湿汤

【来源】验方

【组成】金银花30克，蒲公英24克，地丁30克，赤芍9克，生地黄15克，大青叶30克，黄柏9克，牛膝9克，生石膏30克。

【用法】水煎服，每日1剂，日服2次。

【功效】清热利湿，凉血解毒。

【主治】丹毒属湿热下注者，症见下肢皮肤肿胀、潮红、灼热、疼痛，伴发热，舌红、苔黄腻，脉濡数。

方四　大黄液

【来源】《千金要方》

【组成】将大黄浸泡于30毫升水中1夜，取液备用。

【用法】取药液，1岁左右患儿日服一半，余液涂于囟门及头项上。

【功效】清热利湿。

【主治】用于治小儿丹毒。

方五　升麻饮子

【来源】《保童秘要》

【组成】升麻0.3克，黄芩0.3克，栀子仁0.3克，通草0.3克，犀角0.15克，大黄0.15克，朴消0.9克（汤成下）。

【用法】水煎，分3次服，每日1剂。

【功效】清热，凉血，解毒。

【主治】小儿丹毒，症见赤如胭脂，或稍带白色，肿而壮热。

三、急性阑尾炎

急性阑尾炎是临床上最常见的外科急腹症。多见于青壮年，临床以转移性右下腹痛，伴恶心呕吐、发热，右下腹局限性压痛，反跳痛或肌紧张为特征。初起治疗得当，一般病情多能得到迅速缓解，但易于复发；如处理不当，易致阑尾坏死、穿孔以及弥漫性腹膜炎，甚则发生中毒性休克而危及生命。临床血液常规化验显示白细胞总数多在10～20×10⁹/L，中性粒细胞计数也有不同程度的增高。本病的形成与阑尾管腔阻塞，胃肠道疾病影响以及细菌入侵所引起阑尾管腔充血、渗液、化脓、坏死、穿孔以及腹膜炎有关。因而预防本病要经常参加体育锻炼，增强体质；应避免食后剧烈运动；避免饮食不节及防止便秘；清除机体的感染灶，预防肠道感染性疾病等。

中医称本病为“肠痈”，临床可分为气血瘀滞、湿热蕴结、热毒型、正虚邪恋四个证型。（1）气血瘀滞型（相当于急性单纯性阑尾炎，阑尾脓肿炎症消散的后期）：症见转移性右下腹痛，腹痛呈持续性或阵发性加剧，右下腹有压痛或反跳痛，腹肌紧张不明显，有时可扪及局限性的肿块，伴恶心欲吐、纳谷不香等，体温多在38℃以下，血白细胞数及中性粒细胞计数正常或稍增高，舌质淡红、苔薄白，脉弦紧或细涩。治宜行气祛瘀，通腑泄热。（2）湿热蕴结型（相当于急性化脓性阑尾炎，或阑尾脓肿早期）：症见腹痛较甚、拒按，发热，口干欲饮，大便秘结，小便短赤，右下腹有明显压痛、反跳痛或局限性肿块。体温在38℃以上，血白细胞数及中性粒细胞计数明显升高，舌质红、苔薄黄或黄腻，脉弦数或滑数。治宜通腑泄热，解毒透脓。（3）热毒型（相当于坏疽性阑尾炎或合并腹膜炎等）：症见腹痛剧烈，有弥漫性压痛、反跳痛和腹肌紧张，并呈板状腹，热毒伤阴可见高热或恶寒发热，持续不退，时时汗出，烦渴欲饮，面红目赤，唇干口臭，大便多秘结或似痢不爽，小便短赤或频数似淋，脉弦滑或洪大而数，舌质红绛而干、苔黄厚干燥或黄厚腻，体温多在39℃左右。治宜通里攻下，清热解毒。（4）正虚邪恋型（相当于慢性阑尾炎，阑尾脓肿等）：症见右下腹疼痛间作，疲劳及饮食不慎时加重，伴精神不振，纳谷不香，时或便溏，小便清长等，舌淡红、苔薄白，脉濡或细。治宜扶正托毒，消肿散结。

方一　大黄牡丹汤

【来源】《金匮要略》

【组成】大黄15克，桃仁15克，牡丹皮20克，冬瓜仁10克，芒硝（冲服）15克。

【用法】取上药加水600毫升同煎，先用武火煎沸后，改用文火续煎30分钟，每剂煎服2次。每日1剂。

【功效】行气祛瘀，通腑泄热。

【主治】急性单纯性阑尾炎、阑尾脓肿（炎症消散的后期）属气血瘀滞者，症见转移性右下腹痛，腹痛呈持续性或阵发性加剧，右下腹有压痛或反跳痛，腹肌紧张不明显，有时可扪及局限性的肿块。体温多在38℃以下，且白细胞数及中性粒细胞计数正常或稍增高。

方二　野菊花酒

【来源】中医研究革命委员会. 常见病验方研究参考资料［M］. 北京：人民卫生出版社，1970.

【组成】鲜野菊花60克。

【用法】打汁，备用。将上汁用黄酒冲服。

【功效】清热解毒，利湿消炎。

【主治】急性单纯性阑尾炎、阑尾脓肿属气血瘀滞者，症见转移性右下腹痛，腹痛呈持续性或阵发性加剧，右下腹有压痛或反跳痛，腹肌紧张不明显，有时可扪及局限性的肿块。

方三　白花蛇舌草

【来源】中医研究革命委员会. 常见病验方研究参考资料［M］. 北京：人民卫生出版社，1970.

【组成】白花蛇舌草鲜品30克。

【用法】水煎服，每日2次。小儿

酌减。

【功效】清热解毒，活血消炎。

【主治】急性单纯性阑尾炎、阑尾脓肿属气血瘀滞者，症见转移性右下腹痛，腹痛呈持续性或阵发性加剧，右下腹有压痛或反跳痛，腹肌紧张不明显，有时可扪及局限性的肿块。

方四 大承气汤

【来源】《伤寒论》

【组成】制大黄10克，厚朴20克，枳实10克，芒硝9克（冲服）。

【用法】取上药加水600毫升同煎，先用武火煎沸后，改用文火续煎30分钟，药汁一次服完。每日1剂。

【功效】通腑泄热，解毒透脓。

【主治】急性化脓性阑尾炎，或阑尾脓肿（早期）属湿热蕴结者，症见腹痛较甚、拒按，发热，大便秘结，小便短赤，右下腹有明显压痛、反跳痛或局限性肿块。体温在38℃以上，血白细胞计数及中性粒细胞计数明显升高。

方五 加味清热化瘀汤

【来源】验方

【组成】大黄10克，枳实10克，厚朴10克，银花20克，白花蛇舌草15克，冬瓜仁20克，赤芍10克，桃仁10克，牡丹皮10克。

【用法】水煎服，日1剂，每日2～3次。

【功效】清热解毒，泻下消肿，活血散结。

【主治】急性化脓性阑尾炎，或阑尾脓肿（早期）属湿热蕴结者，症见腹痛较甚、拒按，发热，大便秘结，小便短赤，右下腹有明显压痛、反跳痛或局限性肿块。

方六 薏苡附子败酱散

【来源】《金匮要略》

【组成】生薏苡仁100克，炮附子20克，败酱草30克。

【用法】取上药加水500毫升同煎，先用武火煎沸后，改用文火续煎30分钟，每日1～2剂。

【功效】扶正托毒，消肿散结。

【主治】慢性阑尾炎，阑尾脓肿等，属正虚邪恋型，右下腹疼痛间作，疲劳及饮食不慎时加重，伴精神不振，纳谷不香，时或便溏，小便清长等症。

四、乳腺增生病

乳腺增生病是乳房部的一种非炎症性疾病，好发于30～40岁妇女。病程长，发展慢。临床以乳房肿块，经前肿痛加重，经后减轻，有时可有乳头溢液为特征。本病与月经周期密切相关，一般认为其发生与卵巢功能失调有关，即黄体素分泌减少，雌激素量增多或相对增多。由于成年妇女乳腺随月经显示增生和复旧的周期性改变，因此有些病人实际上是生理性雌激素刺激过度或变异反应而复旧不全。B超检查示单个或多个大小不一的无回声区，边界清楚。预防本病要避免精神紧张，注意劳逸结合，对怀疑有恶变倾向者，可考虑手术切除。

中医称本病为“乳癖”，临床可分为肝郁痰凝、冲任失调两个证型。（1）肝郁痰凝型：症见乳房肿块，经前肿痛加重，经后减轻。伴心烦易怒，失眠多梦，情绪急躁，乳房胀痛，舌淡红、苔薄白，脉弦滑。治宜疏肝解郁，化痰散结。（2）冲任失调型：症见乳房肿痛，经前肿痛加重，经后减轻，伴月经不调、腰酸乏力，经水少而色淡、或闭经，舌淡红、苔薄白，脉弦细或沉细。治宜调理冲任，温阳化痰。

方一　加味瓜蒌汤

【来源】验方

【组成】当归12克，瓜蒌30克，乳香3克，没药3克，甘草3克，橘核15克，荔核15克。

【用法】水煎服，每日1剂，日服2次。

【功效】疏肝理气，活血化瘀，软坚散结。

【主治】乳腺增生病属肝郁痰凝者，症见乳房肿块，疼痛，伴有心烦易怒，情绪急躁。

方二 逍遥散

【来源】《太平惠民和剂局方》

【组成】柴胡9克，云苓15克，当归12克，白芍12克，白术15克，甘草5克，薄荷9克（后入）。

【用法】水煎服，每日1剂，日服2次。

【功效】疏肝理气，软坚散结。

【主治】乳腺增生病属肝郁痰凝者，症见乳房肿块，疼痛，伴有心烦易怒，情绪急躁。

方三 全蝎瓜蒌散

【来源】郭爱廷. 实用单方验方大全［M］. 北京：北京科学技术出版社，2011.

【组成】全蝎160克，瓜蒌500克。

【用法】将全蝎装入瓜蒌内，置瓦上焙干，研为末。每次3克，每日3次。

【功效】理气疏肝，化痰散结。

【主治】乳腺增生病属肝郁痰凝者，症见乳房肿痛，肿块，伴心烦，急躁。

方四 二仙归贝饮

【来源】验方

【组成】仙茅10克，淫羊藿10克，当归15克，贝母9克。

【用法】取上药加水800毫升同煎，先用武火煎沸后，改用文火续煎30分钟，每剂煎服2次，每日1剂。

【功效】调理冲任，温阳化痰。

【主治】乳腺增生病属冲任失调者，症见乳房肿块，胀痛，腰酸乏力，经少色淡。

五、胆道系统感染和胆石症

胆道系统主要包括胆囊和胆管。胆道系统感染和胆石症常见有急、慢性胆囊炎，急、慢性胆管炎，胆囊、胆总管结石，急性梗阻性化脓性胆管炎等。临床以右上腹剧烈绞痛，恶心、呕吐、发热、黄疸等为特征。初起如治疗得当，一般病情多能得到迅速缓解，但易于复发；如处理不当，易致胆源性胰腺炎，胆囊坏死、穿孔以及弥漫性腹膜炎，甚则中毒性休克而危及生命。临床检查：胆道系统感染时，血白细胞计数及中性粒细胞计数显著升高。有胆道梗阻时，血清胆红素、黄疸指数则明显升高，胆红素定性试验直接反应阳性、尿胆红素定性阳性。胆道急性感染时，部分病人可出现血清谷丙转氨酶轻度升高。B超检查能清楚地显示胆囊的轮廓、大小和其中的结石阴影，结石大于5毫米时即可被发现，有时也能发现胆道内结石声影。本病的形成与胆道梗阻（多由结石引起）、胆汁瘀结、细菌或病毒感染、胆汁的刺激、胰液的返流、胆道的霉菌及寄生虫感染及胆汁中的脂质代谢异常有关。因而预防本病要对胆道蛔虫病彻底治疗，使胆道内的蛔虫排尽，以防结石的形成，并保持心情舒畅，少食油腻、辛辣食物，注意寒温适度。

中医称本病为“胁痛”，又称“胆胀”“黄疸”。临床可分为气滞、火毒、湿热三个证型。（1）气滞型（此型包括急性单纯性胆囊炎、慢性胆囊炎、胆囊结石以及无明显感染的肝、胆管结石等）：症见胁脘隐痛、胀痛或窜痛，痛引肩背，食少腹胀，口苦咽干，嗳气，大便失调，一般不发热，无黄疸。舌苔薄白或微黄，脉弦细或弦数。治宜疏肝理气，利胆通下。（2）湿热型（此型相当于急性化脓性胆囊炎，或合并胆囊结石、胆总管炎，或合并胆总管结石梗阻等）：症见起病急，胁脘疼痛拒按，恶心呕吐，口苦咽干，不思饮食，食则剧痛，发热、恶寒，或肤目黄染，大便秘结，尿少色黄，中、右上腹有明显压痛，腹肌紧张，或可触及肿大胆囊，舌质红、苔黄腻，脉弦滑或弦数。治宜清肝利湿，通腑泄热。（3）火毒型（此型相当于急性坏疽性胆囊炎、胆囊穿孔性腹膜炎，或急性梗阻性化脓性胆管炎、合并中毒性休克等）：症见脘胁痛剧，持续不解，甚则痛及满腹，腹肌紧张，拒按，高热或寒战高热，肤目黄染，口干唇燥，便秘，尿黄，或有包块，甚者神昏谵语，四肢欠温，冷汗淋漓，舌质红绛、苔黄或干燥灰黑，脉数或微细欲绝。此型患者应立即行手术治疗。

方一 柴胡疏肝散

【来源】《景岳全书》

【组成】柴胡15克，陈皮12克，川芎9克，香附9克，枳壳12克，芍药12克，甘草6克。

【用法】取上药加水400毫升同煎，先用武火煎沸后，改用文火续煎30分钟，每剂煎服2次，每日1剂。

【功效】疏肝理气，利胆通下。

【主治】胆囊炎、胆石症属气滞者，症见胁脘隐痛、胀痛或窜痛，痛引肩背，食后腹胀，口苦咽干，嗳气，大便失调，一般不发热，无黄疸。

方二 金铃子散

【来源】《素问病机气宜保命集》

【组成】金铃子12克，延胡索12克。

【用法】取上药加水400毫升同煎，先用武火煎沸后，改用文火续煎30分钟，每剂煎服2次，每日1剂。

【功效】疏肝理气，泄热止痛。

【主治】胆囊炎、胆石症属气滞者，症见胸胁胀痛或窜痛，痛引肩背，食后腹胀，口苦咽干，嗳气，舌红苔黄，脉弦数。

方三 威灵仙

【来源】验方

【组成】威灵仙60克。

【用法】取上药加水400毫升同煎，先用武火煎沸后，改用文火续煎30分钟，每剂煎服2次，每日1剂。

【功效】疏肝理气，利胆通下。

【主治】胆囊炎、胆石症属气滞者，症见胁脘隐痛，胀痛或窜痛，痛引肩背，食后腹胀，口苦咽干，嗳气，大便失调，一般不发热，无黄疸。

方四　郁金丹参膏

【来源】验方

【组成】丹参500克，郁金250克，茵陈100克，蜂蜜1千克，黄酒适量。

【用法】把丹参、郁金、茵陈倒入大砂锅，加冷水浸泡两小时后，先用中火烧沸，加黄酒2匙，改用小火慢煎1小时，约剩下一大碗药液时，滤出头汁，再加冷水三大碗，煎二汁，约剩下大半碗药液时，滤出、弃渣，将头汁、二汁、蜂蜜一起倒入碗盆内拌匀，碗盆加盖用旺火，隔水蒸两小时，离火，冷却，装瓶，盖紧。每日两次，每次1～2匙，饭后开水冲服，3个月为2疗程。

【功效】利胆解热。

【主治】胆囊炎、胆石症属湿热者，症见起病急，胁脘疼痛拒按，恶心呕吐，口苦咽干，不思饮食，食则剧痛，发热、恶寒，或肤目黄染，大便秘结，尿少色黄，中、右上腹有明显压痛，腹肌紧张，或可触及肿大胆囊，舌质红、苔黄腻，脉弦滑或弦数。

方五　芦根藿香饮

【来源】验方

【组成】鲜芦根33克，鲜藿香10克。

【用法】水煎服，每日3～4次。

【功效】化湿退黄。

【主治】胆囊炎、胆石症属湿热者，症见胁脘疼痛减轻，偶有恶心呕吐，口苦咽干，不思饮食，舌质红、苔黄腻，脉弦滑或弦数。

方六　三金承气猪蹄汤

【来源】验方

【组成】金钱草30～60克，广郁金、生大黄（后下）各10～15克，鸡内金、玄明粉（冲入）各10克，猪蹄1只（药前或药后服）。

【用法】每日1剂，水煎服。7天为1疗程。

【功效】利胆排石。

【主治】胆石症属湿热者，症见起病急，胁脘疼痛拒按，恶心呕吐，口苦咽干，不思饮食，食则剧痛，发热、恶寒，或肤目黄染，大便秘结，尿少色黄，中、右上腹有明显压痛，腹肌紧张，或可触及肿大胆囊，舌质红、苔黄腻，脉弦滑或弦数。

六、急性肠梗阻

急性肠梗阻是指不同原因所引起的肠道内容物通过障碍，是一种常见的急腹症，临床上主要以痛、胀、呕、闭为特征。初起如治疗得当，一般病情多能得到迅速缓解，如处理不当，易致肠麻痹、坏死、穿孔以及弥漫性腹膜炎，甚则因中毒性休克而危及生命。临床血液常规化验可显示血红蛋白和红细胞比容升高，主要是因脱水而引起血液浓缩所致。如血白细胞计数在15×10⁹/L以下，一般多为单纯性肠梗阻；绞窄性肠梗阻白细胞计数一般多在15×10⁹/L以上，并有中性粒细胞计数升高。血清钾、钠、氯及二氧化碳结合力测定，可反映血电解质、酸碱平衡紊乱等情况。X线检查：在梗阻4～6小时后即可出现变化，腹部平片可见梗阻以上部位肠腔内有大小不等的阶梯状气液平面。本病的形成可因机械因素而使肠腔狭窄，甚至完全闭塞引起肠内容物通过障碍；也可因神经抑制或毒素刺激，致肠管的收缩与舒张功能紊乱而引起肠内容物通过障碍。另外，肠系膜血管血栓形成或栓子栓塞，引起肠管血液循环障碍，导致肠麻痹，使内容物通过障碍，也是肠梗阻的原因之一。因而预防本病应饮食有节，避免饭后剧烈运动；腹外疝应及时治疗；纠正便秘，预防和及时治疗肠道蛔虫病；腹腔手术前以水洗尽手套外的滑石粉，不将异物带入腹腔；手术时止血应彻底，避免脏器暴露过久；手术后应早期下床活动，并积极治疗腹腔内炎症，以预防粘连引起的肠梗阻。

中医称本病为“关格”，又称“肠结”“腹胀”等。临床可分为气滞、瘀结、疽结三个证型。（1）气滞型（相当于单纯性机械性肠梗阻）：症见腹痛阵作，痛时自觉气体窜行，伴肠鸣音亢进，或腹部可见肠型和蠕动波，或持续胀痛，腹部稍膨胀，伴有恶心呕吐，无排便及排气，腹软，无腹膜刺激征，舌淡、苔薄白或薄腻，脉弦。治宜理气通腑。（2）瘀结型（相当于早期绞窄性肠梗阻）：症见腹痛剧烈，腹部中度膨胀，可见明显肠型，并有固定压痛，反跳痛和轻度肌紧张，腹部常可扪到痛性包块（肠襻），肠鸣音亢进，有气过水声或金属音，伴胸闷、呕吐、发热，无排气排便，舌质红甚至绛紫、苔黄腻，脉弦数或洪数。治宜清热通腑，泻下瘀血。（3）疽结型（相当于晚期绞窄性肠梗阻，以及中毒性肠麻痹等）：症见腹部胀痛持续不止，腹胀如鼓，全腹压痛、反跳痛和腹肌紧张，肠鸣音减弱或消失，呕吐剧烈，呕出或自肛门排出血性液体，伴有发热，烦躁，自汗，口干，甚至四肢厥冷、冷汗淋漓，舌红、苔黄腻，脉沉细而数。根据“急则治标”原则，若无手术禁忌证应立即行急诊手术。

方一　厚朴三物气滞汤

【来源】验方

【组成】厚朴35克，枳实30克，生大黄20克，莱菔子30克。

【用法】取上药加水500毫升同煎，先用武火煎沸后，改用文火续煎30分钟，煎成200毫升，分2次服。为防呕吐，1次量在1小时内分次口服，成人日服2～3剂。高位肠梗阻，呕吐频繁者，可置胃管抽空内容物，然后将药液由胃管注入。

【功效】理气通腑。

【主治】机械性肠梗阻属气滞者，症见腹痛阵作，痛时自觉气体窜行，伴肠鸣音亢进，腹部可见肠型和蠕动波，或持续胀痛，腹部稍膨胀。并有恶心呕吐，无排便及排气，腹软，无腹膜刺激征。

方二　芒硝莱菔子汤

【来源】验方

【组成】芒硝30克，莱菔子100克。

【用法】将莱菔子砸碎，加水300毫升，文火煎至100毫升，滤除药渣后加入芒硝拌匀备用。插入胃管抽尽胃液，注入药液，胃管夹闭30分钟再松开，持续胃液减压，观察6小时后，无肛门排气或排便者可重复用药1次，但每天用药不得超过2剂，治疗期间需禁食及静脉补液。

【功效】行气，消胀，通便。

【主治】粘连性肠梗阻属气滞者，

症见腹部手术后，腹痛阵作，痛时自觉气体窜行，伴肠鸣音亢进。或腹部可见肠型和蠕动波，或持续胀痛，腹部稍膨胀。并有恶心呕吐，无排便及排气，腹软，无腹膜刺激征。

方三 乌黄姜蜜饮

【来源】验方

【组成】乌梅、大黄各30克，干姜20克，蜂蜜100克。

【用法】先将干姜、乌梅用清水300毫升煎10分钟，再将大黄、蜂蜜入煎3分钟即可。将药汁少量频频口服。如6小时后，未见好转，可将药液由肛门灌肠。

【功效】润燥滑肠，解毒排虫。

【主治】蛔虫性肠梗阻属气滞者，症见腹痛阵作，腹部稍膨胀，扪诊可摸到能移动的条状肿物，并可随肠管收缩而变硬，有时可以看见此肿物。并有恶心，呕吐，无排便及排气，腹软，无腹膜刺激征。

方四 厚朴三物祛蛔汤

【来源】验方

【组成】厚朴15～35克，枳实10～30克，生大黄10～20克，槟榔10克，川楝子12克。

【用法】取上药加水500毫升同煎，先用武火煎沸后，改用文火续煎30分钟，煎成200毫升，分2次服。为防呕吐，1次量在1小时内分次口服，成人日服2～3剂。高位肠梗阻，呕吐频繁者，可置胃管抽空内容物，然后将药液由胃管注入。

【功效】理气通腑，安蛔驱虫。

【主治】蛔虫性肠梗阻属气滞者，症见腹痛阵作，腹部稍膨胀，扪诊可摸到能移动的条状肿物，并可随肠管收缩而变硬，有时可以看见此肿物。并有恶心，呕吐，无排便及排气，腹软，无腹膜刺激征。

方五 土知母

【来源】验方

【组成】土知母10克，甜酒100克。

【用法】将知母用刀切成细屑，加甜酒备用。

【功效】清热利湿。

【主治】麻痹性肠梗阻属瘀结者，症见腹痛不甚，甚至完全不痛，但有腹部高度膨胀，肠鸣音消失，呕吐，无排便，不排气。

七、下肢静脉曲张

下肢静脉曲张是指下肢浅静脉系统的血液回流障碍，静脉内的压力增高，浅静脉逐渐扩张，伸长，呈蚯蚓状迂曲。本病多见于长期从事站立工作或参加重体力劳动的人。临床上以下肢青筋怒张、小腿沉重、胀痛、易疲劳为特征，站立过久小腿、足踝部可出现浮肿，检查时可见下肢尤其是小腿有明显静脉曲张、隆起、弯曲，严重时可扭曲成团块状。

中医称本病为“筋瘤”“恶脉”，合并下肢溃疡者，又称“臁疮”“老烂腿”。临床可分为湿热下注、湿阻瘀滞、气血两虚三个证型。（1）湿热下注型：症见下肢静脉迂曲，局部红肿热痛，足踝部轻度水肿，或有溃疡，舌红、苔黄腻，脉细数。治宜清热利湿，散结消肿。（2）湿阻瘀滞型：症见下肢静脉迂曲成团，肤色紫暗，患肢沉重胀痛，溃疡经久不愈，肉芽不鲜，舌淡、苔薄白腻，脉涩。治宜利湿通络，活血化瘀。（3）气血两虚型：症见下肢静脉迂曲成团，或呈空囊状，皮肤紫暗，溃疡脓水淋漓，经久不愈，肉芽暗淡，舌淡红、苔薄白，脉细弱。治宜益气养血，化瘀利湿。

方一　清营解瘀汤

【来源】验方

【组成】益母草100克，紫草15克，紫花地丁30克，赤芍15克，牡丹皮15克。

【用法】取上药加入900毫升水同煎，先用武火煎沸后，改用文火续煎20分钟。每剂煎服2次，每日1剂。

【功效】清热利湿，化瘀消肿。

【主治】下肢静脉曲张属湿热下注者，症见下肢青筋怒张，迂曲成团，局部红肿疼痛，可扪及静脉结节。

方二 四妙散

【来源】《丹溪心法》

【组成】黄柏15克，苍术15克，牛膝12克，薏苡仁30克。

【用法】取上药加水600毫升同煎，先用武火煎沸后，改用文火续煎10分钟。每剂煎服2次，每日1剂。

【功效】清热燥湿。

【主治】下肢静脉曲张属湿热下注者，症见下肢青筋怒张，迂曲成团，局部红肿疼痛，可扪及静脉结节。

方三 四妙勇安汤

【来源】《验方新编》

【组成】金银花90克，玄参90克，当归60克，甘草30克。

【用法】取上药加水600毫升同煎，先用武火煎沸后，改用文火续煎10分钟。每剂煎服2次，每日1剂。

【功效】清热解毒，活血止痛。

【主治】下肢静脉曲张属湿热下注兼血瘀者，症见下肢青筋怒张，红肿灼痛，可伴恶寒发热，小便黄，大便干结。

方四 利湿逐瘀汤

【来源】验方

【组成】黄柏20克，苍术10克，赤芍15克，鸡血藤30克。

【用法】取上药加水800毫升同煎，先用武火煎沸后，改用文火续煎30分钟。每剂煎服2次，每日1剂。

【功效】利湿通络，活血散结。

【主治】下肢静脉曲张者属湿阻瘀滞者，症见下肢青筋怒张，扭曲成团如蚯蚓状，可扪及静脉结节，肤色紫暗。

方五 四物汤

【来源】《太平惠民和剂局方》

【组成】熟地黄15克，当归15克，白芍10克，川芎15克。

【用法】取上药加水600毫升同煎，先用武火煎沸后，改用文火续煎30分钟，取药汁一次服完。每剂煎服2次，每日1～2剂。

【功效】益气生血，化瘀通络。

【主治】下肢静脉曲张属气血两虚者，症见下肢青筋迂曲成团，迁延日久，皮肤色素沉着，溃疡脓水稀薄，经久难愈，肉芽晦暗。

八、血栓闭塞性脉管炎

血栓闭塞性脉管炎是一种累及中小动脉的慢性非化脓性炎症，主要累及四肢血管，尤以下肢动脉更为常见，且多发于男性青壮年。临床上在发病早期患者常有肢体发凉、怕冷、麻木、酸胀及疼痛感，并可伴有间歇性跛行，患肢足背动脉搏动减弱或消失，进一步发展可出现肢端皮肤呈暗红或青紫色，夜间静息痛，后期可发生肢端溃烂或坏疽。临床上如合并继发感染，血液常规化验可见白细胞总数和中性粒细胞计数明显增加；甲皱微循环检查可有明显异常；血液流变学检查可见全血黏度及血浆黏度明显增高；肢体动脉血流图检查可提示患肢动脉血流量明显降低；下肢动脉造影可提示动脉狭窄长度及部位。本病发病原因目前尚不十分清楚，可能与自身免疫有关，大量吸烟、急剧受寒受冻、创伤、潮湿等都是本病发病诱因，因而预防本病要求患者戒烟，适当注意休息，下肢保暖，防止足部损伤。

中医称本病为“脱疽”，又名“脱骨疽”，临床可分为寒湿、血瘀、热毒、气血两虚四个证型。（1）寒湿型：症见患肢沉重，酸痛，麻木感，小腿时有抽痛，伴有间歇性跛行，趺阳脉搏动减弱或消失，舌淡、苔白腻，脉沉细。治宜温阳通脉，祛寒化湿。（2）血瘀型：症见患肢暗红，足背毳毛脱落，趾甲变厚，夜间持久性静息痛，趺阳脉搏动消失，舌质紫暗、苔薄白，脉沉细而涩。治宜活血化瘀，通络止痛。（3）热毒型：症见患肢皮肤暗红而肿胀，甚则破溃腐烂，疼痛异常，可伴发热，便秘，尿黄赤等，舌质红、苔黄腻，脉数。治宜清热解毒，活血止痛。（4）气血两虚型：症见面色萎黄，患肢肌肉萎缩，疮面生长缓慢，肉芽淡红，舌淡、苔薄白，脉沉细。治宜补气益血，生肌敛疮。

方一 脉炎散

【来源】验方

【组成】松香1.2克，水蛭1克，全蝎0.8克。

【用法】取上药共研细末装入胶囊中，以上为1次量，每日服3次，30天为1疗程。

【功效】活血化瘀，行气止痛。

【主治】血栓闭塞性脉管炎属血瘀者，症见患肢皮肤暗红或紫红，夜间持久性静息痛，趺阳脉搏动消失。

方二 丹参通脉汤

【来源】验方

【组成】丹参、赤芍、黄芪、桑寄生、当归、鸡血藤各30克，郁金、川芎、川牛膝各15克。

【用法】水煎服，日1剂，每日2~3次。

【功效】活血化瘀，行气止痛。

【主治】血栓闭塞性脉管炎属血瘀者，症见患肢皮肤暗红或紫红，夜间持久性静息痛，趺阳脉搏动消失。

方三 四妙解毒汤

【来源】验方

【组成】金银花、玄参各90克，当归60克，板蓝根、生甘草各30克。

【用法】水煎服，日1剂，每日2~3次。

【功效】清热解毒，滋阴活血。

【主治】血栓闭塞性脉管炎属热毒者，症见患肢夜间持久性静息痛，间歇性跛行，趺阳脉搏动减弱或消失。

方四 毛冬青汤

【来源】许芝银. 外科疾病中医治疗全书［M］. 广州：广东科技出版社，1999.

【组成】毛冬青250~500克。

【用法】取上药加水800~1200毫升同煎，先用武火煎沸后，改用文火续煎30分钟。每剂煎服2次，每日1剂。

【功效】清热解毒，活血通脉。

【主治】血栓闭塞性脉管炎属热毒者，症见患肢皮肤暗红而肿，甚则破溃腐烂，疼痛剧烈。

九、雷诺病

雷诺病，又称肢端动脉痉挛病，是由于血管神经功能紊乱所引起的肢端小动脉痉挛性疾病。本病多发于年轻女性，常因情绪剧烈波动或受寒冷而诱发。临床上以阵发性肢端（主要是手指）对称的间隙发白、发绀和潮红为特点，待诱因消失，肢端可恢复常态。

中医学中无此病名，但根据典型症状，应归属“手足逆冷”“脉痹”范畴。临床上可分为阴寒、血瘀、湿热、脾肾阳虚四个证型。（1）阴寒型：症见肢端发凉，呈苍白色或淡红色，麻木疼痛，喜暖怕冷，得温则缓，舌红、苔薄白，脉细迟。治宜温经散寒，养血通络。（2）血瘀型：症见手指持续性青紫，发凉，胀痛，甚则手指瘀肿，舌绛或有瘀斑、苔薄白，脉细涩。治宜活血化瘀，理气通脉。（3）湿热型：症见手指发生肿胀，潮红疼痛较甚，甚则发生溃疡，舌红、苔黄，脉数。治宜清热利湿，养阴活血。（4）脾肾阳虚型：症见患指苍白，迟不转红，入冬尤甚，肢端冷痛，腰酸膝软，舌淡、苔白，脉沉细。治宜温补脾肾，散寒通滞。

方一 丹参胶丸

【来源】验方

【组成】壁虎50克，丹参50克。

【用法】将以上二药置瓦片上焙干，共研细末，装入胶囊中，每次5克，每日3次。

【功效】活血化瘀，理气止痛。

【主治】雷诺病属血瘀者，症见指端持续性青紫，胀痛，麻木，手指瘀肿。

方二 温阳通脉汤

【来源】验方

【组成】黄芪30克，桂枝10克，白芍15克，当归10克，细辛6克，红花6克，炙甘草6克。

【用法】加入生姜6克，大枣5枚，

与上药一同煎服，每剂煎服2次，每日1剂。

【功效】温经散寒，通络止痛。

【主治】雷诺病属阴寒者，症见指端寒冷，麻木疼痛，皮肤苍白或青紫，喜暖怕冷，得温则缓。

方三 熟地肉桂汤

【来源】验方

【组成】熟地黄15克，鹿角胶15克，白芥子6克，肉桂6克，炮姜炭6克，麻黄6克。

【用法】每日1剂，2煎混合，分早晚2次温服。第3煎倒入盆内熏洗患指，每日1次，每次熏洗20～30分钟。

【功效】温阳散寒，活血通脉。

【主治】雷诺病属脾肾阳虚者，症见指端寒冷，苍白，迟不转红，冬季发作频繁。

方四 回阳逐瘀汤

【来源】验方

【组成】桂枝15克，炮姜10克，鹿茸6克，附子6克（先煎）。

【用法】先取鹿茸加水900毫升同煎，用武火煎沸后，改用文火续煎30分钟，再将余药加入同煎，每剂煎服2次，每日1剂。

【功效】温阳散寒，通经化瘀。

【主治】雷诺病属阴寒者，或脾肾阳虚者，症见指端寒冷，苍白，迟不转红，冬季发作频繁。

方五 四虫丸

【来源】吴恒亚. 中医外科学［M］. 南京：江苏科学技术出版社，1988.

【组成】蜈蚣3克，全蝎3克，地鳖虫3克，地龙3克。

【用法】取上药共研细末，装入胶囊中，以上为1日量，每次服6克，每日2次。

【功效】活血通络，解痉止痛。

【主治】雷诺病属血瘀者，症见指端持续性青紫，瘀肿，受寒后症状加重。

方六 黄苏汤

【来源】李彪，龚景林. 新编中医外科学［M］. 北京：人民军医出版社，1999.

【组成】炙黄芪60克，苏木15克，川芎15克。

【用法】取上药加水800毫升同煎，先用武火煎沸后，改用文火续煎30分钟，取药汁一次服完，每剂煎服2次，每日1剂。

【功效】健脾益气，活血止痛。

【主治】雷诺病属血瘀者，症见指端青素，苍白或潮红，冬季尤甚，常因情绪波动和寒冷而诱发。

十、颈部淋巴结结核

颈部淋巴结结核多见于儿童和青年，多数是结核杆菌经扁桃体、龋齿侵入，少数继发于肺或支气管结核病变。只有在人体抗病能力低下时，才会引起发病。颈部一侧或两侧有多个大小不等的肿大淋巴结，一般位于胸锁乳突肌的前后缘。初期肿大的淋巴结较硬，无痛，可推动。病变继续发展，发生淋巴结周围炎，使淋巴结与皮肤和周围组织发生粘连，各个淋巴结也可相互粘连，融合成团，形成不易推动的结节性肿块；晚期淋巴结发生干酪样坏死、液化，形成寒性脓肿；脓肿破溃后，流出豆渣样或稀米汤样脓汁，最后形成一经久不愈的窦道或慢性溃疡。少部分病人可有低热、盗汗、食欲不振、消瘦等全身中毒症状。预防本病必须号召人民群众养成不随地吐痰的良好习惯。儿童要接种卡介苗，注意口腔卫生，早期治疗龋齿及切除有病变的扁桃体，提高抗病能力。

中医称本病为“瘰疬”，多数发生于颈部的慢性感染疾患，因其结核累累如贯珠之状故名。俗称“疬子颈”或“老鼠疮”。临床上可分为初期、中期、后期三期。（1）初期为气滞痰凝：症见颈部一侧或双侧结块肿大如豆，孤立或成串状，质地坚硬、推之活动，不热不痛，肤色正常，可延及数月不溃。一般无全身症状。苔黄腻，脉弦滑。治宜疏肝理气，化痰散结。（2）中期为阴虚火旺：症见肿块渐渐增大与表皮粘连，有的数个互相融合成块，推之活动度减少，有隐痛或压痛。若液化成脓时，皮肤微红或紫暗发亮，扪之微热，按之有轻度波动感，部分患者有低热，食欲不振，全身乏力等症状。治宜滋阴降火。（3）后期为气血两虚：症见液化成脓的结块经切开或自行溃破后，脓液稀薄，夹有败絮样坏死组织，形成窦道。部分患者可出现低热、乏力、头晕、食欲不振、腹胀便溏等症，或出现盗汗、咳嗽、潮热等症。若脓水转厚、肉芽转成鲜红色，表示将趋收口愈合。治宜益气养血。

方一 夏枯草汤

【来源】验方

【组成】夏枯草90克。

【用法】取上药加水500毫升同煎，用武火煎沸后，改用文火续煎20分钟。每剂煎2次，每日1剂。

【功效】清热散结。

【主治】颈部淋巴结结核属气滞痰凝者，症见瘰疬初期，肿块坚实。

方二 六味地黄汤加味

【来源】《小儿药证直诀》

【组成】熟地黄9克，生地黄12克，山药9克，山茱萸6克，茯苓9克，沙参9克，百部12克，生牡蛎30克，川贝末3克（冲服），黄芩9克。

【用法】水煎服，每日1剂。

【功效】滋肾补肺，养阴化痰。

【主治】颈部淋巴结结核属阴虚火旺者，症见肿块破溃，流脓清稀，夹有败絮状物质，日久不愈，伴有骨蒸潮热，盗汗，胸痛，咳嗽痰中带红，身体羸弱。

方三 阳和汤加减

【来源】《外科证治全生集》

【组成】鹿角胶10克（烊化），肉桂粉3克（冲），熟地黄15克，白芥子10克，麻黄10克，炮姜3克，生牡蛎30克（包煎），黄药子10克，甘草3克。

【用法】水煎服，每日1剂。

【功效】温化寒痰，软坚散结。

【主治】颈部淋巴结结核属气滞痰凝者。

十一、面部急性化脓性感染

本病指发生在颜面部的急性化脓性感染性疾病。相当于中医学的颜面部疔疮。

因面部的解剖特点，本病具有发病快，反应强烈，如不及时治疗，或处理不当，容易引起毒邪扩散，发生全身脓毒血症，危及生命。

方一　疔消散

【来源】杨磊．亲献中药外治偏单秘方［M］．北京：中国医药科技出版社，1994.

【组成】野蜂房2个，黄连10克，黄柏10克，黄芩10克。

【用法】将野蜂房烧至外皮黑褐色，里面黄褐色为度，研末，与三黄末混合，香油调敷患处。

【功效】攻毒散肿，消炎止痛。

【主治】疔疮。

方二　泥鳅外敷方

【来源】杨磊．亲献中药外治偏单秘方［M］．北京：中国医药科技出版社，1994.

【组成】鲜活泥鳅数条，白糖适量。

【用法】将泥鳅略清洗，不去内脏，切成薄片，捣成泥状，加白糖适量，拌匀。视患处大小摊于不透水纸上，敷于患处，固定，每4～6小时换药1次。

【功效】解毒散结，活血消肿，提脓生肌。

【主治】疖、痈、疔、臁疮等。

【注意事项】凡急性炎症者，使用鲜泥鳅药泥外敷后，有清凉舒适感，其红肿疼痛很快缓解。有疮面者则肉芽渐渐红活新鲜。对褥疮、臁疮或溃疡疮面者，将鲜活泥鳅切成薄片，烘脆研细，每取10克，加枯矾0.2克、冰片0.1克，以麻油调敷为宜。若作肉泥外用，多为保留黏腻滑液，所用的泥鳅一般不宜多洗，不去内脏，切薄片后捣成肉泥。如果用量较大，可放在绞肉机上绞两遍。使用时以新鲜配制者为佳，且须4～6小时更换1次，既便于药效发挥，也不致使药泥发生腥臭味。

方三 疖肿外敷方

【来源】杨磊. 亲献中药外治偏单秘方［M］. 北京：中国医药科技出版社，1994.

【组成】白矾12克，赤小豆30克，生柏叶30克。

【用法】先将白矾、赤小豆加工成粉末，再将生柏叶捣成糊状，用生蛋清将诸药调成糊状。治疗时用竹器将药糊薄薄一层涂于用处，有脓头者，将脓头暴露，待患处药糊稍干，可再涂药，反复数次。治疗时以30分钟为宜，每日可2～3次。

【功效】清热解毒，消散痈肿。

【主治】疖肿，蜂窝组织炎，急性乳腺炎，化脓性指头炎等。

【注意事项】对于痈疔疖肿初起，效果更好。若疮疡已溃及阴疽患者忌用。药物应随制随用。捣生柏叶以石臼为好。下次治疗前应将患处清洗干净。若全身症状明显者，应予以对症治疗。

方四 痈疽疔疮外用方

【来源】杨磊. 亲献中药外治偏单秘方［M］. 北京：中国医药科技出版社，1994.

【组成】生半夏10克，生南星10克，生草乌15克，生川乌5克，七叶一枝花10克，蒲公英20克。

【用法】将上述6味药物（鲜品或干品，如用鲜品用量加倍）鲜品捣烂或干品研细粉，加白醋适量浸泡，用纱布过滤，其过滤液即为此药水。必须使药汁充分浸出，一般春天浸3天，冬天浸7天左右为宜。用新毛笔或鸡鹅毛，或棉球蘸药水直接涂搽患处。或用陈干面粉用药液调均匀成糊状，外敷局部红肿疼痛处。

【功效】清热解毒，消肿止痛。

【主治】主治痈疽发背、疔疮肿痛、小腿红肿疼痛，妇女乳痈等症。

【注意事项】本方共6味药组成，除蒲公英清热、解毒外，其余5味药均为剧毒药，外用时严防入口，以防引起中毒。

方五 垂盆草外敷法方

【来源】杨磊. 亲献中药外治偏单

秘方［M］. 北京：中国医药科技出版社，1994.

【组成】垂盆草50克（鲜）。

【用法】取鲜垂盆草（可根据痈疖大小而定），拣去杂草洗净泥沙，阴凉鲜草表面水干，然后将鲜草在碗中捣烂加少许食盐，捣均匀，放在植物叶上包扎敷患处。每日一换，半小时后患部疼痛明显减轻，一昼夜后有脓拔脓，无脓消肿止痛。

【功效】性凉、叶甘酸，清热解毒，消肿排脓，有脓拔脓，无脓消肿止痛。

【主治】适应一切痈、疖、疔恶疮红肿热痛，恶疮危象，以及急性喉头肿痛，水火烫伤，毒蛇咬伤，无毒副作用。

【注意事项】不宜用塑料薄膜包扎。

方六 蚤休涂剂

【来源】杨磊. 亲献中药外治偏单秘方［M］. 北京：中国医药科技出版社，1994.

【组成】重楼、醋各适量。

【用法】取鲜重楼根加醋磨汁。取干重楼根研粉调醋。

【功效】清热解毒，消肿散瘀。

【主治】疔肿疮疡。

【注意事项】本品苦微寒，有小毒，误服产生恶心、呕吐、头晕等症。可用洗胃和对症处理即可。疮疡阳证效果好。炎症全身症状明显加用仙方活命饮水煎内服。

方七 葱归溻肿汤

【来源】《医宗金鉴》

【组成】独活9克，白芷9克，当归9克，甘草9克，葱头7个。

【用法】上五味，以水750毫升，煎至汤醇，滤去渣。以绢帛蘸汤热洗，如温再易之，以疮内热痒为度。

【功效】疏导腠理，通调血脉。

【主治】用于痈疽初肿之时。

方八 蟾酥合剂

【来源】刘忠德，张鸥. 中医外科学［M］. 北京：中国中医药出版社，2009.

【组成】酒化蟾酥3克，腰黄3克，铜绿3克，炒绿矾3克，轻粉3克，乳香3克，没药3克，枯矾3克，干蜗牛3克，麝香1.5克，血竭1.5克，朱砂1.5克，煅炉甘石1.5克，煅寒水石1.5克，硼砂1.5克，灯草灰1.5克。

【用法】各研细末，和匀。蟾酥另以烧酒化开为糊，徐徐和入药末。混合研匀，晒干，研成细末，收贮待用。在红肿初起时，用上药（亦可用煅石膏为赋形剂、成为30%～50%蟾酥合剂）以烧酒调涂患处，外面敷太乙膏。至红肿消失，腐肉与健康组织起一裂缝时，改用10%蟾酥合剂（即上药1份，煅石膏9份）。至腐肉脱落阶段，再改用5%蟾酥合剂（即上药1份，煅石膏9份，煅炉甘石5份，海螵蛸5份）。

【功效】祛毒，消肿，化腐。

【主治】疔疮。

方九 五虎丹

【来源】程运乾. 中医皮肤病学简编［M］. 西安：陕西科学技术出版社，1979.

【组成】水银62克，白矾62克，青矾62克，牙硝62克，食盐31克。

【用法】先将水银与矾密研，以不见水银为度，再将上药加入共研细末。将上药末置入小铁锅内，盖大碗1只，用泥土密糊封闭，文火炼2～3小时，待冷却。轻轻除去泥土，将碗取出，碗底附着如霜之白色结晶，即为五虎丹。糊剂：五虎丹结晶体18克，蟾蜍0.5克，红娘0.5克，斑蝥0.5克，洋金花粉1克，用糨糊调成糊状。钉剂：药物分量同上。用米饭赋形，搓成两头尖的梭状条。每支长2～3厘米，重0.65克，阴干。糊剂黏涂肿块上面，以普通膏药贴之。钉剂用时插入肿块，肿块脱落坏死后，改用红升丹细粉末撒布，贴膏药至疮面愈合。

【功效】祛腐，拔毒，生肌。

【主治】痈疽疔疮、慢性瘘管、淋巴结核等需要腐蚀脱落者。

十二、下肢慢性溃疡

臁疮是指发生在小腿下部的慢性溃疡，俗称“老烂脚”，又称裤口毒、裙边疮。相当于西医的下肢静脉曲张继发小腿慢性溃疡。多发于长期从事站立工作，并伴有下肢静脉曲张的患者。主要临床特征是小腿下1／3内、外侧发生溃疡，经久不愈。其特点是溃疡发生前患部有长期皮肤瘀斑、粗糙表现，溃疡发生后疮面经久不能愈合，或溃疡愈合后易因损伤而复发。

方一 红升丹

【来源】《医宗金鉴》

【组成】朱砂15克，雄黄15克，水银30克，火硝120克，白矾30克，皂矾15克。

【用法】炼丹一般分为结胎、升丹、收丹3个步骤。

（一）结胎分冷胎法和热胎法。

1. 冷胎法：先将火硝、白矾研碎，只将水银、朱砂、雄黄研细末，至不见星为度，再入硝、矾末研匀，即移入耐火锅中，铺平于锅底，用一口径较小的耐火碗覆盖，要求与锅口吻合严密。

2. 热胎法：先将火硝、白矾置乳钵内研细，入锅内微火加热，使硝、矾熔解混合，再加入朱砂、雄黄细末混合，加热至水分去尽，使成蜂窝状，去火放凉，将水银均匀地洒在蜂窝内；或不到蜂窝状时即离火放冷，将水银洒于表面，用瓷碗覆盖严密。

（二）升丹先将韧性皮纸条浸湿，填糊锅碗接口处。另取白矾末平撒一层于纸上，用水调煅石膏末涂抹严密，使无缝隙，上边用砂土填满，使与锅口平。碗底放白米数粒，再用重物压在上面，使米粒露出，以便观察。封口安装完毕，将丹锅放火上加热，先用文火升炼

30～40分钟，后用武火炼至碗底米粒变黄色，再改用文火继续炼至米变焦色，即可去火。

（三）收丹将锅放冷，轻轻除去上面封口的泥沙，将瓷碗取下，碗里即黏附有赤红色的丹药，用刀铲下，以纸包严，放地上一夜，以去火毒。

使用法，可取少许撒于疮口；或配伍成其他方剂应用，上面用药膏覆盖。

【功效】拔毒祛腐，生肌长肉。

【主治】用于一切疮疡溃后，疮口坚硬，肉暗紫黑，或脓腐不净者。

【注意事项】红升丹用于溃疡创面时能伤好肉，且单独使用时有刺激性，故除用于去腐肉、化瘘管时用量可稍重外；用于化阴回阳、脱腐生新时，用量宜少，以占全方剂的十分之一为佳，撒于疮面亦须薄面匀为宜。对汞类药物过敏者，更须禁用丹药。红升丹最好用瓷瓶密贮，如受潮或被阳光照射均能变质，用于疮面即有刺激性，且能引起皮肤炎症反应。

《外科真诠》谓："湿热毒不宜用丹。脚上初起忌用丹，颧口痈疽忌用丹，龟蛇初开口不宜用丹。"《医门补要》亦载："手背及三阳经脉之部，生疮忌用升药助火蚀肌，宜清火渗湿药掺之。膝盖以下至足背生疮，皆湿热下注者居多，尤忌升药闭湿生火，须以清水利火药外掺。"此外，在口眼附近，乳头、脐中以及阴唇下疳与关节部位，均不宜用升药。对汞类药物过敏者，更须禁用丹药。

方二 枯矾汤

【来源】张丰强，郑英. 首批国家级名老中医效验秘方精选［M］. 国际文化出版社，1995.

【组成】枯矾100克，海螵蛸末100克，冰片末20克，猪甲(洗净，炒炭存性，研末，过筛）300克，麻油250克。

【用法】将上药调成糊状备用。用时先用过氧化氢溶液洗净溃疡面，再将此药糊均匀涂于溃疡面上，后用消毒纱布包扎好，1周后仍按上述方法换药；第2次敷药3日，以后每日换药1次。

【功效】去腐，生肌。

【主治】下肢溃疡。

方三 白大升

【来源】凌奂. 外科方外奇方［M］.

太原：山西科技出版社，2011.

【组成】水银、枯皂矾、焰硝、食盐、硼砂、黄丹、朱砂、胆矾、雄黄。

【用法】上药共研至水银不见星为度，入阳城罐内，口上以铁油盏盖之，铁丝扎紧。铁盏周围用白棉丝条钳紧，外用盐150克，光粉和泥捣匀擦罐，入百眼炉内，初用文火一柱香，盏上常以微水润之，至三柱香，用武火炼完为度。候冷取出，盏上结成白色针状结晶的半圆形物即成。临用时研细末，薄撒于患处。

【功效】拔毒，去腐，提脓，生肌。

【主治】脓水淋漓的溃疡及骨结核等病证。

【方解】本方亦是用升法炼制的丹药，只是白色的结晶物，且较红升组成多了黄丹、硼砂、胆矾、食盐等味，故名为大升。方中水银为炼丹的主药，具清热杀虫、蚀肉拔毒之力，火硝、食盐、硼砂有清热散结，软坚消肿之能，枯皂矾、黄丹具去腐燥湿，解毒除热之功，朱砂、雄黄、胆矾有解毒去腐、消肿散热之能，合而升炼，其提脓拔毒之功力甚佳，故常用于脓水淋漓的溃疡有去腐提脓之效，用于深部溃疡有移深居浅之功，用于骨结核之症有去腐愈疮之能。

方四　珍珠象牙膏

【来源】《寿世保元》

【组成】珍珠（豆腐炙）5克，象牙末5克，天花粉2.5克，宫粉5克，白蜡5克，香油250克。

【用法】熬成膏备用。摊贴患处。

【功效】回阳生肌，化腐提毒。

【主治】适用腐肉已去之疮疡。

【注意事项】阳证疮面慎用。

方五　玉肌丹

【来源】中国中医研究院广安门医院. 朱仁康临床经验集［M］. 北京：人民卫生出版社，2005.

【组成】红升（或红粉）1.5克，生石膏150克。

【用法】先研红升极细，再加生石膏研末调匀。用时以棉花蘸药末少许，轻撒疮面或用药捻蘸药末插入疮口。

【功效】拔毒提脓，去腐生新。

【主治】用于痈疽溃后流脓未净者。

方六　硼砂丁香散

【来源】验方

【组成】煅石膏、硼砂各10克，制

乳香、制没药、黄芪、白丁香、青黛各6克，海螵蛸3克，冰片1克。

【用法】将上药共研为极细末，涂敷患处，日换1次。

【功效】拔毒提脓，去腐生新。

【主治】下肢溃疡。

控糖：血糖控制一本就够

张怡◎编著

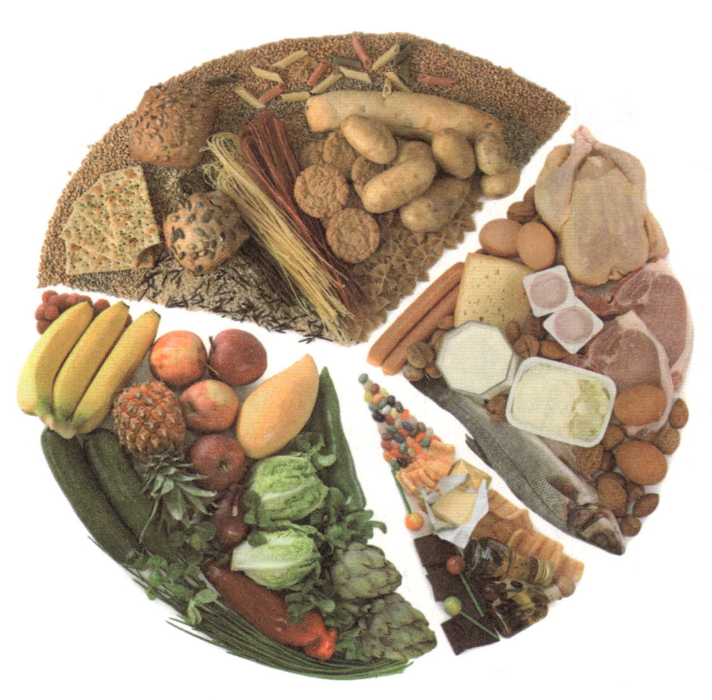

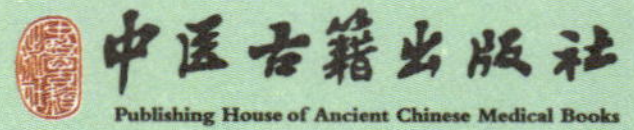
中医古籍出版社
Publishing House of Ancient Chinese Medical Books

图书在版编目（CIP）数据

控糖 ： 血糖控制一本就够 / 张怡编著 . -- 北京 ： 中医古籍出版社， 2025. 5. （2025. 11 重印） -- ISBN 978-7-5152-2988-1

Ⅰ . R587. 1

中国国家版本馆 CIP 数据核字第 2025741LT8 号

控糖：血糖控制一本就够

张怡　编著

策划编辑　姚　强
责任编辑　李　炎
封面设计　李舒园
出版发行　中医古籍出版社
社　　址　北京市东城区东直门内南小街 16 号（100700）
电　　话　010-64089446（总编室）010-64002949（发行部）
网　　址　www.zhongyiguji.com.cn
印　　刷　三河市嵩川印刷有限公司
开　　本　640mm × 910mm　1/16
印　　张　10
字　　数　158 千字
版　　次　2025 年 5 月第 1 版　2025 年 11 月第 2 次印刷
书　　号　ISBN 978-7-5152-2988-1
定　　价　69.00 元

目录

第一章 你对糖尿病了解多少

第二章 监测血糖不可少，早诊断早控制

第三章 糖尿病患者这样吃，安心又健康

第四章 巧用运动降血糖，健康又有效

第五章 规律生活，与糖尿病和谐共处

第六章 你不得不知的糖尿病用药常识

第七章 相比糖尿病，更可怕的是并发症

第八章 详细了解 10 种常见糖尿病并发症

第九章 糖尿病患者要重视心理建设

第一章

你对糖尿病了解多少

●糖尿病已被公认是继肿瘤和心脑血管疾病之后危害人类健康的第三大杀手，那么你对糖尿病这个“甜蜜的杀手”又了解多少呢？

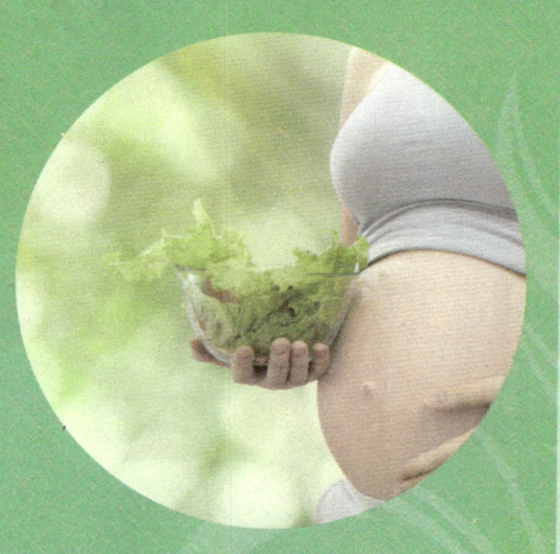

认识糖尿病

尽管糖尿病的患病人数在逐年攀升，但是多数人对糖尿病的认识，仍然或多或少存在一些盲区。那么，糖尿病到底是怎么回事？又该如何预防呢？

什么是糖尿病

中医称糖尿病为消渴症，是因为该病具有口渴、多饮、多尿、多食等临床特征，且疾病后期患者往往表现为疲乏、消瘦。现代医学认为，糖尿病是由遗传因素和环境因素长期共同作用而导致的一种慢性、全身性的代谢性疾病。其主要特点是人体内糖类、脂肪、蛋白质三大产热营养素代谢发生紊乱，主要表现是血液中的葡萄糖含量过高。糖尿病严重时会引发水、电解质与酸碱平衡紊乱，引起相关的急性并发症。如果病情长期得不到有效控制，还可能导致脑、心脏、神经、眼和肾脏等重要器官的并发症，甚至导致残疾或死亡。

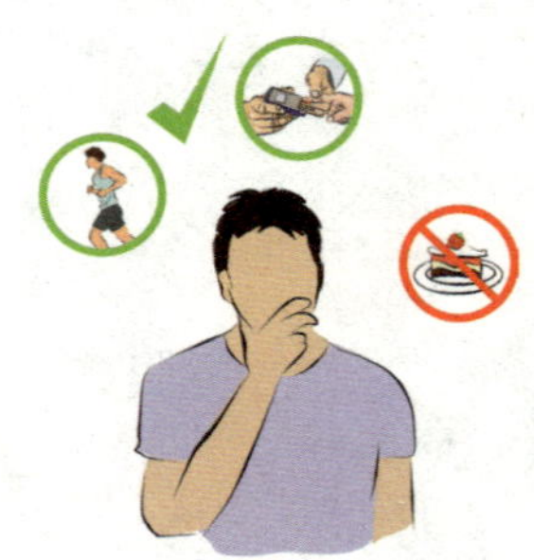

糖尿病的症状

典型症状

糖尿病的典型症状为“三多一少”，即多食、多饮、多尿和体重减少。

1．多食：糖分丢失，热量不足以维持身体的基本需求，导致食量大增。高血糖也会刺激胰腺分泌，让人容易产生饥饿感，使食欲亢进，食量增加。

2．多饮：排尿量增加导致体内水分缺失，易引起口渴，饮水量和饮水次数也随之增多。

3．多尿：血糖过高，经肾小球滤出的葡萄糖不能完全被肾小管吸收，便会出现渗透性利尿。血糖越高，尿糖排泄越多，尿量越多，从而形成恶性循环。有的糖尿病患者一日尿量可达5000～10000毫升，排尿次数可达20余次。

4．体重减少：由于胰岛素分泌不足，糖分不能被充分吸收，于是需要分解脂肪和蛋白质来补充热量，导致糖尿病患者体内脂肪和蛋白质被大量消耗，进而出现体重减轻、身形消瘦的情况。

非典型症状

1．疲乏无力：经常感到全身乏力，精神萎靡，抵抗力下降。

2．四肢麻木：手脚麻痹及发抖，手指活动不灵或有阵痛感，剧烈脚痛或走路时疼痛难忍等。

3．皮肤瘙痒：糖尿病引起的皮肤瘙痒，往往使人难以入睡，特别是女性阴部的瘙痒更为严重。

4．腹泻和便秘交替：出现顽固性的腹泻与便秘，或腹泻与便秘交替出现，且使用抗生素治疗腹泻无效。

5．易感染或感染经久不愈：皮肤、口腔、肺脏、尿路、阴道等器官易发生感染，而且长时间不愈，治疗效果不佳。

6．视力障碍：视力逐渐下降、视物模糊，甚至失明。

7．其他：可能出现排尿困难、术后伤口不愈合、低血糖、半身出汗或大汗等症状。

糖尿病临床表现常不典型，表现也较为多样，只有对糖尿病有足够的认识，才不致漏诊、误诊。临床征象怀疑糖尿病后，就应常规检查尿糖、空腹及餐后2小时血糖，若尿糖呈阴性、空腹血糖正常，还须做葡萄糖耐量试验方能下结论。

人为什么会得糖尿病

要想对糖尿病“知己知彼”，第一步就是找到致病原因。了解了致病原因，也就知道了预防和应对糖尿病应该从哪里着手。那么人为什么会得糖尿病？糖尿病又与哪些因素有关呢？下面就详细地介绍一下引起糖尿病的各种原因，帮助大家进一步了解并预防糖尿病。

糖尿病的致病原因和发病机制都十分复杂，目前医学界还没有完全研究清楚，不过基本都认为与以下因素有关。

遗传因素

很多人认为先天遗传的原因更容易患糖尿病，糖尿病是遗传性疾病是举世公认的。有研究表明，血亲中有糖尿病患者的人患病的可能性比没有患病血亲的人高出5倍。在 1 型糖尿病的病因中，遗传因素的占比为50%，在2型糖尿病中甚至高达90%以上。

肥胖因素

关于肥胖因素，相信很多人在生活中都有较为直观的认识，目前对糖尿病的研究也证实了这一点，约有60%～80%的成年糖尿病患者在发

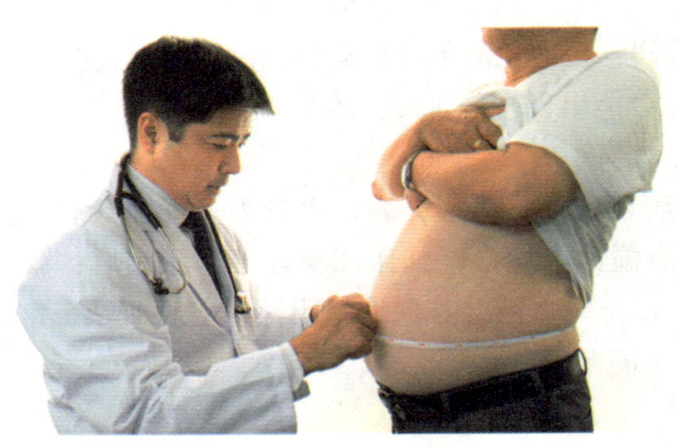

病前都有不同程度的肥胖，且肥胖的程度与糖尿病的发病率呈正比。人到中年，“发福”是很常见的现象，随着年龄增长，肌肉占体重的比例逐渐减少，脂肪占比却逐渐增多。从25岁至75岁，肌肉占比会由约47%减少到约36%，而脂肪占比却由约20%增加到约36%。这也正是中老年人多发糖尿病的原因之一。

多次妊娠

怀孕的女性会比较容易患糖尿病。正常妊娠导致糖尿病的可能性不大，但专家发现妊娠次数与糖尿病的发病有关，多次妊娠易诱发糖尿病。如果是遗传因素中本就有潜在糖尿病可能的人，多次怀孕则会让糖尿病的发病率大大提高。

感染

糖尿病的本质是血糖失调，而胰岛素分泌不足又是血糖失调的直接原因之一。如果由于病毒感染破坏了胰岛素的正常分泌状态，就会引发糖尿病。近年来，研究人员逐渐发现1型糖尿病与病毒感染有显著关系。这些病毒包括脑炎病毒、心肌炎病毒、柯萨奇B4病毒等。

生活方式和生活状态

生活方式引发糖尿病主要是由于长期摄食过多和活动量过少。结合前面提到的肥胖因素，这一点就很好理解了：吃得太多会导致营养过剩，让胰岛β细胞的负担过重，这时候如果又没有足够的活动量，人就容易发胖，糖尿病也就随之而来了。生活状态则主要是指精神因素。近年来，研究人员逐渐发现：精神紧张、情绪激动以及各种应激状态，会引起具有升高血糖效果的一些激素的大量分泌，如生长激素、去甲肾上腺素、胰高血糖素及肾上腺皮质激素等。人体虽然有自动调节的功能，但如果长期受到精神因素的影响，血糖就容易长期处于偏高的状态，也就容易演变成糖尿病。

糖尿病的分型

糖尿病主要分为1型糖尿病、2型糖尿病、妊娠糖尿病及其他特殊类型糖尿病。

1型糖尿病多发生于青少年

1型糖尿病的发病原因主要是由于胰岛β细胞受到细胞介导的自身免疫性破坏，导致自身不能合成和分泌胰岛素。发病时血清中可存在多种自身抗体。1型糖尿病发病时糖尿病症状较明显，容易发生酮症，需依靠外源胰岛素存活，一旦中止胰岛素治疗则会危及生命。在接受胰岛素治疗后，胰岛β细胞功能改善，细胞数量也有所增加，临床症状好转，此时可以减少胰岛素的用量，这就是所谓的蜜月期，这一时期可持续数月。此后，病情进展，仍然要靠外援胰岛素来控制血糖水平和遏制酮体生成。

2型糖尿病占糖尿病患者的90%以上

2型糖尿病多由饮食不均衡、活动量不足及年龄增长等原因引起，以体重超重或肥胖的中老年人居多。患者往往起病缓慢，症状较轻或者不典型，常在体检或发生并发症时才被诊断出患有糖尿病。

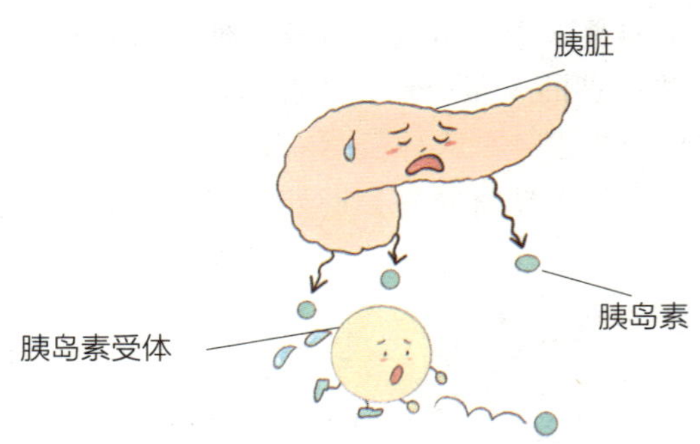

妊娠糖尿病部分会随着妊娠的结束而消失

妊娠前没有糖尿病的，在妊娠期，通常是妊娠中期或后期才发现的糖尿病，称为妊娠糖尿病。妊娠前已有糖尿病的，属糖尿病患者妊娠期，称为糖尿病妊娠。妊娠糖尿病的发病原因主要是妊娠中期以后，尤其是妊娠后期，胎盘分泌多种对抗胰岛素的激素，如胎盘泌乳素等，而靶细胞膜上胰岛素受体数量减少，从而致使孕妇的血糖控制异常。患者在怀孕期间，需要接受使体内血糖尽量达到正常标准的治疗，以免使胎儿发生并发症。

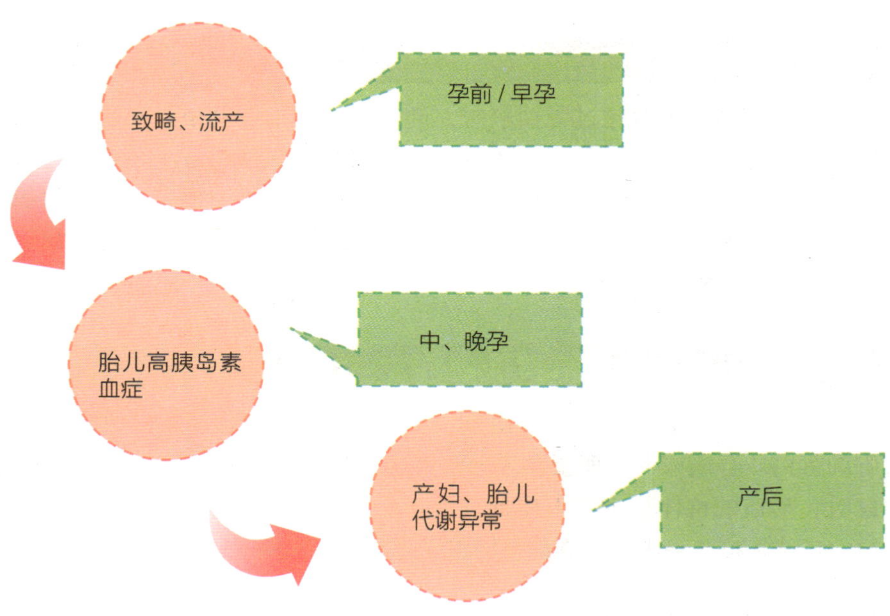

不同时期血糖升高对胎儿的影响

其他特殊类型糖尿病需找出病因

其他类型的糖尿病，是可以找到病因的。比如胰腺疾病造成的胰岛素合成障碍，或其他内分泌异常引起的胰高血糖素的激素分泌太多等。此种类型的糖尿病，在控制血糖的同时，积极治疗原发病是很有必要的。

糖尿病的危害

人体的血糖水平只有稳定在一定范围之内，才能保证各脏器的功能正常运行；一旦糖代谢发生紊乱，就会引起脂肪、蛋白质及电解质的代谢紊乱，诱发多种疾病，严重时甚至可能危及生命。

脂肪代谢紊乱

血液中糖分浓度超过肾糖阈时，部分葡萄糖未经肾小管吸收，便会随尿液的排泄而流失，此时机体就开始动用脂肪供给热量。然而，当机体缺乏胰岛素或对胰岛素不敏感时，又会引起脂肪代谢紊乱，脂肪组织大量分解，随之产生的酮体在体内堆积，可使血酮体升高，造成酮血症，甚至引起酮症酸中毒及昏迷。

抵抗力下降，易感染其他病症

人体抵抗疾病的抗体主要由蛋白质合成。糖代谢紊乱时，肌肉和肝脏的蛋白质合成减少，而蛋白质分解增加，蛋白质代谢呈负氮平衡状态，此时，形成的抗体减少，人体抵抗力降低，糖尿病患者就更易感染肺结核、皮肤坏疽、毛囊炎及真菌性阴道炎等疾病。

电解质紊乱，可能危及生命

糖尿病患者长期处于高血糖状态，可增加渗透压，使大量水和钠、钾、镁等电解质从尿中排出，引起患者体内水及电解质的代谢紊乱。当血糖过高时，还可引起高渗性昏迷、酮症酸中毒昏迷、乳酸性酸中毒昏迷等，如果抢救不及时还可能导致死亡。

诊断糖尿病的主要依据：血糖

糖类是人体最主要的供能物质之一，保持适当的血糖浓度对维持机体的正常生理活动，特别是维持脑及神经系统的功能十分重要。血糖实际上是糖在体内的运输方式，其浓度是与之有关的各代谢过程的动态平衡结果，血糖过高则转化为肝糖原、肌糖原并可进一步转化为脂肪贮存；血糖过低则糖原、脂肪又转化为糖进入血液，以此来维持机体的血糖平衡。此外，乳酸、甘油等非糖物质经过各种复杂的氧化还原反应也可转化为葡萄糖，为机体平衡血糖做出贡献。

通过测量血糖，可以诊断糖尿病。目前，常用的诊断标准有世界卫生组织出台的1999年标准和美国糖尿病学会的2003年标准。

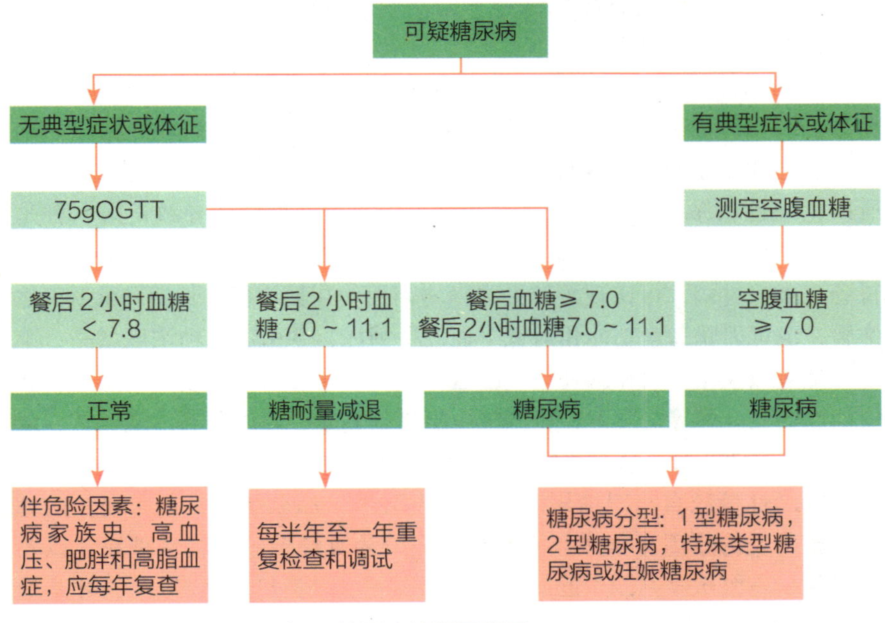

糖尿病诊断示意图

注：血糖值单位为毫摩尔/升；OGTT为口服葡萄糖耐量试验，是一种葡萄糖负荷试验。

“尿中有糖”未必都是糖尿病

跟医院打交道比较多的人，一看到“阳性”就开始心里嘀咕，因为阳性往往代表着不太好的检查结果。那么，是不是尿糖阳性就表示有糖尿病了呢?

其实，大家对“尿糖”和“糖尿病”的关系往往存在误解。很多人把糖尿病简单理解为尿里含糖，体检时发现尿糖呈阳性就以为自己得了糖尿病。其实不是这样的，尿糖之所以会呈现阳性，是因为当血糖浓度增高到一定程度时，肾小管不能将尿液中的葡萄糖全部重吸收，因此导致尿糖增高，也就呈现尿糖阳性了。一般情况下，尿糖可以反映出血糖的情况，但尿糖还受许多其他因素的影响，有时与血糖并不完全一致。所以，临床上才不将尿糖阳性作为糖尿病的诊断标准，它一般是用来帮助观察糖尿病治疗效果的。

尿糖阳性，说明尿液中的葡萄糖浓度比较高，这种尿液称为糖尿。糖尿是可以分成两大类的，一种是生理性糖尿，一种是病理性糖尿。既然是生理性糖尿而不是病理性的，就说明它是我们身体的一种自然反应，所以生理性糖尿是一过性、暂时性的，主要由三种原因导致：第一种是饮食性糖尿，当甲状腺功能亢进，自主神经功能紊乱时，食物中的糖在胃肠道吸收过快，可出现短暂性血糖增高而使尿糖增多；长期饥饿后突然饱餐，也可因胰岛素功能相对低下而产生糖尿，并引起血糖浓度增高；第二种是应激性糖尿，在脑外伤、脑血管突发疾病、情绪激动、剧烈运动和周期性四肢麻痹等情况下，糖调节中枢受到刺激，使内分泌出现异常，从而导致暂时性糖尿；第三种是妊娠中后期出现的妊娠性糖尿。

生理性糖尿自然跟糖尿病没有太大关系，那么病理性糖尿呢？病理性糖尿出现的原因有很多，它至少可以分为真性糖尿、肾性糖尿，以及由肥胖、高血压等原因引起的其他糖尿三种。只有“真性糖尿”，才是糖尿病。

有这八大症状，必须尽早筛查血糖

我们身边有很多朋友在检查出糖尿病前都没有显著的糖尿病症状，直到检查出糖尿病后，他们仍觉得不可思议：我怎么就得糖尿病了呢？其实很多糖尿病患者在被诊断之前，就已经患病几年了，只因他们忽视了糖尿病的一些不典型症状。如果已经出现了以下八大症状，建议尽早做糖尿病的筛查。

一、皮肤感觉异常

并不是所有的皮肤感觉异常都和血糖升高有关，但如果发现自己四肢末梢皮肤有蚁走感、四肢麻木、瘙痒，尤其女性外阴瘙痒，那就需要引起注意了。因为血糖升高会让感觉神经出现障碍。

二、黑棘皮病

黑棘皮病发病的时候，皮肤颜色会加深、变黑，出现角化过度，疣状增生等症状，是一种比较容易辨别的皮肤病。这些症状往往出现在颈部、腋下、肘关节、膝关节、腹股沟等处，总而言之就是皮肤的皱褶处，且这种颜色加深是洗不掉的。

三、容易感染

容易感染说明身体免疫功能已经受到了影响，抵抗力下降容易出现皮肤疖肿，并出现呼吸系统、泌尿系统的各种炎症。这和偶感风寒那种抵抗力下降是不一样的，它治疗起来要困难得多。这种免疫功能受损主要是由于糖尿病患者长期的饮食较少，营养不良而引起的。

四、疲乏无力

我们都知道体虚心慌时，喝杯糖水会有所缓解，这是因为糖能够直接被身体作为能量使用。糖尿病患者摄入的糖分没有顺利代谢，会积聚在血液里，使身体没办法直接利用，细胞也就不能获得足够的能量，所以糖尿病患者总是会感到疲乏无力。

五、怕冷多汗

这种症状并不是糖尿病患者的普遍症状，但有些患者，尤其是老年人患者会有怕冷、常出汗的情况，特别是到了后半夜，体温经常只有35.5～36.5℃，而且夜间到了一定的时间就会出汗，甚至非常有规律，情绪不稳定时也容易出汗。这在其他疾病中不太可能出现，所以一旦发生就要引起重视。

六、代谢综合征

当身体出现一些问题的时候，很少人会联想到是由于代谢异常的原因造成，不过如果有高血压、高血脂、肥胖、高血液黏稠度等情况，那说明患者很可能存在胰岛素抵抗和高胰岛素血症，这些情况是2型糖尿病患者常见的症状。

七、性功能障碍

由于糖尿病引起的血管、神经系统病变，患者的心理也容易出现问题，糖尿病可能导致患者出现心理障碍，进而引发男性阳痿及女性性冷淡、月经失调等情况。当然，性功能障碍有很多可能的原因，不能武断地下结论。

八、排尿困难

有时候大家可能没有意识到自己存在排尿困难，如果发现自己上厕所的频率比以往更低，排尿时不是特别顺畅，能自己感觉到膀胱里的余尿增多，“意犹未尽”又很难排出，甚至有膀胱扩张的症状，这些都有可能是糖尿病的表现。这种症状恶化以后，随之而来的就是整个泌尿系统出现问题，所以中老年人出现排尿困难时要认真排查原因。

看懂糖尿病“化验单”

很多关注自己身体健康的中老年人都会去查一查自己是否患有糖尿病，但是化验单出来以后，上面的许多指标难以让不具备专业知识的人看明白。其实化验单的结果是很容易理解的，主要可以从下面这些方面来分析。

尿糖和血糖

尿糖和血糖两项是所有人都知道要看的指标，因为这两项可以说是最直接的指标，不过具体怎么看很多人就不清楚了。正常情况下，尿液中是几乎没有葡萄糖的，尿糖检查呈阴性。当血糖增高到一定程度，肾小管就不能将尿液中的葡萄糖全部吸收，尿糖就会增高，呈阳性，化验单上用“+”号表示。血糖要看检测的是哪一种状态下的数值，空腹血糖≥7.0mmol/L和（或）餐后2小时血糖≥11.1mmol/L即可诊断为糖尿病；空腹血糖在6.1～7.0mmol/L为空腹血糖受损，餐后2小时血糖在

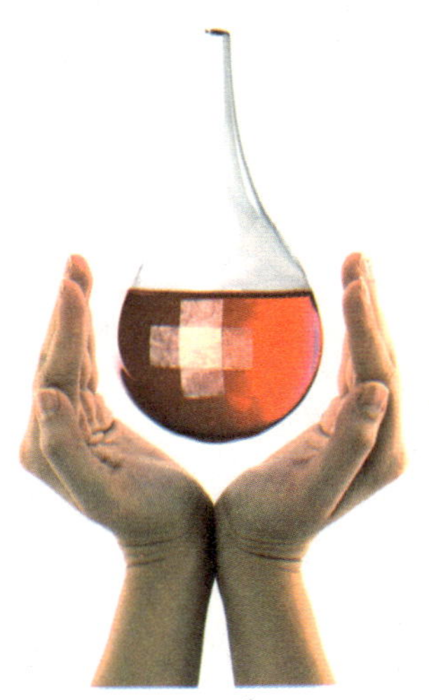

7.8～11.1mmol/L为糖耐量受损，出现这两种结果都可以认为受检者已处于糖尿病前期。

葡萄糖耐量试验

葡萄糖耐量试验和下面的指标就是一般老百姓不太了解的部分了。正常情况下空腹血糖应为3.9～6.1mmol/L；口服葡萄糖0.5～1小时后血糖达高峰，峰值应小于8.89mmol/L，餐后2小时血糖应小于7.8mmol/L，3小时后血糖恢复正常。葡萄糖耐量试验对诊断糖尿病非常重要，因为它反映了身体应对血糖升高的能力。很多时候单纯的血糖升高并不意味着糖尿病，正常人只要多摄入了一些糖分血糖也会升高，因此疑似患有糖尿病者往往需要经过葡萄糖耐量试验才能做出最后诊断。

口服葡萄糖耐量诊断标准：把服糖后30分钟或60分钟血糖值作为1点，空腹、餐后2小时、餐后3小时的血糖值各为1点，共4点。若4点中有3点高于正常上限，则诊断为糖尿病；若4点中有2点达到或高于正常上限，为糖耐量减低，属于可疑病例，需长期随访。糖耐量减低，虽不诊断为糖尿病，但在临床上可按糖尿病对待。

糖化血红蛋白和糖化血清蛋白

糖化血红蛋白可以反映采血前2～3个月的平均血糖水平，其正常值为4%～6%。就算是已经患上了糖尿病的患者，也需要将这项指标控制在6.5%以下。糖化血清蛋白反映的是检测之前2～3周内的平均血糖水平，其正常值应为1.5～2.4mmol/L。

糖尿病不能根治，但可以很好控制

糖尿病究竟能不能被彻底治愈呢？这是每个糖尿病患者都迫切想知道的答案。过去的许多年里，人们普遍认为糖尿病是不治之症，只能使用药物设法减缓病情的发展。不过现在出现了一些不同的声音，有许多报道声称可以一次性治愈糖尿病，让患者摆脱终身服药的困扰，如胃转流手术、中医疗法、按摩，甚至有报道称通过诵经念佛，糖尿病能自行痊愈。事情真的是这样吗？

医学研究表明，糖尿病是由于胰岛细胞损坏，胰岛素分泌失常而造成的血糖升高。而胰岛细胞一旦被损坏就很难甚至不可修复，胰岛细胞损坏严重时甚至完全不能够分泌胰岛素，只能靠外部注射来维持身体的正常循环。因此可以明确地说，以目前的科学水平，糖尿病还没有根治的办法。也就是说人一旦得了糖尿病，哪怕临床症状可以暂时消除，糖尿病也不能真正被治愈。

作为糖尿病患者，渴望自己的病情能有办法根治，这种心情是可以理解的。但有些人患了糖尿病之后，盲目相信一些所谓“家传秘方”“糖尿病可以根治，服药几个月包好”等虚假宣传广告，结果只能是“赔了夫人又折兵”。

目前声称可以彻底治愈糖尿病的方法中，胃转流手术的原理在于通过胃阻断、胃肠吻合、肠肠吻合等方法改变食物的生理流向，从而改善患者身体的胰岛素抵抗。但是胃转流手术要求严格、风险大、成功率不高，且只对糖尿病史小于15年、70岁以下的2型糖尿病患者适用。患者需要通过自身免疫性糖尿病抗体检测、胰岛素内分泌功能评测等各项检查，符合条件后才能进行手术。

虽然糖尿病目前尚不能根治，但患者们也不必过于沮丧，因为糖尿病是可以被控制的。有些糖尿病患者的病情很轻，经过一段时间的正规治疗，特别是适宜的饮食控制后，血糖可以降至正常，甚至不用药也能维持血糖在正常范围内，但是这并不意味着糖尿病已被治愈，如果放松控制，糖尿病又会卷土重来。

所以，糖尿病患者要做好打持久战的思想准备，长期坚持饮食治疗、运动治疗和血糖监测，必要时采用药物治疗，使血糖始终控制在正常水平，这样就可以享有与非糖尿病者一样的高质量生活和基本等同的寿命。只要能进行良好的控制，运用好治疗方法，绝大多数患者都能如正常人一样生活、工作。

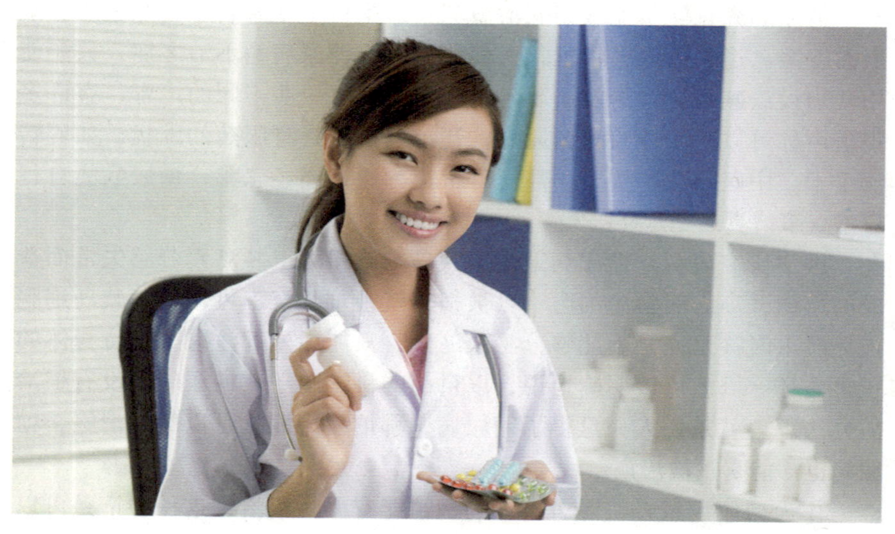

对待糖尿病，有两种不良倾向是必须避免的。一种是“满不在乎”，这种人根本不了解糖尿病及其危害，对糖尿病采取不承认、不检查、不治疗、听之任之的做法，这样的人势必会为这种“满不在乎”付出惨痛的代价；另一种是“过分在乎”，这种人得了糖尿病后或是怨天尤人、悲观失望，或是紧张焦虑、病急乱投医，因此病情也始终无法被有效控制。

糖尿病患者对待糖尿病，应该采取“既来之，则安之”的态度，保持开朗、平静的心态。要坚持“在战略上藐视，在战术上重视”的原则：对糖尿病不要害怕，要有战胜疾病的坚定信念；但在具体防治措施上，又要一丝不苟、认真对待。

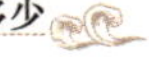

糖尿病的高危人群有哪些

大家都知道糖尿病分为1型糖尿病和2型糖尿病，因此除了高龄人群容易出现糖尿病之外，儿童和青少年也有患糖尿病的可能。

容易罹患1型糖尿病的人群

如果家中有一位1型糖尿病患者，那么这个糖尿病患者的兄弟姐妹会更容易发生1型糖尿病，所以许多家庭里面往往会有两位1型糖尿病患者。它并不是从父母任何一方遗传下来的，而是刚好是这对父母的基因组合，使得某些基因表现为容易发生1型糖尿病。两代人皆有1型糖尿病的情况是罕见的，因此1型糖尿病患者不用担心结婚生育会有遗传给下一代的问题。

容易罹患2型糖尿病的人群

2型糖尿病的高危人群主要是肥胖的人，如果BMI（Body Mass Index，身体质量指数，是目前国际上常用的衡量人体胖瘦程度以及是否健康的标准）超过24（部分亚洲国家建议23），加上以下任何一种状况，就属于2型糖尿病好发的人群。

❶ 运动量不足；

❷ 直系血亲有糖尿病家族史；

❸ 妇女曾生产超过4kg的胎儿或曾有过妊娠期糖尿病；

❹ 胰岛素抵抗征兆（如严重肥胖、黑棘皮病）；

❺ 罹患多发性卵巢囊肿；

❻ 血压 > 140/90mmHg（或已使用降压药物）；

❼ 高密度脂蛋白胆固醇 < 0.9mmol/L、三酰甘油 > 2.9mmol/L（或已使用降脂药物）；

❽ 心脏病、中风患者；

❾ 糖尿病前期，空腹血糖5.6 ~ 7.0mmol/L、糖耐量试验2小时血糖值

在7.8～11.1mmol/L区间内，与糖化血红蛋白值约为5.7%～6.4%。

容易罹患糖尿病的儿童与青少年

糖尿病是儿童及青少年最常见的内分泌疾病之一，这个年龄段的糖尿病患者更多的是2型糖尿病患者。肥胖、有黑棘皮症，是好发2型糖尿病的人群。黑棘皮症是一种色素沉淀，容易发生在皮肤褶皱处，发病时颈部、腋下、腹股沟和阴道会有大片粗糙的褐色、深咖啡色色素沉淀。

容易罹患糖尿病的高龄人群

胰岛素的分泌功能会随年龄增长而衰退，所以糖尿病发生的概率会随着年龄不断增加，年龄60岁以上的人，每5人中就有1位罹患糖尿病，而40～59岁的人群中，约15人中会有1位罹患糖尿病。

糖尿病的致病因素

具有以下任何一条及以上糖尿病致病因素者，都是糖尿病发病的高危人群：

序号	致病因素
1	年龄大于 40 周岁（含 40 岁）
2	有糖调节受损史(6.1mmol/L ≤空腹血糖≤ 7.0mmol/L，而餐后血糖正常；空腹血糖正常，7.8mmol/L ≤餐后 2 小时血糖≤ 11.1mmol/L；上述两种异常情况并存）
3	超重（BMI ≥ 24）或肥胖（BMI ≥ 28）或中心型肥胖（男性腰围≥ 90cm，女性腰围≥ 85cm）
4	工作方式以静坐为主
5	一级亲属（如父母、兄弟姐妹等）中有人患 2 型糖尿病
6	曾生育过巨大婴儿（出生体重≥ 4kg）或有妊娠期糖尿病病史

续表

序号	致病因素
7	高血压（收缩压≥140mmHg或舒张压≥90mmHg），或正在接受降压治疗（如服用降压药物）
8	血脂异常(高密度脂蛋白胆固醇≤0.91mmol/L，三酰甘油≥2.22mmol/L)，或正在接受调脂治疗（如服用调节血脂的药物）
9	动脉粥样硬化性心脑血管疾病患者（如冠心病、脑血栓等）
10	有一过性类固醇糖尿病病史者（曾有服用激素类药物后血糖升高的情况）
11	患有多囊卵巢综合征的女性
12	长期接受抗精神病药物或抗抑郁药物治疗的患者

在此也建议大家要定期体检，如果出现上述情况者，建议从40岁起就开始进行糖尿病筛查，如果检测结果正常，以后应至少每3年重复检测一次。糖尿病前期的患者应当每年检测一次。只有通过规律的定期血糖检查，才能及早发现、诊断与治疗，保护身体健康。

防治糖尿病的五驾马车

第一驾：教育心理

为了控制好血糖，糖尿病患者需要通过书籍、报刊、电视、讲座等途径，多了解糖尿病的相关知识，科学评估自己的健康状况，并制定出合理的治疗方案。同时，要树立战胜疾病的信心，做到乐观、开朗、豁达，以良好的精神状态面对糖尿病。

第二驾：饮食治疗

糖尿病患者不仅要控制主食，还要控制副食和零食，控制摄入的总热量；应少食多餐，细嚼慢咽，多吃粗粮和蔬菜，戒烟、少饮酒。肥胖者更要严格限制热量的摄入，调整每日食谱，减轻体重。

第三驾：运动治疗

每天进行适当的体育锻炼，尤其是有氧运动，如慢跑、散步等，只要能坚持下去，都可以有效地改善胰岛素抵抗，并控制血糖水平。

第四驾：药物治疗

一旦确诊为糖尿病，单纯靠饮食及运动治疗不能使血糖维持正常水平时，可遵医嘱口服降糖药或注射胰岛素，并根据需要，服用降血压、调血脂的药物。一般口服降糖药适用于2型糖尿病患者，注射胰岛素适用于1型糖尿病患者和特殊的2型糖尿病患者（即口服降糖药无法获得理想的控糖效果的患者）。

第五驾：病情监测

糖尿病患者应定期检查血糖、血压、血脂、血液黏稠度、体重，以及血、尿等各项指标，定期做心电图及眼底检查，以避免并发症的发生。

第二章

监测血糖不可少，早诊断早控制

●糖尿病之所以容易被忽视，是因为初期的血糖偏高并不会造成身体的不适，所以我们应该通过血糖的自我监测和定期的健康检查，早诊断早控制。

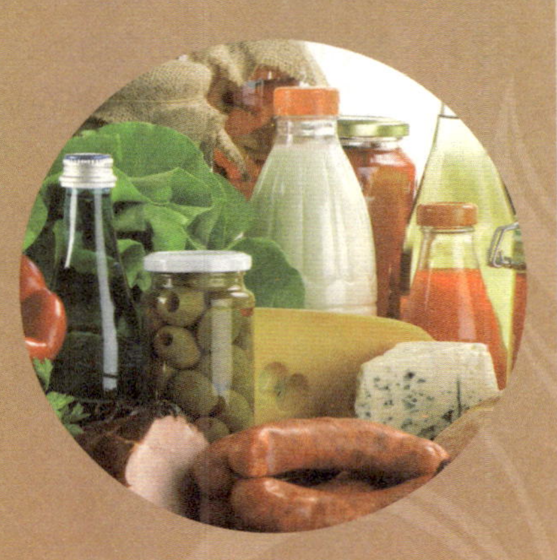

抽丝剥茧说血糖

论及糖尿病，不管是预防、检查还是治疗，都与血糖有着直接、密切的联系。了解与血糖有关的基本知识，是每个糖尿病患者最重要的功课。

血液中的糖分称为血糖，绝大多数情况下都是以葡萄糖（英文简写为GLU）的形式存在。血糖的作用是什么呢？对于我们的身体而言，血糖就相当于汽油对汽车的作用——提供能量和动力。人体内各组织细胞活动所需的能量大部分来自葡萄糖，所以血糖必须保持一定的水平才能维持体内各器官和组织的需要。油箱空了，汽车也就跑不动了；人体没有了血糖，也就不能进行生命活动了。

但与汽油不同，人体内的血糖太多反而对身体有害。那么什么程度的血糖水平比较合适呢？正常人空腹血糖浓度为3.6～6.1mmol/L，超过7.0mmol/L称为高血糖，低于3.6mmol/L称为低血糖。

糖作为身体必不可少的营养物质之一，其来源主要是日常饮食。我们吃进去谷物、蔬果等，经消化系统转化为单糖（如葡萄糖等）进入血液，再运送到全身细胞，作为能量的来源。如果产生的能量比较多，暂时消耗不了，则转化为糖原储存在肝脏和肌肉中，肝脏可储糖原70～120g，占肝质量的6%～10%。细胞所能储存的肝糖原是有限的，如果摄入的糖分过多，多余的糖就转变为脂肪，人就会发胖。

当食物消化完毕后，储存的肝糖原即成为糖的正常来源，维持血糖的正常浓度。在剧烈运动时，或者长时间没有补充食物的情况下，肝糖原也会消耗完。此时细胞将分解脂肪来供应能量，脂肪的10%为甘油，甘油可以转化为糖。脂肪的其他部分也可以通过氧化产生能量，但其代谢途径和葡萄糖不同。

自我监测血糖的意义

相信很多朋友都有这样一种观念：专业的问题一定要找专业人士帮忙解决，用在健康上就是生了病一定要找医生治疗。这种观念对我们保护自己的健康来说是正确的，能够让我们及早发现一些大病，从而早治疗早康复，减小痛苦和损失。

但有些朋友在这个观念上就走了极端，认为一切与疾病相关的问题都应该交给医生，自己只要照医生说的吃药打针就好了。笔者每次同这样的朋友谈到自我监测血糖，他们都不屑一顾："我为什么要自己监测血糖，那样不仅麻烦，而且我自己也搞不好，经常监测了半天数据根本就不对，再说了，定期去医院检查也很方便啊。"

而事实上，所有大夫都会建议糖尿病患者要自我监测血糖，这是为什么呢？自我监测血糖又有什么意义呢？

随时了解血糖状况

糖尿病作为一种目前还不能根治的疾病，它会在我们的生活中时刻存在。所以糖尿病就像一个潜藏在暗处的恶魔，时刻窥伺着每一个患者，一旦找到机会就会慢慢吞噬我们的健康，如果患者本身又有心脑血管病等可能发生紧急情况的并发症，它更是像一头猛虎，往往在我们毫无准备时突然发难，对我们的生命健康造成巨大的威胁。

对于这样一个危险的"生活伴侣"，如果不将其置于我们的监视之下，又有谁能够放心呢？与其时刻提心吊胆、战战兢兢地生活着，还不如积极自我监测血糖，让自己能够随时了解血糖状况：如果血糖控制良好，稳定在较为健康的水平中，那么自然可以放心地工作、学习、生活；如果血糖脱离了掌控，无论是过高还是过低，那么根据监测我们也能够从容应对，及时采取有效的措施。

及时调整药物使用

对部分糖尿病患者来说，日常服药是必不可少的，但其实药物的种类和剂量都不是一成不变的，应该每隔一段时间就根据自我监测的情况及时调整。如果患者的血糖控制效果不错，医生可能会比较放心地叮嘱患者，如果血糖变化到某种程度，可以如何调整用药情况。没有对血糖的自我监测的话，这样的调整又要如何进行呢？

血糖波动可能有很多原因，如饮食失调、饮酒过量、运动不当、身心应激状态、药物影响等，还有不少患者的血糖本身就容易不稳定，即使生活规律而平静也会处于波动状态。患者不可能全天都在医院待着，医生也不可能全天都给患者一个人监测血糖，所以我们必须自己重视起来。

积极预防糖尿病并发症

据统计，发达国家用于治疗糖尿病并发症的费用，为直接用于降糖费用的3～4倍。糖尿病并发症也是我们在治疗糖尿病的过程中最需要防范的，坚持长期自我监测血糖对于预防糖尿病并发症极为重要，因为一旦血糖失控，患者很快就能发现，从而进行强化治疗，使血糖达到安全的目标值。

这些措施将大大减少糖尿病患者心、脑、肾、眼和周围神经慢性并发症的发生和恶化。所以如果患者的血糖自我监测做得好，不但对自己的健康是一种重要保障，同时也能够节省大量的医疗费用，减轻家庭和社会的负担。

自我监测血糖的内容

自我监测血糖的时间应至少包括三餐前后和睡前这几个重要的时段。三餐前后的血糖监测，有利于评估自己的饮食对血糖的影响，一方面有利于患者调整自己的食谱，另一方面也有利于患者调整降糖药物的剂量、品种和用药时间。睡前的血糖监测，有利于预防夜间低血糖，保证患者的夜间安全。如果患者在睡眠中有明显不适，那么还应该增加睡前或夜间3点左右的血糖监测。自我监测血糖的全部结果应该都有所记录，这些记录结果对于医生而言有重要的参考意义，可以让医生制定的治疗方案有更强的针对性，从而取得更好的效果。

血糖情况不同，监测方法也不同

血糖监测是糖尿病管理中的重要组成部分，其结果有助于医生评估糖尿病患者体内的糖代谢紊乱程度，制订合理的降糖方案，同时也能够反映降糖治疗的效果并指导治疗方案的调整。目前临床上常用的血糖监测方法包括：利用血糖仪进行的毛细血管血糖监测、动态血糖监测（CGM）、糖化白蛋白（GA）和糖化血红蛋白（HbA1c）的监测等。

毛细血管血糖监测包括患者自我血糖监测（SMBG）及在医院内进行的床边快速血糖检测（POCT），是血糖监测的基本形式；糖化血红蛋白（HbA1c）是反映长期血糖控制水平的重要标准；而动态血糖监测（CGM）和糖化白蛋白（GA）能够反映近期血糖控制水平，是上述监测方法的有效补充。

毛细血管血糖监测

毛细血管血糖监测能反映实时血糖水平，评估受检者的餐前、餐后血糖，以及药物对血糖的影响等，也能够及时发现低血糖。这种及时有效的监测可以帮助医生为糖尿病患者制订个性化的生活方式和药物治疗方案，是糖尿病患者日常管理血糖的重要手段。不过毛细血管血糖监测的方法只能用于对糖尿病患者血糖的监测，不能作为诊断的依据。这种方法虽然高效，但是操作相对烦琐，因此我们特意在此提醒大家注意以下操作规范。

测试前：准备采血工具、血糖仪和血糖试纸，最好还要有血糖仪的操作说明书，不熟悉流程的患者一定要按照说明书上的指导，按部就班进行操作。清洁是采血过程中最重要的步骤之一，采血部位（如指腹侧面）一定要用肥皂和温水洗干净，并用干净的餐巾纸或棉球擦干。

测试中： 先将采血部位所在的手臂自然下垂片刻，然后按摩采血部位，使用适当的采血器，获得足量的血样，这个过程中一定不要挤压采血部位，那样会让组织间液混进去，稀释血样，从而导致血糖测试结果不准确。

测试后： 记录血糖测试结果是测试之后最重要的事情，这些结果能够帮助患者了解自己的血糖变化趋势，帮助医生及时调整治疗方案。

动态血糖监测（CGM）

“动态”的意义就在于能够提供连续、全面、可靠的全天血糖信息，了解血糖波动的趋势，发现不易被传统监测方法所探测的隐匿性高血糖和低血糖。这种方法的原理是通过葡萄糖感应器监测皮下组织间液的葡萄糖浓度，从而间接反映血糖水平。

其优势是能够发现因食物种类、运动类型、药物品种、精神因素、生活方式因素等引起的血糖变化，也可以了解一些传统血糖监测方法难以发现的问题，例如餐后高血糖、夜间低血糖、黎明现象等。这样的监测固然好，但唯一的问题就是目前的动态血糖监测还较为昂贵，因此如果家庭不是十分宽裕，往往只有在特定时期才会使用到。

糖化白蛋白（GA）

糖化白蛋白是血液中葡萄糖与白蛋白结合的产物。由于白蛋白在体内的半衰期较短，只有17～19天，所以糖化白蛋白水平能反映检测前2～3周的平均血糖水平。糖化白蛋白测定方法简易、省时，且不需要特殊设备，可广泛适用于基层医疗单位。中国人糖化白蛋白正常参考值为10.8%～17.1%。

糖化血红蛋白（HbA1c）

糖化血红蛋白与糖化白蛋白是类似的，区别在于它能够反映既往2～3个月的平均血糖水平，在临床上已作为评估长期血糖控制状况的“金标准”，也是临床决定是否需要调整治疗的重要依据。所以无论是1型糖尿病还是2型糖尿病，降低糖化血红蛋白数值，就可以降低糖尿病微血管及大血管病变的发生。

科学制订血糖监测方案

血糖监测是糖尿病管理中的重要组成部分，但每个人的情况不完全相同，因此我们需要科学制订自己的血糖监测方案。

制订血糖监测方案需要注意什么

第一，不能凭感觉猜血糖。判断血糖的高低不能跟着感觉走。许多患病多年的糖尿病患者自认为可以凭感觉判断自己血糖的高低，这样做虽然不排除有对的时候，但多数时候的判断是不准确的。由于治疗方案主要是参照血糖水平制订的，所以在注射胰岛素、运动或开车之前，要做好血糖检测。有了客观依据，心里才能踏实。

第二，偶测血糖不可靠。不少患者在服药过程中，经常等到一周或更长的时间才会去医院测一次血糖，此时患者大多测的是空腹血糖。殊不知，很多因素对血糖结果都有明显的影响，饮食、运动、情绪、睡眠及服药等多种因素都可能对血糖产生影响，根据一次血糖测试结果来对病情控制情况进行判断是很不可靠的。血糖是24小时随时波动变化的，故偶然一次监测的血糖数值并不能代表整个血糖控制情况的好与坏。

影响血糖监测方案的因素

糖尿病患者刚患病时要勤测血糖，平稳后应规律测血糖，每3个月还要测1次糖化血红蛋白以了解自己的血糖水平。所以，糖尿病患者在医生指导下制订好一个自己的血糖监测方案尤为重要。自我血糖监测方案取决于病情、治疗的目标和治疗方案，主要有以下几种情况。

情况一：

因血糖控制比较差或酮症酸中毒住院治疗者，应每天监测血糖4～7次，或根据治疗需要监测血糖，直到血糖得到控制。建议选择有高低血糖警报、血酮提醒功能的血糖仪。

情况二：

采用生活方式干预控制血糖的糖尿病患者，可根据需要，通过血糖监测了解饮食和运动对血糖的影响来进行调整。患者可选择有餐前餐后血糖标记功能的血糖仪，以更好地了解生活方式干预下血糖的变化情况。

情况三：

使用口服降糖药者可每周监测2～4次空腹或餐后血糖，或在就诊前1周内连续监测3天，每天监测7个时间点的血糖（早餐前后、午餐前后、晚餐前后和睡前）。

情况四：

患者可根据胰岛素治疗方案进行相应的血糖监测。

患者类型	血糖监测内容
使用基础胰岛素的患者	应监测空腹血糖，并根据空腹血糖调整睡前胰岛素剂量
使用预混胰岛素的患者	应监测空腹和晚餐前血糖，并根据空腹血糖调整晚餐前胰岛素剂量，根据晚餐前血糖调整早餐前胰岛素剂量
使用餐时胰岛素的患者	应监测餐后血糖或餐前血糖，并根据餐后血糖和下一餐前血糖调整上一餐前的胰岛素剂量

患者尤其要关注胰岛素注射剂量对血糖的影响，严防低血糖的发生。尤其是老年人，更要谨遵医嘱。

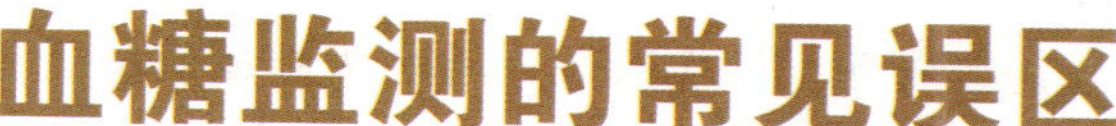

血糖监测的常见误区

很多糖尿病患者在监测血糖的时候，会犯一些错误，笔者在此列举了血糖监测的八大常见误区。有些是患者的心态不好（如自欺欺人）引起的，有些则是因为不了解血糖监测的注意事项而无意中犯的错误。

检查前停药

笔者遇到过很多这样的糖尿病患者：第二天到医院化验血糖的时候，提前把降糖药物暂停了，说是想看停药以后血糖有多高，其实这是错误的。糖尿病患者无论是去医院检查空腹血糖还是餐后血糖，都不应该停药。糖尿病是需要终身管理的，所以检查的目的是为了了解患者在药物治疗情况下的血糖控制情况。

检查前故意少吃食物

还有一些患者因为第二天要去医院监测血糖，担心血糖值高，因此要一些“小聪明”，在前一天故意少吃一些食物。这样测得的空腹血糖结果可能比较理想，但并不能代表平常状态下的真实血糖水平，对于管理糖尿病就失去了意义。

先打胰岛素后抽血化验

有些患者因为来医院途中以及在医院排队等候抽血时间难以预测，故会先注射胰岛素后抽血。这样做也会影响血糖检测结果的准确性，因此建议糖尿病患者到医院检查血糖时，最好随身携带胰岛素笔，在医院抽完血之后，立即注射胰岛素，然后及时进餐。

空腹血糖抽血时间错误

严格地讲，只有过夜禁食8～12小时并于次日早晨8：00前采血测得的血糖才算是空腹血糖。某次医院在社区为糖尿病患者免费监测血糖，有一位老年患者上午11：00过来测空腹血糖，但这时候已经不算是“空腹”了。

什么是餐后2小时血糖

正常情况下，餐后0.5～1小时血糖升至最高，餐后2小时血糖基本回落至餐前空腹水平。很多朋友会把餐后2小时血糖等同于用餐结束后2小时的血糖，但餐后2小时血糖实际是指从吃第一口饭算起，到2小时采血时所测的血糖值。这是很多患者都在犯的错误。

只监测空腹血糖

很多糖尿病患者对餐后血糖重视不够，认为只要空腹血糖正常就可以，但是餐后2小时血糖十分重要。在糖尿病发病之初往往是先餐后血糖升高，而后才出现空腹血糖升高，监测餐后血糖有助于及早发现糖尿病。另外，与空腹血糖相比，餐后血糖升高与糖尿病大血管病变的关系更为密切，危害也更加严重。

自我感觉代替血糖监测

糖尿病患者中有很多喜欢用一些症状判断自己的血糖高低（例如小便多、眼睛视物模糊、口干等）。但由于个体差异的原因，每个人对血糖变化的敏感性是有差别的，自觉症状轻重并不能准确反映患者血糖的真实水平。

空腹血糖偏高补测

有些患者知道自己空腹血糖高，但不清楚到底怎么回事，误以为是平常血糖控制不达标。其实导致空腹血糖偏高的可能原因有两种：第一种是前一天晚上降糖药或胰岛素用量不足；第二种是降糖药用量过大（夜间低血糖后身体分泌升血糖激素，导致高血糖）。这时候补测夜间凌晨血糖（一般测量凌晨 3 点的血糖）就容易判断出早晨空腹血糖偏高的原因了。

如何确定血糖自我监测时间表

通过前面的介绍，相信大家都已经了解到，一天之内，人体在不同情况之下血糖值会有不小的波动。那么对于需要自我监测血糖的朋友们来说，选择合适的监测时间也就显得非常重要了。这里谈到的“时间”主要包括两层含义：一是一天几次，也就是监测频率问题；二是每次选在哪个时刻，也就是监测时间点问题。

一天应该监测几次血糖

首先来谈一谈频率问题。一天之内应该测量几次血糖呢？答案肯定是因人而异的，但总结起来不外乎以下几种情况：

❶ 对于新诊断的、使用胰岛素泵或强化治疗的患者，每天需监测4～7次。

❷ 血糖控制未达标或血糖控制不佳的患者，即空腹血糖＞16.7mmol/L，糖化血红蛋白＞10.0%，有糖尿病典型的“三多一少”症状时，也应该每天监测4～7次。

❸ 采用单纯饮食控制或口服降糖药治疗的患者，血糖控制相对稳定时，每个月监测2～4次；血糖控制未达标者，每周不同时间监测至少4次。

❹ 病情稳定的采用胰岛素治疗的2型糖尿病患者，提倡每周监测1～2天，每天测4次。

❺ 患者尝试一种新的饮食方法、运动前后、旅行时等生活习惯或作息规律发生变化以后，或调整胰岛素剂量、次数时；又或有低血糖症状、怀孕或打算怀孕时要增加监测次数。

❻ 要根据病情、医护人员的建议以及自己的需要随时监测，例如病情突然起了变化或者自己感觉有些不对劲的时候。应多多关注自己身体的状况，一有异常就及时监测。

监测血糖的时间点

血糖监测时间的第二个含义指的是每一次监测血糖的具体时间要求。因为监测血糖有不同的目的，所以应针对不同的目的，选择合适的监测时间，这样才有可能获得有效的结果。

1 空腹血糖：指前一晚20：00以后不再吃东西，次日清晨未进食的血糖水平，该数值可反映人体胰岛素的基础分泌功能。但有一个隐含的条件，就是患者检测前一晚应正常作息，如果一宿没睡就不算空腹血糖了。

2 餐前血糖：中餐和晚餐前测定，主要用于治疗中的病情监测。早餐前测的不属于餐前血糖。

3 餐后2小时血糖：从吃饭第一口开始计时，经过整2小时后的血糖水平，该水平可反映进餐对血糖的影响，利于发现早期糖尿病。很多朋友会误以为是饭后2小时，按此算法，假设吃饭用了半小时的话，测量时就已经过了2.5小时了，这是不正确的。

4 睡前血糖：该测量有利于需要睡前注射胰岛素的患者决定胰岛素的注射剂量，但睡眠时间不应晚于23：00，这个时间以后身体的代谢情况就会发生变化。

5 凌晨1：00—3：00血糖：是人体血糖值的最低点，接受胰岛素或磺脲类降糖药治疗的患者或怀疑有夜间低血糖者需要检查。

6 随机血糖：可在一天中任何时候检查，在怀疑有低血糖或明显高血糖时可随时检查，但测量时也要求被测量者情绪稳定，应在没有紧张、焦虑等可能影响血糖水平的因素存在下进行。

7 其他时间：如尝试新的饮食、运动前后、外出赴宴、情绪波动、自我感觉不适等时也需要测血糖。

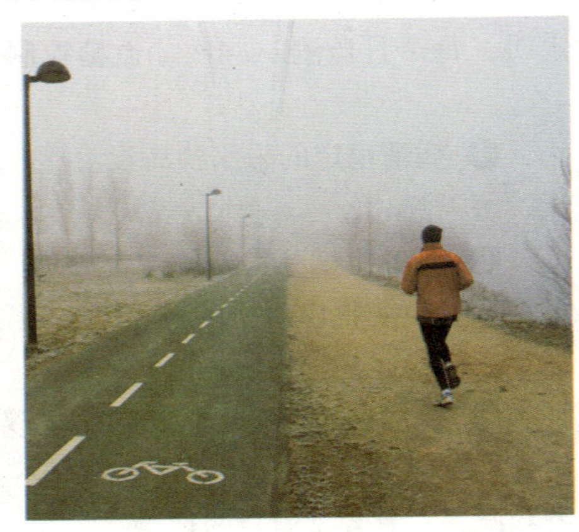

掌握好测血糖的频率，在一天之中合适的时间（主要是指相对于饮食和睡眠的时间）监测血糖，就能够为糖尿病患者测得有效的血糖值，对预防、管理糖尿病都有很好的指导意义。

影响空腹血糖的因素

空腹血糖的最佳检测时间是在清晨6：00—8：00，测之前不吃降糖药、不吃早餐、不运动，这样能够最大限度地排除影响因素，更加真实地反映血糖数据，从而帮助医生和患者判断病情。但在临床上，经常能够发现有些糖尿病患者的空腹血糖结果是不真实的，并不能反映真正的血糖情况，包括自己在家监测或到医院采血检查的患者。那么到底是什么原因导致出现不真实的空腹血糖结果呢？原因主要包括以下几个方面。

饮食因素

有些患者为了获得更加“好看”的空腹血糖结果，会刻意在检查的前一天晚上少吃一些主食，这样会使空腹血糖值比平时偏低。另外，还有患者在检测前一天的晚餐时间太晚，导致空腹时间不足8小时，或者晚上吃了大量不易消化的食物，这些情况都有可能导致第二天早上的空腹血糖值偏高。因此，要想保证第二天清晨空腹血糖值的真实性，晚餐一定要保持在平常状态。

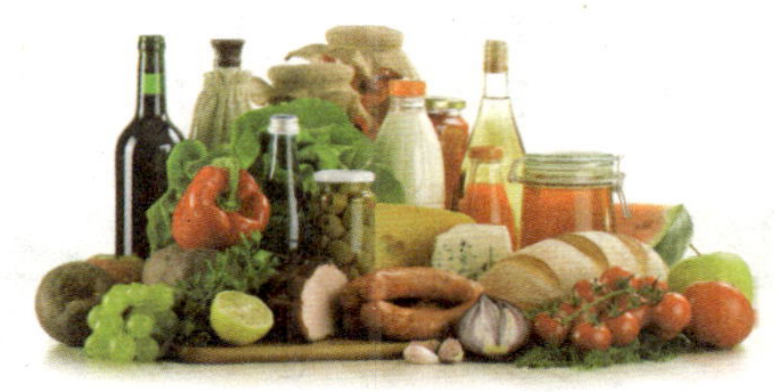

时间因素

测空腹血糖最佳时间是在清晨6：00—8：00，然而实际经常有这种情况：不少糖尿病患者为了请专家看病，早晨不吃不喝从家赶到医院，然后挂号就诊，这样往往要等到上午9：00—10：00之后才能看病测血糖。此时患者虽然处于空腹状态，但是已经错过了最佳检测时间，身体受到生物钟的影响，升糖激素在8：00之后已逐渐增高，即使不吃饭，血糖也会逐渐上升。所以，这时候检测到的已不是真实的空腹血糖，只能是随机血糖了。

运动因素

不合适的晨练是影响空腹血糖指标的常见原因。所以医生要求检查空腹血糖时，应当在不做晨练的情况下进行。因为运动后血糖一般会下降，若血糖反而升高则可能是在运动中发生了轻度低血糖，而低血糖又会导致反应性血糖升高。这些都会产生不真实的空腹血糖结果。

很多人喜欢先晨练再吃早饭，但这种做法是不科学的，容易引发低血糖，因此最好在晨练前先吃些食物。晨练时应注意检查运动前和运动后的血糖，以便寻找出适合自己的运动量。

应激因素

近期心情不好、焦虑忧郁、失眠多梦等，都可能导致空腹血糖高于平时，不能反映真实的药物治疗效果或病情。另外，若发生急性感染或外伤，常会因应激因素导致血糖升高；还有的患者发生胃肠炎，因恶心呕吐不能进食、停止服药；有的患者认为不吃饭就不用注射胰岛素，因此导致严重高血糖……这些情况下测得的空腹血糖，都不能反映真实的基础空腹血糖水平，必须对症处理，而不是调整降糖药物。

药物因素

药物是影响空腹血糖结果的重要因素之一。如果晚间胰岛素剂量过大，导致出现黎明现象，也会使得清晨的空腹血糖异常升高。再如有的患者空腹血糖偏高，就有意少吃早餐，或者加服降糖药，这样就会出现空腹血糖高于餐后2小时血糖的现象。还有的患者服用了含有降糖药的保健品，也会影响空腹或餐后的血糖值。

监测方法及血糖仪因素

这是极为常见的影响空腹血糖的因素，也是医生经常提及的注意事项。患者使用血糖仪时监测方法不正确、血糖仪本身不合格或长时间没有校正、试纸过了有效期、质量不过关等，都会影响血糖检测结果。

第三章

糖尿病患者这样吃，安心又健康

●任何一种类型的糖尿病，无论血糖高或低，是否存在并发症，都应该配合饮食控制。糖尿病患者的饮食控制并非什么都不能吃，而是要了解自己吃进去的食物，了解食物中是否含有对自己身体有益的营养成分，这样才能让血糖尽量接近正常值，降低并发症发生的概率，吃得安心又健康。

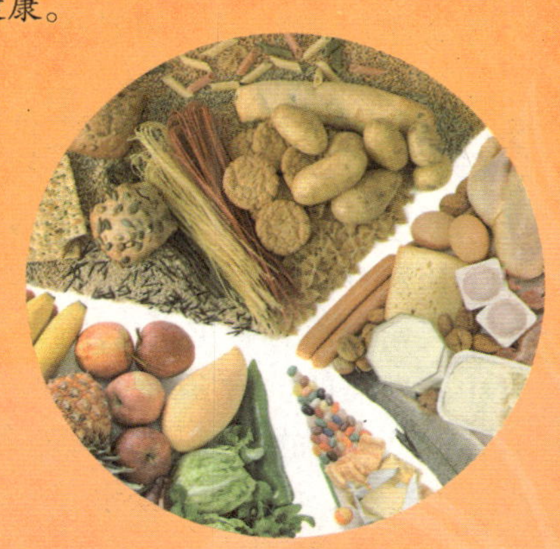

控制饮食是糖尿病治疗的关键

饮食治疗是糖尿病治疗的基础，不管属于哪种糖尿病类型，也不论病情轻重，都需要控制饮食。糖尿病饮食治疗的六大法则如下：

法则一：合理控制每日总热量，维持理想体重

控制总热量是糖尿病饮食治疗的首要原则。各类型糖尿病患者应根据自身情况制定相应的热量摄入标准，本着所摄入的热量稍低于日常活动所需热量的原则，严格控制热量的摄入。儿童、青少年、孕产妇、老年人、特殊职业者及有并发症的糖尿病患者，应根据具体情况调整热量摄入标准。

法则二：坚持少食多餐，定时、定量、定餐

少食多餐、定时定量是糖尿病的饮食治疗原则之一，尤其适用于消化功能比较差的患者。对于病情较轻的患者，要保证一日至少进食三餐，而且要定时、定量。注射胰岛素的患者或易出现低血糖的患者还应在三次正餐之间添加一两次加餐，即在不超过全天摄入总热量的情况下，从正餐中匀出一部分作为加餐。

法则三：选择富含优质蛋白质的食物

蛋白质是生命活动的物质基础，对人体的生长发育、组织修复、细胞更新及机体的正常代谢方面有着重要作用。糖尿病患者膳食中蛋白质的供给应充足，建议蛋白质的摄入量占总热量的15%，并尽量选择富含优质蛋白质的食物，如瘦肉、淡水鱼、鸡蛋等。

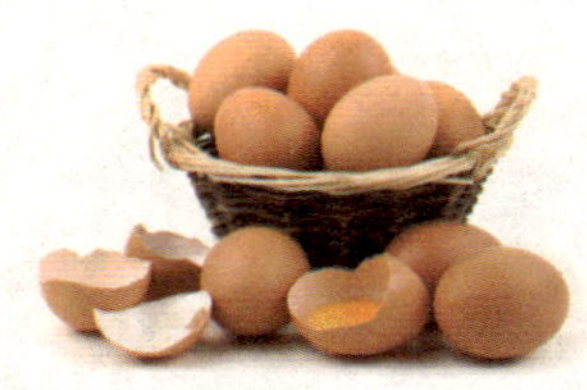

法则四：维持高膳食纤维、高维生素饮食

膳食纤维可延长食物在肠胃内的停留时间，降低葡萄糖的吸收速度，避免餐后血糖急剧上升，还可增进胰岛素与受体的结合，改善外周胰岛素的敏感性，有利于糖尿病病情的改善。膳食纤维一般存在于蔬菜水果、谷类、未加工的麸质、全麦制品、海藻类、豆类、根茎类等食物中。

糖尿病患者适当补充维生素，不仅能维持营养均衡，还有助于稳定血糖。新鲜的蔬果中维生素C含量较高，而粗粮、豆类、谷类中含有的B族维生素较多。

法则五：限制或戒断单糖及双糖食物

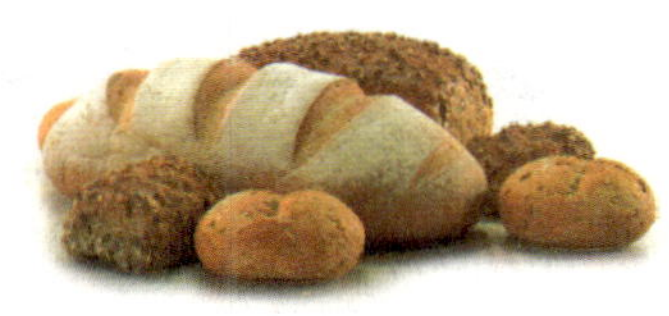

糖类按照分子结构可分为单糖、双糖和多糖，它们的营养价值基本相同，只是被人体吸收的速度有所差异，通常单糖和双糖比多糖更易被人体吸收。若糖尿病患者进食了含有单糖和双糖的食物，会导致胰岛组织功能进一步减弱，加重病情。因此，要减少或限制单糖、双糖的摄入，可尽量用人工甜味剂替代糖制品。除此之外，还应注意在面包、点心、饼干、水果罐头、巧克力和某些含糖量很高的水果中含有的蔗糖，减少以上食物的摄入量。

法则六：限制脂肪及胆固醇的摄入量

脂肪产生的热量是糖类和蛋白质的2倍以上，因此糖尿病患者应控制脂肪的摄入量，尤其是肥胖型糖尿病患者。但是，脂肪摄入也并非越少越好，糖尿病患者每日脂肪的摄入量应占总热量的20%～30%，即每日40～60g。血糖控制不好极易使血清胆固醇升高，所以，在饮食中还应限制胆固醇的摄入量，谨防糖尿病血管并发症。

糖尿病患者如何计算每日所需总热量

劳动强度是计算热量的一个重要依据，劳动强度不同，热量的消耗和需求也不同。另外，糖尿病患者每日所需的热量与其身高、体重、年龄等因素也密切相关。一般计算每日所需的总热量主要包括以下三步：

第一步

判断自己的体型和劳动强度。体型应主要依据身体质量指数进行判断，计算公式如下：身体质量指数（BMI）＝体重（kg）÷［身高（m）］^{2}。劳动强度包括轻体力、中等体力和重体力四种。

第二步

判断每日每千克体重所需的热量。

中国成年人 BMI 标准表

体型	肥胖 1 级	肥胖 2 级	肥胖 3 级	超重	正常	消瘦
BMI 值	≥ 40	35.0~39.9	30.0~34.9	24.0~29.9	18.5~23.9	<18.5

不同劳动强度所需热量参考表（单位：千焦 / 每千克标准体重）

劳动强度 \ 体型	消瘦	正常	超重
轻体力劳动	147	126	84~105
中等体力劳动	167	147	126
重体力劳动	167~188	167	147

劳动强度分级参考表

劳动强度	举例
轻体力劳动	以坐着、站着或少量走动为主的工作，如文员、教师、售货员
中等体力劳动	学生、司机、电工、外科医生等
重体力劳动	非机械化农业劳动人员，如农民、建筑工、舞蹈演员、运动员

第三步

计算每日所需总热量。每日所需的总热量（kJ）= 标准体重（kg）× 每日每千克标准体重所需的热量（kJ）。

具体案例分析

为了便于读者更好地掌握和理解，我们以一名39岁的男性患者为例，介绍如何计算出他每日所需的热量以及怎样为其安排日常的饮食。例：甄先生，患糖尿病3年，身高172cm，体重80kg，外科医生，根据“劳动强度分级参考表”得知甄先生属于中等体力劳动。查看“不同劳动强度所需热量参考表”得到甄先生所需的热量系数为126千焦/每千克标准体重。

理想体重 = 175 − 105 = 70（kg）

BMI = 80 ÷（1.75）^{2}≈26.1，根据中国成年人BMI标准表得知，甄先生属于超重体型。

因此，甄先生每日所需的总热量 = 126 × 70 = 8820（kJ）

人有胖瘦，降糖饮食各不同

控制饮食可以说是糖尿病患者相当熟悉的一件事情，不过这却常常让糖尿病患者陷入两难处境：消瘦的糖尿病患者越吃越瘦，而肥胖糖尿病患者的体重却怎么也减不下来。糖尿病患者的饮食基本原则应是控制总热量，使蛋白质、脂肪和碳水化合物占总热量的比例合适，再搭配充足的维生素、矿物质和膳食纤维。不过笔者在本书中多次强调个体之间是有差异的，所以对于胖瘦不同的糖尿病患者，在饮食控糖上的做法也确实有不一样的地方。

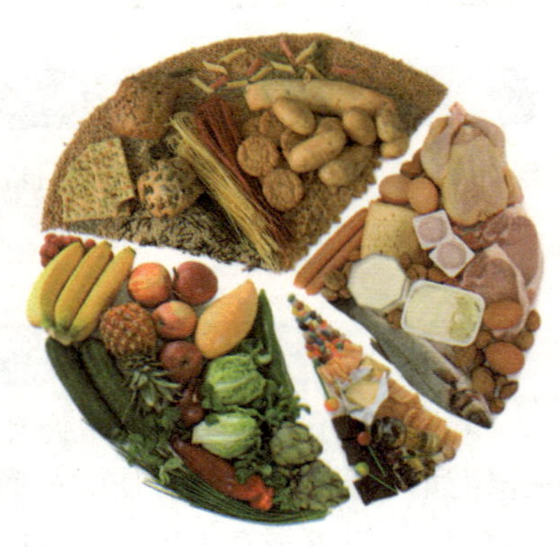

消瘦型糖尿病患者降糖饮食原则

消瘦型糖尿病患者要遵循糖尿病营养治疗的基本原则，特别应注意以下两点：

第一，增加日常摄入的总热量，但不能随意增加，否则易致高血糖、高血脂。每千克标准体重提供全日总热量30～35kcal，其中蛋白质、脂肪和碳水化合物占总能量的比例分别为：10%～20%、20%～30%和50%～60%，患者应按照这些要求编制食谱。而消瘦的患者常常会觉得吃不下这么多东西，所以食谱要安排2～3个加餐，少食多餐，有助于在增加总热量的同时预防血糖升高。可以在午晚餐中间和睡前各加一餐，加餐的食物可以是牛奶、水果、坚果（花生、瓜子等），也可以是粗粮（玉米、燕麦）或高热量、高蛋白质的食物。

第二，增加富含膳食纤维的复合碳水化合物食品。一方面可提供与精细的米面等量的碳水化合物，保持营养平衡；另一方面可以降低总的血糖生成指数。例如在米中加入粗粮（玉米糁、小米、燕麦片等），淘洗后煲成混合米饭。除此还可以适当增加优质蛋白质食物摄入，如豆腐、瘦肉、水产品等。

肥胖型糖尿病患者降糖饮食原则

肥胖型糖尿病患者，多数是由于肥胖导致胰岛素抵抗，而胰岛素抵抗是糖尿病及其并发症发生、发展的内在机制。因此，肥胖型糖尿病患者应积极采取减重措施，使体重达到正常体重并维持，这是改善自身胰岛素抵抗，控制血糖、血脂的基本条件。肥胖型糖尿病患者降糖饮食的基本原则除了糖尿病患者的一般原则外，还要特别注意如下两点：

第一，控制总热量，但不能随意减少热量摄入，否则容易导致低血糖和高酮血症。应按照每千克标准体重20～25kcal计算热量。减轻体重宜循序渐进，热量降低也不宜过快，而是要根据患者基础食量，逐渐减少至目标量。

第二，蛋白质、脂肪和碳水化合物的比例要严格按照要求摄取。应避免进食油炸类和含油多的食品，如肥肉、五花肉、动物内脏等；应尽量减少肉类摄入，以低脂奶、豆浆、豆腐替代；烹调油最好选用植物油，全日烹调油总量每人不得超过25g；每天进食蔬菜量应不少于500g，其中绿叶蔬菜占300g或以上。

根据自己的身体状况，选择适合自己的饮食控制方案，这并不是太困难的事情。事情的难点往往在于不能坚持执行，在执行的过程中要克服贪吃的欲望，克服怕麻烦的心理，长期坚持执行，患者就一定能把自己的体重控制在满意的范围内，同时也能让血糖控制在较为健康的水平。

牢记常见食物血糖生成指数

血糖生成指数（glycemic index，简称 GI）常被用来衡量食物中碳水化合物对血糖浓度的影响。此概念由Dr. David J. Jenkins和他的同事在研究何种食物最适合糖尿病患者时提出。

用血糖生成指数合理安排膳食，对于调节和控制人体血糖大有好处。一般来说，只要将日常饮食中一半的食物从高血糖生成指数类替换成低血糖生成指数类，就能获得显著的改善血糖的效果。当某一食物的血糖生成指数在55以下时，可认为该食物为低GI食物；而当血糖生成指数在55～75时，则认为该食物为中等GI食物；当血糖生成指数在75以上时，该食物为高GI食物。

下表列出常见食物的血糖生成指数，供读者查询：

食物类别	食物名称	GI	食物类别	食物名称	GI
谷类及其制品	燕麦片	70	谷类及其制品	面条（小麦粉）	81.6
	荞麦方便面	53.2		面条（全麦粉，细）	37
	比萨饼（含乳酪）	61		馒头（富强粉）	88.1
	汉堡包	61		烙饼	79.6
	白面包	87.9		油条	74.9
	面包（全麦粉）	69		大米饭	83.2
	面包（小麦粉，高纤维）	68		麦麸	19
	棍子面包	90		糯米饭	87
	小麦饼干	70		大米糯米粥	65.3
	苏打饼干	72		黑米粥	42.3

续表

食物类别	食物名称	GI	食物类别	食物名称	GI
谷类及其制品	华夫饼干	76	谷类及其制品	玉米（甜，煮）	55
	膨化薄脆饼干	81		小米（煮）	71
	小麦（整粒，煮）	41		小米粥	61
	粗麦粉（蒸）	65		糜子饭（整粒）	72
混合膳食及其他	馒头＋芹菜炒鸡蛋	48.6	水果类及其制品	菠萝	66
	馒头＋酱牛肉	49.4		芒果	55
	饺子（三鲜馅）	28		香蕉	52
	包子（芹菜猪肉馅）	39.1		西瓜	72
	牛肉面	88.6		苹果	36
	米饭＋鱼	37		梨	36
	米饭＋蒜苗＋鸡蛋	68		桃	28
	米饭＋猪肉	73.3		李子	24
	猪肉炖粉条	16.7		樱桃	22
	西红柿汤	38		葡萄	43
豆类及其制品	黄豆（浸泡，煮）	18		葡萄干	64
	豆腐（炖）	31.9		猕猴桃	52
	豆腐（冻）	22.3		柑	43
	豆腐干	23.7		柚	25
	绿豆	27.2	蔬菜类	甜菜	64
	蚕豆（五香）	16.9		胡萝卜	71
	扁豆	38		南瓜	75
	青刀豆	39		芋头（蒸）	47.7
	黑豆汤	64		山药	51
	四季豆	27		雪魔芋	17

续表

食物类别	食物名称	GI	食物类别	食物名称	GI
薯类及其制品	甘薯（红，煮）	76.7	乳类及其制品	牛奶	27.6
	藕粉	32.6		全脂牛奶	27
	苕粉	34.5		脱脂牛奶	32
	粉丝汤（豌豆）	31.6		低脂牛奶	11.9
	马铃薯	62		降糖牛奶	26
	马铃薯泥	73		酸奶（加糖）	48
	马铃薯粉条	13.6		酸乳酪（普通）	36
	甘薯（山芋）	54		酸乳酪（低脂）	33
饮料类	苹果汁	41	饮料类	柚子果汁（不加糖）	48
	水蜜桃汁	32.7		可乐饮料	40.3
	菠萝汁（不加糖）	46		冰激淋	61

糖尿病患者的常见饮食误区

关于饮食治疗方法本身，很多糖尿病患者在认识上其实存在很多问题，在饮食治疗的过程中又常常会出现一些其他的误区，因此笔者总结了糖尿病患者的一些常见饮食误区，让大家能够更好地认识糖尿病的饮食治疗。

误区一：过度限食

饮食疗法是糖尿病患者很熟悉的一个词语了，但很多朋友把饮食疗法等同于饥饿疗法，为了控制血糖就让自己忍饥挨饿，这其实是相当不正确的。科学的饮食应该是在保持膳食平衡的基础上，因人而异、适当地限制饮食的总热量。每个人都应该根据自己的年龄、胖瘦、劳动强度等具体情况，在不影响正常生长发育和日常工作生活的前提下，适当地控制进食量，并注意饮食多样化。其中特别值得一提的是，有些糖尿病患者会不吃早餐，因为早晨起床后血糖往往较高，所以很多人为了控制血糖连早餐都不吃了，但实际上早餐是一天中最重要的一餐，不吃早餐的做法是不利于糖尿病治疗的。

误区二：错误限食

糖尿病患者，尤其是肥胖型的糖尿病患者都知道自己要控制饮食，可是到底该怎么控制呢？实际操作过程中大家不可避免地会出现一些常犯的错误，一种错误是认为主食应该少吃，副食可以不限，这是因为不了解副食的营养成分构成。很多副食也有很高的热量，少吃主食但副食不限量，等同于没有限食，不过是一种自欺欺人的做法。另一种错误是“粗细不均匀”，多吃点粗粮的确对糖尿病有益，但不必矫枉过正，一点细粮也不吃。通常情况下，医生都会建议患者尽量采用粗、细粮搭配的方式。

有一种错误是十分严重的，那就是在该喝水的时候不喝水。有些糖尿病患者多尿是因为大量的葡萄糖从尿中排出，身体发生了渗透性利尿的结果。口渴、多饮正是人体对高血糖及体内缺水的一种保护性反应，所以糖尿病患者只要没有心、肾性疾患，不要盲目限制饮水。

误区三：掉以轻心

有些患者会过度关注自己的饮食状况，而另一些患者则恰恰相反，对很多事情都掉以轻心，没有引起应有的重视。第一种情况是认为吃干喝稀都一样，但其实糖尿病患者进食等量大米做成的干饭和稀饭，对餐后血糖的影响差别很大，喝稀饭的患者餐后血糖往往会显著升高。这是因为煮烂的稀饭很容易被消化、吸收，胃排空时间比较短，故餐后血糖上升得较快、较高。第二种情况是不讲究烹饪方法，许多糖尿病患者对“吃什么、吃多少”都很在意，但对菜的烹饪方法却不那么讲究。在制作菜肴的过程中，如果烹饪方法不得当，使用了大量的油、淀粉、调味品，在无形中就会增加菜的热量，不利于血糖控制。

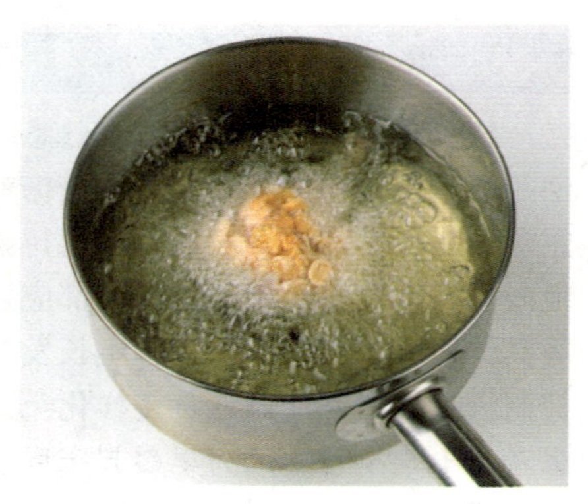

误区四：认识错误

很多糖尿病患者知道自己在生活中有很多需要注意的地方，可是由于相关的知识缺乏，导致自以为很正确的做法其实却是有害健康的。这也有两种常见情况，第一种是认为多吃点没关系，加大药量便可。因为降糖药是可以根据情况增减的，所以有些患者认为可以满足自己的口腹之欲，只要多吃药就行，但其实饮食不加控制只会让自己的病情恶化。第二种是认为水果含糖多，绝对不能吃，在治疗时我们不能只看到某种食物不好的地方，而忽略好的地方。水果中含有丰富的维生素、矿物质及膳食纤维，这些对糖尿病患者都是有益的。糖尿病患者在血糖得到良好的控制后可以少量进食水果，大可不必一概排斥。

糖尿病患者可以吃甜食吗

当医生告诉来看病的患者，他们已经被确诊为糖尿病的时候，很多患者的第一反应就是：“这辈子再也不能吃甜食了。”但糖尿病并不是吃糖多惹的祸，而是胰岛素缺乏或胰岛素抵抗导致的慢性高血糖状态。明白了这一层就容易知道，虽然得了糖尿病以后吃糖要限制，但并不等于绝对不能吃甜食了。真正掌握了自己身体状况的患者是可以做到既控制病情，又享受甜食带来的乐趣的。

甜食就意味着含糖量高吗

日常生活中，往往糖就意味着甜，所以在很多患者的观念中就把“甜食”和“糖”画上了等号。但其实糖尿病的“糖”并不是甜味食物的意思，它指的是碳水化合物，是为人体提供热量的一种最廉价的营养素。食物中的碳水化合物分成两类：一种是人可以吸收利用的有效碳水化合物，如单糖、双糖、多糖等，另一种是人不能消化的无效碳水化合物，例如纤维素。

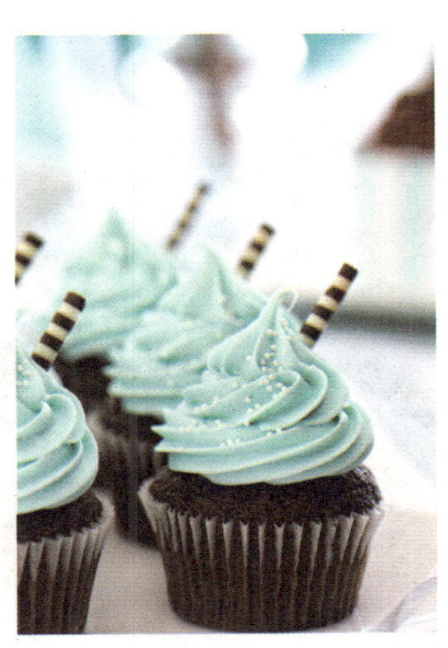

所以甜食并不意味着含糖量一定就高，糖尿病患者的饮食控制从来都不是要限制吃甜食，而是要限制总热量。不过必须说明的是，某些甜味的食物含糖量也的确是很高的，例如葡萄糖水、红糖水、蔗糖、雪糕、巧克力、冰激淋、月饼等。吃了这些食品，糖会很快被人体吸收，血糖就会“蹭蹭蹭”地上升，并且这种上升还会持续一段时间。

糖尿病患者吃甜食应注意什么

明白了甜食和含糖量之间的关系，那么糖尿病患者可以吃什么甜食就比较容易辨别了，前面提到的含糖量高、升血糖快的食物，大家还是要尽量避免。喝200mL糖水后的血糖升高幅度和速度远比吃200g米饭后更大、更快，糖尿病患者一定要记住这一点。这里所说的“糖水”只是一种泛指，包括但不限于可乐、冰激淋等，尤其是在炎炎夏日，更是需要大家对自己的欲望加以克制，因为喜欢甜食是人类的天性。

糖尿病患者可以吃的甜食包括少量水果和部分无糖食品。不过选购无糖食品的时候大家一定要擦亮双眼，因为现在市场上的“无糖食品”有一部分是添加了甜味剂的，常见的甜味剂分为含热量的甜味剂和不含热量的甜味剂。含热量的甜味剂包括果糖、木糖醇、山梨醇等，它们都含热量，但吸收较缓，对血糖的影响较小；不含热量的甜味剂包括糖精、阿斯巴甜等人工化合物，但有的化合物存在致癌作用。另外，糖尿病患者在进食甜食之前一定要注意计算其中的淀粉和油类所含的热量。

总的来说，糖尿病患者一定要有食物热量的概念，明确自己的饮食控制到底是要控制什么东西，想吃甜食的时候要尽量选择口感好、热量低的食物。

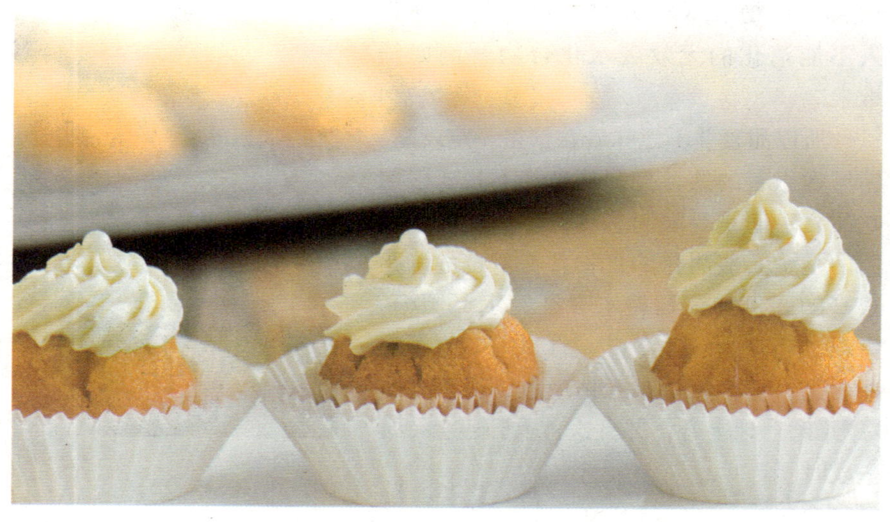

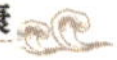

糖尿病患者外出就餐该如何应对

考虑到热量限制和营养均衡等因素，糖尿病患者最理想的饮食应该是自己选择食材，自己料理饮食。然而在现实生活中，朋友见面总会聚餐，知己相逢难免下馆子，各种应酬和聚会也难以推辞。还有些单身的白领因工作繁忙，也不喜欢下厨做饭，甚至一日三餐总是叫外卖。如果遇到这样的情况，自己同时还患有糖尿病，那么饮食岂不就要脱离我们的控制了吗？这是万万不可的，因此我们应该合理应对才行。

注意饭菜分量

外出就餐有很多局限，尽管现在的餐饮市场提供的产品已经非常丰富了，但其实几乎没有餐馆会考虑有特殊需求的顾客，糖尿病患者更不会有专门的菜单。从这个角度来讲，点什么菜不完全是由我们自己决定的。不过大家可以多个心眼，注意一下饭菜分量，一方面不能为了“面子好看”而点太多造成浪费，另一方面也不能为了避免浪费而过量饮食，实在吃不完可以打包带走。

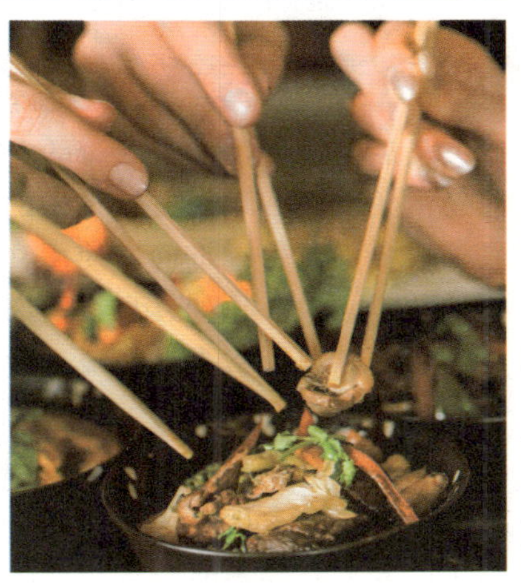

克制食欲

外出就餐的一个吸引力就是有些餐馆的东西非常好吃，我们常说“出去吃顿好的”，就说明外出就餐有时候是为了改善饮食。但糖尿病患者在饮食上一定要节制，就算去了餐馆也要克制自己的食欲。不要在饥饿的情况下去餐馆就餐，去餐馆之前，可以先吃一些低脂食物，如苹果、无脂无糖酸奶等，这样就能帮助我们在大餐开始后不至于因美味佳肴的诱惑而吃过量。有些应酬场合难免需要喝酒，如果您必须喝啤酒、葡萄酒，那么在饮酒同时请多喝一些冰水，这样可以减少喝下去的酒量。此外饮酒前后应该做一些解酒的措施。

留心油盐糖分和制作方法

下馆子也好，点外卖也罢，和家庭饮食相比，通常油多、糖多，这两者决定了它们所含的热量绝不会低。此外，餐馆一般用盐量也多，口味偏重。如果长期吃这些东西，血糖就会很难得到改善。所以就餐时一定要了解清楚食物的油量和糖分，留心菜品的制作方法。有的朋友会说："我总不好意思问服务员他们放了多少油盐吧？"其实大家只要自己看看菜里是否放了很多油，尝尝饭菜的味道是否太甜或太咸，就能够做到心中有数了。如果饭菜的味道不符合糖尿病饮食的原则，就不要进食太多，浅尝辄止即可。

评估营养是否均衡

最后需要评估的是饭菜的营养是否均衡。应该尽量选择自己较为熟悉的菜肴，如果对餐馆提供的某些菜肴的原材料不敢确定，可以向餐馆服务人员仔细询问。使用食品交换份法，估计餐桌上各种食物大概的热量含量。比如，桌上的肉点多了，缺乏维生素，可以再叫上一盘炒青菜，或者喝上一杯蔬菜汁。如果发现蛋白质含量偏少，可以在餐后再喝一瓶牛奶。

笔者总结了如下几点糖尿病患者在餐馆就餐时可以使用的秘诀：进一家菜单齐全的餐馆，能够尽可能多地选择；选择一家以清淡风格为主的餐馆；点菜时多选鱼和蔬菜，少选肉；点菜时多选些根据菜名容易了解食材的菜；用餐适量，切勿贪食；用餐后想想是否缺乏某种营养素，及时自行补充。

第四章

巧用运动降血糖，健康又有效

●大家都知道“生命在于运动”这句话，很多糖尿病患者也知道运动可以降血糖。但是运动的概念是广泛的，很多人在运动的过程中，会遇到很多实际问题。例如不知道自己该运动多长时间，采取多大的运动强度，自己的运动方式降血糖效果如何等等。还有很多人认为运动就是活动身体，不清楚体力劳动、家务劳动算不算运动。我们这一章就从运动疗法降血糖说起。

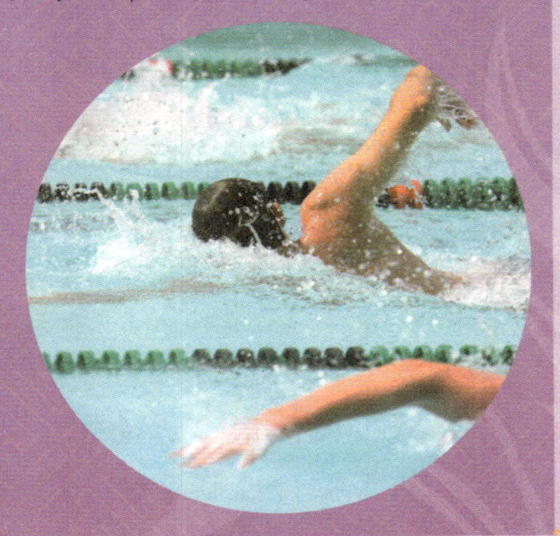

降血糖，试试运动疗法

运动疗法是在医生和患者眼中都备受推崇的一种降血糖的方法。它之所以如此受欢迎，是因为相对于其他疗法而言，它让患者不必承受那么多痛苦，不必忍受那么多诱惑。

人类的天性就是好动不好静的，如果真的动起来，大多数人都会发现自己其实很喜欢运动，甚至会运动上瘾。有的患者会反驳说："不对，我就是一点儿也不想动。"那是因为这样的患者从来没有坚持锻炼过，所以不知道运动带给人的愉悦感觉，只是以为运动很累，所以干脆就不去尝试。

运动可以降血糖吗

运动真的可以降血糖吗？运动疗法是治疗糖尿病的有效手段吗？对于健康的人来说，血糖升高是一种正常的生理反应，运动则会消耗体内的能量，而血糖就是能量的载体，能量被消耗了，血糖也就自然而然降下来了。研究表明，不论是业余时间的休闲运动，还是规律的日常运动，都可以显著降低糖尿病的发病率，所以从预防糖尿病这个角度来讲，运动是一种很好的生活方式。

健康的人在血糖升高以后，体内的胰岛素就会发挥作用，防止血糖升得过高；糖尿病患者因为胰岛功能有问题，血糖升高以后不能及时降下来。但是对于糖尿病患者而言，通过运动消耗体内能量、降低血糖水平的生理反应过程也是一样有效的，所以科学合理的运动疗法对于降血糖是大有帮助的。

运动贵在坚持

我们既然谈"运动疗法"，那就是把运动作为一种治疗糖尿病的方式，就像饮食控制疗法、药物疗法一样。饮食控制疗法要求我们每天都要注意均衡合理的饮食，药物疗法要求我们每天都应定时定量地吃药，运动疗法也要求我们每天都有一定量的运动，才能起到“疗法”的作用，切不可“三天打鱼两天晒网”。对于早期糖尿病患者而言，只通过运动疗法和饮食控制就能够控制糖尿病的发展，甚至将其消灭在萌芽状态；如果是已经确诊了糖尿病的患者，运动疗法其实就只能算是一种辅助的治疗手段，但通过坚持锻炼，也可以让自己的身体保持在一个较好的状态。

运动要注意安全

很多人可能会以为这里所说的“安全”指的是运动过程中要防止受伤，但其实运动对于糖尿病患者来说，更大的危险在于运动带来的低血糖。因为正常情况下，糖尿病患者都会有一定的降血糖措施，如果再加上运动降血糖的效果，可能就“过头”了。特别是应用胰岛素治疗的患者，运动过程中及运动后（包括运动后数小时）都有可能发生低血糖。所以大家要注意不要空腹运动，最好在餐后1～2小时运动，运动前后都要监测血糖，胰岛素注射部位也应尽量不选在运动肌群注射。

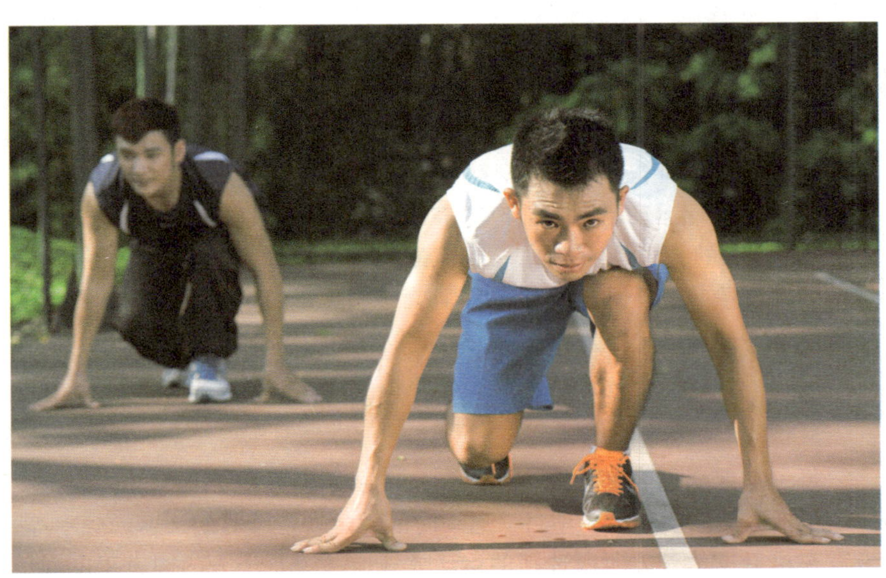

运动处方，量身定制很重要

糖尿病患者运动治疗的目标是通过运动增强骨骼肌对葡萄糖的利用，促进局部血液循环，增加机体对胰岛素的敏感性，使机体在血浆胰岛素较低水平的情况下仍能够维持正常的血糖代谢，使机体糖代谢情况得到改善，从而缓解糖尿病的症状。

但是不同的糖尿病患者身体状况相差很大，所以我们说，糖尿病运动治疗的处方一定要量身定制。具体到每个人时，最好能咨询自己的医生和健身教练来进行健身计划的制定，这里先提出一些基本原则。

是否适合运动

我们应先区分哪些人适合运动，哪些人不适合运动，可以分为绝对适应、相对适应、禁忌（不适应）三种情况。绝对适应（可以直接锻炼）的人群有：糖耐量减低者、无显著高血糖和并发症的2型糖尿病患者。相对适应（需要一些措施才能锻炼）的人群有：有微量白蛋白尿、无眼底出血的单纯性视网膜病变、无明显自律神经障碍的糖尿病外周神经病变等轻度并发症的患者，应在饮食指导和药物控制血糖后，再进行运动疗法；无酮症酸中毒的1型糖尿病患者，在调整好饮食和胰岛素用量的基础上进行运动治疗，能有效控制血糖维持在良好的水平上。禁忌（不能锻炼）的人群有：糖尿病酮症酸中毒、空腹血糖＞16.7mmol/L、增殖性视网膜病、肾病、严重心脑血管疾病（不稳定型心绞痛、严重心律失常、一过性脑缺血发作）、合并急性感染的患者。

运动处方的主要内容

每位糖尿病患者都应该为自己制定一套运动方案，其中的内容至少应该包括运动强度、运动项目、运动时间、运动持续时间、运动频率等。患者在执行运动处方时所选择的运动方式应基于每个人的健康程度和平时的运动习惯，合理的运动频率是每周至少3天。推荐糖尿病患者选择每次20～60分钟的有氧运动，不包括热身和结束后的整理运动。运动强度应该根据患者量身定制。

运动的强度

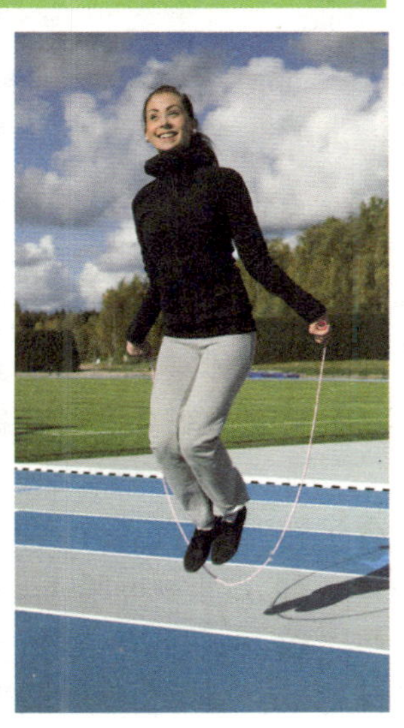

运动的强度决定运动的效果，不同的患者应根据自己的体型选择运动强度，这样可以既达到运动效果，又确保安全心率（安全心率即最大心率的70%～80%，一般人最大心率为170减去年龄）。正常体型的患者应选择轻度运动，如散步、做饭、清扫、购物、拔草、步行、下楼梯、广播操、平地骑车等；偏胖体型的患者应选择中等强度的运动，如慢跑、上楼梯、坡路骑车、快步走、滑雪、滑冰、打台球、登山等；偏瘦体型的人应选择长跑、跳绳、打球、游泳、击剑等活动。运动负荷量应由小逐渐加大，运动时间最好选择在餐后1小时左右，运动应有规律、持之以恒地进行。

需注意运动细节

运动的同时，还要预防意外，因为活动总是伴有各种危险的可能性。老年患者外出活动安全第一，要告诉家人时间、地点，佩戴标明姓名、住址、疾病的名签，以便发生意外时能及时救治和与家人联系。着装要宽松，特别是鞋袜，鞋不能太硬，以免磨脚；袜子不宜太紧，以免影响供血。运动时间长的患者应随身携带食品，以防止低血糖的发生。运动量增加前应适当减少胰岛素剂量或少量进食，以防运动后出现低血糖反应。

此外，一旦运动中有心血管方面的不适，应及时停止运动并到医院就诊，谨防出现严重的危害。

哪些糖尿病患者不宜进行运动治疗

有没有患者根本就不适合运动呢？运动会不会对某些类型的糖尿病患者来说弊大于利呢？答案是肯定的。这一节我们就来讨论不适宜进行运动治疗的糖尿病患者。不适宜运动疗法的糖尿病患者主要有两种类型：一种是肢体某些部分受到严重损伤导致无法进行运动者；另一种是体内某种系统功能有损，如果参加运动会让自己的病情恶化者。

那么第一种情况中，糖尿病引起的哪些身体部位损伤会让患者不适合运动呢？它包含：

❶ 严重视网膜病变患者。运动容易加重眼底病变，增加出血的风险。

❷ 糖尿病足患者。由于足部病变，脚实际上已经在感觉知觉上很有问题了，运动会加剧肢端缺血、缺氧，加重足部病变，如足部不慎受伤，可能患者本人都不知道，潜藏着很大的危险。

❸ 有肾脏并发症者。运动会减少肾血流量，降低肾小球滤过率，增加尿蛋白，加重糖尿病肾脏病变。为什么运动会减少肾血流量呢？因为人体的血液总量是一定的，如果运动起来，血液需要集中为运动部位供给能量和物质，此消彼长，肾脏中的血流量就减少了。

除第一种情况外，患者更加需要注意的是第二种情况，因为这种情况不像第一种情况那么明显，可能有的时候自己感觉适量运动不会有太大的影响，但实际上却需要非常慎重才行，下面我们详细说一说这种情况。

❶ 严重的1型糖尿病患者。即胰岛素绝对缺乏的糖尿病患者，在应用胰岛素未很好地控制病情的情况下，运动不仅不能促进肌肉对糖的利用，反而会促进肝脏对葡萄糖的使用，使脂肪分解增加，易诱发酮症酸中毒。

❷ 伴有心血管并发症者。严重高血压伴冠心病者，运动会增加心脏

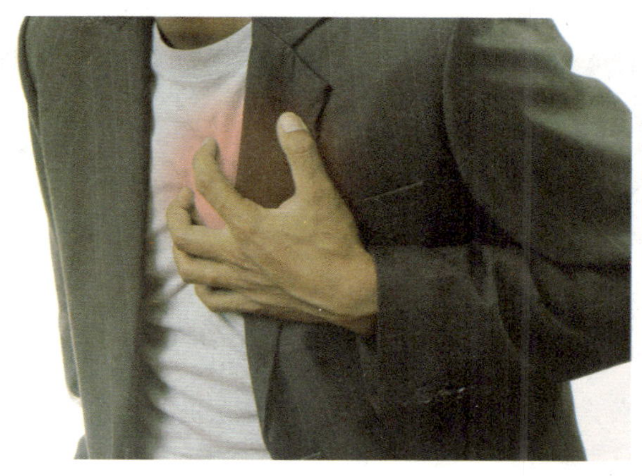

负担，升高血压，易诱发心绞痛甚至心肌梗死。此类患者运动前应做严格的体格检查，即使允许参加适量运动，也应严格控制运动量，注意运动方式，严密观察运动反应的各项指标，并在医生监护下进行，切不可超过自身负荷能力。

❸ 急性代谢紊乱的患者。运动可以加快代谢的速度，如果身体本身存在急性代谢紊乱的问题（如糖尿病酮症酸中毒），运动会加剧代谢紊乱的程度，是一种非常危险的情况。

最后需要提到一点：老年糖尿病患者可能不属于以上情况，但是在锻炼的时候也需要多加注意，因为老年人的身体各种机能都有所退化。老年糖尿病患者伴有下列情况者为运动治疗绝对禁忌证：各种感染、肝肾功能衰竭、心功能不全、新发的心肌梗死、严重心律不齐、期前收缩、2-3度房室传导阻滞、严重肺心病、换气功能障碍等。老年糖尿病患者伴有下列情况为运动治疗相对禁忌证：运动后加重的心律不齐、左右束支传导阻滞；装有心脏起搏器者；近期有脑缺血病史者；严重静脉曲张，曾有血栓静脉炎者；神经、肌肉、关节活动障碍者；服用某些药物，如洋地黄及受体阻滞剂者。

糖尿病患者的几个运动误区

如果没有一套合适的运动方案，糖尿病患者在运动的时候很容易犯一些错误，导致不能达到预期的锻炼效果，有时候甚至还会对身体有反作用。那么，糖尿病患者在进行运动疗法的时候常常步入哪些误区呢？这一节我们就来好好谈谈这个话题。

误区一：运动过于随性

很多人想运动就运动，不想运动就不运动，但其实运动最重要的就是有规律，贵在坚持。不能够坚持有规律的运动有许多原因，有些人是心态上不正确，总觉得锻炼一次是一次；有些人则是工作太忙，一忙起来就觉得太累不想动了。如果运动不规律，或者仅在周末进行突击锻炼，对糖尿病患者来说有害无利。不规律运动仅有助于运动前一餐餐后血糖的控制，而对其他时间的血糖毫无作用，所以长期来看，血糖控制也必然达不到满意的效果。

那么规律运动为什么可以控制血糖呢？因为它可以增加身体对胰岛素的敏感性，改善胰岛素抵抗，从而降低血糖，降低糖化血红蛋白。那么运动频率应该维持在什么程度呢？我们建议糖尿病患者在日常生活中，每周应锻炼5次，每次半小时，甚至可以每天进行一些适当的锻炼，效果会更为理想。

误区二：剧烈运动

一些肥胖的患者很迫切地希望减轻体重，他们认为高强度运动会消耗更多能量，能够快速达到减肥的目的。但其实这是一种错误的认识，因为剧烈运动时，胰岛素拮抗激素分泌增多，会加重胰岛素抵抗，导致血糖增高。此外，剧烈运动时机体是缺氧的，无氧代谢会产生大量酸性产物，从而导致酸碱平衡失调，机体免疫功能下降，这也是锻炼之后会浑身酸痛的原因。

如果想要增加胰岛素敏感性，改善胰岛素抵抗，达到降低血糖的目的，我们建议每次运动30～60分钟，以运动后微出汗、有轻度疲劳感，但不至于气喘吁吁为佳。

误区三：喜欢晨练

不知道从什么时候开始，我们印象中的锻炼就是迎着朝阳跑步的年轻人或打太极的老年人，也因此给了大家一种错误的观念——锻炼一定要晨练。还有一些人通过晨练让自己早起，并通过锻炼保证一天精力充沛，这样的出发点都是很好的。但现在时代不同了，城市中的空气污染严重，早晨是空气最差的时候，这和过去早上空气清新的时代已经很不一样了。此外，早晨人的血液黏稠度高，容易形成血栓，这是糖尿病患者需要严加防范的。实际上，黄昏时心跳、血压最平稳，更适合糖尿病患者健身。

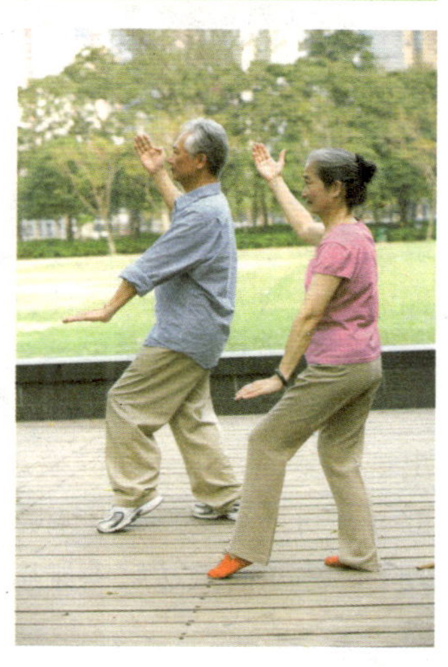

误区四：空腹运动

饭后不能立即锻炼是大家的共识，因为那样对肠胃不好。但有些人因此走到了另一个极端，那就是空腹运动。空腹运动时，体内能量主要靠脂肪分解，在没有糖的情况下，脂肪不容易充分燃烧，会产生不完全代谢物——酮，对于糖尿病患者来说这是一种可怕的物质。最佳运动时间应选在进食半小时后，应避免空腹运动和注射胰岛素60～90分钟内运动，以免发生低血糖。早晨空腹运动是最不好的一种锻炼习惯。

运动是缓解糖尿病神经痛的“良药”

糖尿病神经痛使很多患者备受折磨，医学上称为糖尿病神经病变，是糖尿病在神经系统发生的多种病变的总称。它是糖尿病患者最常见、最复杂和最严重的并发症之一，是因糖尿病慢性高血糖状态及其所致各种病理生理改变而导致的神经系统损伤，可累及全身周围神经系统的任何部分，包括感觉神经、运动神经和自主神经。

运动是缓解糖尿病神经痛的“良药”，也可以有效避免糖尿病足提前出现。美国一项新研究发现，若糖尿病患者刚诊断为糖尿病后就开始积极锻炼，可明显延缓周围神经损伤的并发症。但是具体怎么运动自然是有讲究的，为了有效缓解糖尿病神经痛，笔者建议大家采取以下运动方式。

水下运动

如果糖尿病患者出现神经损伤或者担心跌倒，那么首先应该选择可锻炼平衡能力且强度较小的运动。游泳对身体的冲击性更小，会有一种轻松漂浮的感觉。而且由于水的浮力作用，糖尿病患者经常感觉脚部的

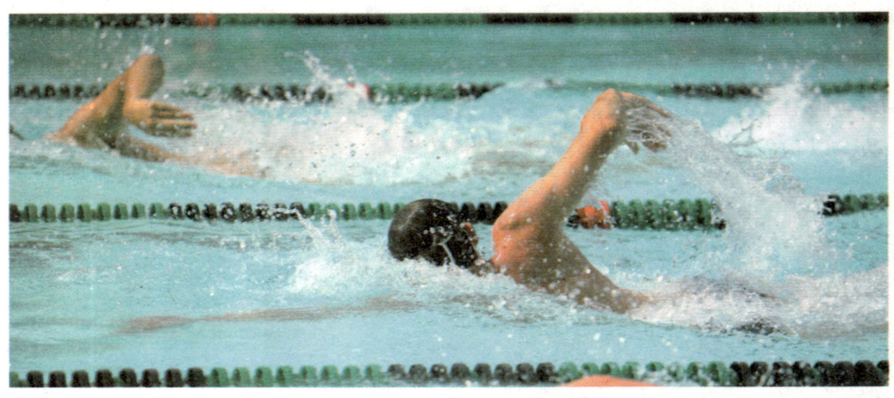

神经痛大大减轻。瑜伽和太极拳有助于锻炼平衡能力和放松身心，也是很好的选择。

直线行走

这是一种特别的运动方式，又被称为“走钢丝”，即双脚保持在同一直线上，一只脚的脚跟与另一只脚脚尖相接触，双脚交替前移，模拟走钢丝的动作。完成动作时，双膝适当弯曲，双臂展开以保持平衡。比较熟练以后，可以倒行增加难度。

多踮脚尖

踮脚尖可以作为一种日常锻炼方式，平时可以站在椅子或栏杆等固定支撑物旁，双脚脚跟慢慢离地，尽量保持一会儿。连续做3次，每次争取保持时间更长些。对平衡能力更自信时，可以根据自己的喜好增加难度。

金鸡独立

锻炼时一只脚慢慢离地，尽量保持单腿站立。保持30秒，然后换另一条腿重复相同动作。这种锻炼很是方便，随时随地都能进行，如刷牙、排队或打电话的时候都可以练习。最后要争取做到双手不用任何支撑也能单腿站立。

起身站立

这可以说是每个人每天都会做的动作，简单来说就是坐在椅子上，练习“起立/坐下”。不过作为一种锻炼方式的时候，可以3次为一组，根据自己的实际情况，循序渐进地多做。最开始时如果有困难，可以借助双臂保持身体稳定。

在运动前后，糖尿病患者还有一些需要注意的事项。每次开始一项新的运动计划之前，建议去医院做全身体检，看自己是否适合这项新计划。每次运动后，务必查看脚部及身体其他部位是否受伤。糖尿病患者一旦发现皮肤有起疱、皲裂、割伤或擦伤，应该及时治疗，防止感染。

餐后散步15分钟有助控制血糖

餐后是血糖最高的一段时间，正常生理情况下，胰岛素能够将葡萄糖合成糖原储存在肌肉和肝脏中，以备不时之需。但是随着年龄的增长，糖代谢系统的功能会逐渐减退。而糖代谢功能衰退所导致的血糖高不仅会引发2型糖尿病，还会损伤心血管系统。运动能够预防血糖过高带来的不良影响，这也是专家建议每天运动45分钟的原因。

但许多老人可能不能或者不愿坚持这么长时间的锻炼。因此，在一项精确控制的实验中，研究人员将10名平均年龄约60岁的志愿者作为实验对象（这10名实验对象的血糖均偏高，但未达到糖尿病的水平），并对他们进行了3项不同的实验，每项实验持续2天，每两项实验之间的间隔是4周。并且，实验是在一个专门为此设计的特殊房间内进行的。在实验的两天时间内，早上运动45分钟和三餐后散步15分钟的受试对象控制血糖效果均比下午运动45分钟的效果好，但是只有用餐后15分钟散步才能够很好地降低血糖峰值。因此，该项研究显示，餐后散步能够成为一种很好的帮助老年人预防糖尿病的方法。

其实不仅仅是老年人，大部分人都可以从散步中受益。因为我们每个人都会有餐后的血糖峰值。如果每天长时间坐在办公桌前，那么吃过午饭后去散散步，就不会在吃完饭后昏昏欲睡。散步也有助于降低孕妇患妊娠期糖尿病的风险，在孕期末可能不能坚持每天45分钟的锻炼，但依旧可以通过散步来降低患病风险。

很多糖尿病患者经常是空腹血糖正常，而餐后血糖很高，即使使用了口服降糖药或胰岛素治疗也控制不好。其实只要养成好习惯，就能改变这种被动的局面。餐后行走不仅能促使血液中的葡萄糖迅速进入肌肉和其他组织，加速糖的氧化利用过程，而且可以减轻或消除胰岛素抵抗，使居高不下的血糖较快地降下来。

糖尿病患者怎样估算运动时间和运动量

科学的运动量和运动时间对糖尿病具有明显的治疗作用。运动量过大，会对身体造成损害，使病情加重；运动量太少，又达不到运动治疗的目的。同样，运动时间不恰当也会达不到治疗效果，所以科学地估算运动量和运动时间很重要。

科学选择运动时间

运动时间应在餐后1～3小时内最适宜。尤其是在早餐后，是一天运动的最佳时间。因为这时的血糖可能是一天中最高的，此时去运动往往也不需要加餐，相反饭前饥饿时运动则容易诱发低血糖。因此一般来说，糖尿病患者的运动时间建议定在餐后1～3小时。

科学确定运动量

计步法：通过计步器来推算运动量。轻度运动量，如每天走2 000步以内；中度运动量，如每天走2 000～10 000步；重度运动量，如每天走10 000步以上。

脉搏频率法：最简单的方法就是数运动时的脉搏（即心率）来计算运动强度。脉搏为每分钟90～95次为轻度运动量，脉搏为每分钟100～135次为中度运动量，脉搏为每分钟135～190次则为重度运动量。糖尿病患者运动每分钟较适宜的脉搏次数应为170次减去年龄数，例如，一位60岁的糖尿病患者，运动时比较适宜的心率为170－60=110次/分。

估计法：一些极轻度运动量项目，如做家务、散步、站立乘车、购物等，每次运动时间可定为30分钟。稍大运动量的项目，如步行（速度为每分钟70m）、下楼梯、打太极拳、做保健操、登山、打乒乓球、打排球、平路骑自行车、器械健身等，每次运动时间可定为10分钟。而一些大运动量的项目，如击剑、篮球、足球等，每次运动时间可定为5分钟。

自我感觉估量法：除上述方法外，患者还可以根据自我感觉来判定运动量是否合适。如果运动后没有发热感，没有出汗，脉搏没有明显变化，或脉搏在2分钟内迅速恢复，则是运动量不足，可适当加大运动量。如果运动后感觉有微汗及轻度肌肉酸疼，经过5~10分钟的短暂休息，症状消失，心率恢复到运动前的水平，且运动后感觉轻松、愉快，食欲和睡眠良好，次日精力充沛，则表明运动量比较合适。如果结束运动后10~20分钟心率仍未恢复正常，并感胸闷、心慌、气短，不思饮食，睡眠欠佳，且次日周身乏力、酸疼，则表明运动量过大了，应及时减少运动量。

如果是老年糖尿病患者，运动时还应该尽量避免在光线暗淡或湿滑的地方进行，最好结伴出游，以防发生意外。

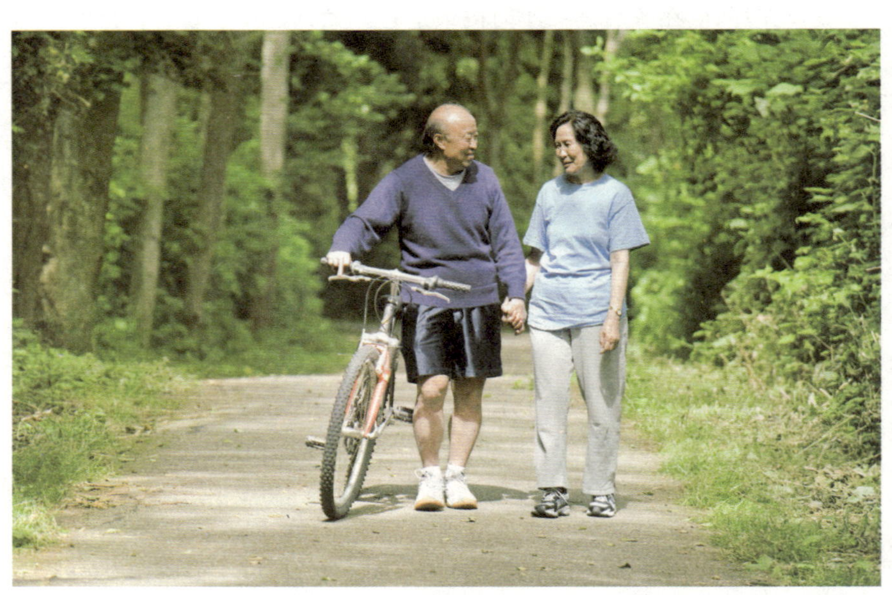

第五章

规律生活，与糖尿病和谐共处

●除病毒感染和遗传因素之外，糖尿病的病情完全可以通过控制饮食和改进生活方式得到改善。时刻注意生活中的细节，养成良好的生活习惯，与糖尿病和谐相处，减少糖尿病并发症发生的概率。

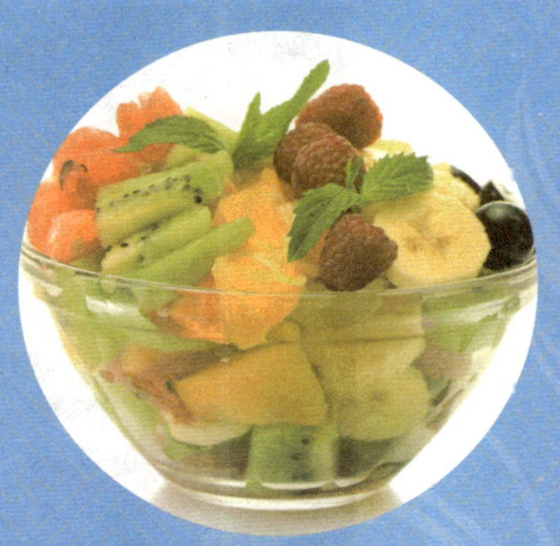

别让压力掌控你的血糖

国外多项研究显示，糖尿病的发生与长期精神压力太大密切相关，我们称后者为“慢性应激状态”。国内也有人进行过大量数据调研，结果证实，慢性应激状态可能是糖尿病的独立风险因素，也就是说没有其他任何问题，仅仅是长期精神压力大就可能导致人患上糖尿病。

压力与血糖

应激源（也就是压力源）包括：严重的生活事件，如亲人突然亡故，尤其是配偶的死亡；人际关系的持续紧张或社会关系的意外变化，如长期夫妻关系不和、同事关系紧张、工作压力大、亲人生离死别等；自然灾害，如火灾、地震、山洪暴发等威胁生命和导致财产巨大损失的灾难。

一项对5 000名参与者进行的为期13年的追踪调查得出了这样的结论：与承压水平最低的人相比，在较大压力下工作的人患上2型糖尿病的风险会高出45%。另一项研究告诉我们，2型糖尿病患者对压力的反应与健康者不同。研究团队对420名成年人进行了观察，结果发现，2型糖尿病患者要花更长的时间才能从应激事件中恢复过来。

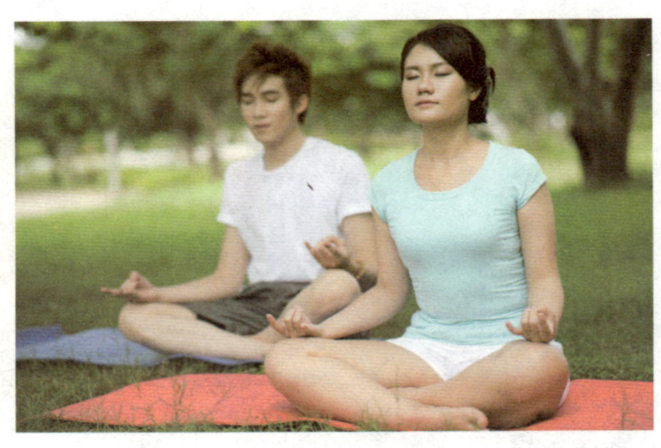

由以上研究结果可以看出，糖尿病患者承受压力的能力相对较差。这其实也很好理解，因为糖尿病患者血糖更高。而应激事件会使人压力骤然增大，引起血压、血糖升高，心率加快等反应，健康人只需90分钟就能降到正常，而2型糖尿病患者通常在90分钟后还未恢复。此外，2型糖尿病患者体内的皮质醇含量较高，这也可能是他们更容易受到压力影响的原因。很多患者都有这样的体会：压力增加，血糖就会产生波动，如果心情不好、睡眠差，则血糖很难保持平稳。

正因为糖尿病患者更不易承受压力，所以进行压力管理很重要。研究表明，糖尿病患者患抑郁症的概率是正常人群的3倍，约有1/2的糖尿病患者都患有不同程度的抑郁症。

自我调节缓解压力

改善压力带来的负面影响最好的方法就是进行自我调节，具体的做法可以参照以下几条建议：

❶ 设立几个小目标。如每天定时测血糖、每天坚持锻炼30分钟。亲手制作健康的工作午餐；提前测出每份食物的淀粉含量；用闹钟提醒自己检测血糖和按时服药；用专用药盒摆放药物，便于服用。这些小目标容易实现，也能够明确增加患者的自我掌控感，当自我掌控感比较强的时候，压力就会比较小。

❷ 定期和医生交流病情。不要错过每一次复查，复查是患者与医生交流病情的重要机会。去医院之前，写下问题，以免忘记。这种交流能够让患者清楚自己的情况，而对情况的了解是能够让患者安心的根本。

❸ 将锻炼分解。运动治疗是很重要的方法，但很多糖尿病患者苦于找不到足够的时间来锻炼。如果没有充足的时间锻炼，可以将每天的时间分解，例如将锻炼30分钟分解为每餐后散步10分钟，这样就能达到每天锻炼30分钟的目的了。

❹ 在生活中找乐子。每天花些时间做自己喜欢的事，如拜访好友、看喜剧、找朋友聊天、养小动物等，不要为鸡毛蒜皮的小事斤斤计较。每天按时睡觉，每晚都保证6～8小时的高质量睡眠，有助于缓解压力。

糖尿病患者逢年过节应该注意什么

中国传统文化里原本就有各种民俗节日，近现代以来又增加了许多外来节日，过节是平淡生活的一种调剂，也是人们享受美食的时候。对在外奔波、辛苦一年的人来说，鸡鸭鱼肉、山珍海味、美酒佳肴无疑充满着诱惑。然而，对食物品类与定量有严格要求的糖尿病患者来说，这样的诱惑却是一个严峻的挑战。笔者也在这里提出糖尿病患者在节日饮食上应注意的几个要点。

时刻牢记定时定量饮食原则

节假日生活规律极易被打乱，而吃饭时间与饭量则更容易因此而改变，这必然会影响人体生物钟，如果只按时吃药而未按时吃饭也会引起低血糖。面对节假日的美食诱惑，面对亲友之间的盛情邀请，在各种欢聚的场合里，只有时时刻刻提醒自己“我有糖尿病，定时定量的饮食原则绝对不能放松”，才能维护好自己的身体健康。如果忘记了自己糖尿病患者的身份，最终损害的是自己的身体和家人的幸福。

清淡饮食

大鱼大肉是过节餐桌上的重要主题，虽然现在生活条件已经大幅改善，几乎不存在有什么食物只有过年过节才能吃到，但是这样的习惯仍然在延续。没有如山似海的精美食物，就总感觉少了点儿节日的氛围，所以不管在家还是在饭店就餐，高油、高盐、高糖都是难以避免的。不过在众多诱人的食物中，总还是有一些相对清淡的选择，作为一个糖尿病患者，一定要克制自己的食欲，挑选更加清淡的饮食，为自己的身体保驾护航。

限制精米细面

五谷杂粮是糖尿病患者的好伴侣，但逢年过节，大部分人都会忘记应多吃平衡血糖的全谷类食物。粮食加工越精细，血糖生成指数越高，越不利于糖尿病患者控制血糖。春节期间，尤其要注意避免过多食用精细米面加工而来的面包、馒头、年糕、汤圆、元宵等。如果特别想吃，可以尝试自制，将原料中的精米白面部分替换为小米、燕麦等全谷物，这样健康美味两不误。

限制零食

零食就是除了一日三餐以外的即食食品，包含范围较广，如坚果、鲜果、蜜饯、糕点、饮料等。在我们的传统习俗中，节假日期间（尤其是过年）家中应常备各式零食招待客人，客人进门坐下以后就端出一盘零食，热情相邀。但是糖尿病患者是不宜吃零食的，因为多数零食的热量或血糖指数都比较高，很容易使患者因摄取过多的热量而导致血糖波动较大，影响病情的稳定，所以一定要加以限制。

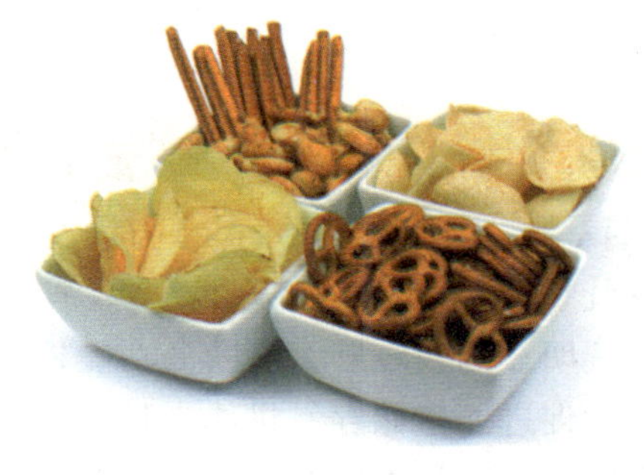

限量饮酒

在许多场合中，中国人吃饭的同时离不开喝酒，可能一顿饭下来，饭桌上的人都没有吃几口饭，却喝了不少的酒，甚至大醉酩酊的时候也不少。一般来说，糖尿病患者是不能饮酒的，但是有时候确实无法避免，所以偶尔、少量地喝点酒也是可以的。少量的概念是指红酒50～100mL、啤酒250～350mL或低度白酒50mL，此外还应相应减少25g左右的主食摄入。千万别以为酒精在人体代谢过程中不需要胰岛素参与，一般不会使血糖升高就可以多喝。

控制血糖，从控制体重开始

一谈到控制体重，很多朋友的第一反应一定是减肥，但对于糖尿病患者来说却并不是这样。有些糖尿病患者的体重会不断下降，反而需要增加体重；而有些患者却超重，需要减肥。这是为什么呢？体重与糖尿病有什么关系？糖尿病患者应该如何控制体重？控制血糖与控制体重又有什么关系呢？本节就来探讨一下血糖与体重之间的联系。

糖尿病的类型与体重

我们先来谈谈糖尿病类型与体重的关系。目前糖尿病分为1型糖尿病和2型糖尿病，1型糖尿病患者多数消瘦，2型糖尿病患者多数肥胖。胰岛素抵抗明显的人较胖，而胰岛功能较差的人多数较瘦。这是因为胰岛素是一种促进能量储存、机体生长的物质，胰岛素缺乏越明显，越不容易储存能量，于是人就会消瘦；反之，胰岛素抵抗明显，血中胰岛素水平越高，就越容易发胖。

所以，1型糖尿病的典型症状之一就是体重下降，因此这类患者需要增加体重；2型糖尿病发生在肥胖者身上的概率更高，这类患者则需要降低体重。而我们所说的控制血糖从控制体重开始，讲的就是要把体重控制在正常范围内，不能太瘦也不能太胖。

了解正常体重的范围

如何明确正常体重的范围呢？相信很多朋友都听说过标准体重，标准体重通常用BMI来衡量，是用体重（kg）除以身高平方（m^2）得出的数字，是国际上常用的衡量人体胖瘦程度以及是否健康的一个标准。当我们需要比较及分析体重对不同身高的人所带来的健康影响时，BMI是一个中立而可靠的指标。中国人的BMI正常范围参考值为18.5～23.9。

 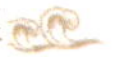

1型糖尿病患者如何增加体重

1型糖尿病患者多数都是那种不管怎样吃都不会胖的人，甚至体重还有可能持续下降，直至形销骨立。这是因为患者体内没有足够的胰岛素，身体无法直接利用血液中的葡萄糖，当身体缺乏能量时，只能转而去消耗脂肪，于是患者就会日渐消瘦下去。

那么1型糖尿病患者应如何增加体重呢？首先要排除那些让体重始终上不去的因素，包括让医生帮助确认治疗药物是否合适、有没有器质性疾病等；然后才是想办法增加体重，包括少量多餐以加强消化吸收、积极补充维生素和铁元素；最后要注意的是一定不要矫枉过正，增加体重到正常水平时就要把饮食调整回来，不要超重了。

2型糖尿病患者如何减少体重

2型糖尿病患者大都需要减轻体重，可以通过控制饮食和适量运动来实现。减轻体重，尤其是减少腹部脂肪，可使胰岛素抵抗程度减轻，对病情有利。近年有2型糖尿病患者也会使用一些正规的减肥药，如肠道脂酶抑制剂奥利司太，使体重下降。他们虽未用降糖药，却发现血糖水平也能随体重减轻而下降，由此可见减重在糖尿病治疗中的重要性。另外，2型糖尿病患者在选择降糖药时，也需考虑到药物对体重的影响。一般认为，磺脲类、格列奈类及胰岛素容易使体重增加，而二甲双胍等则易使体重下降。

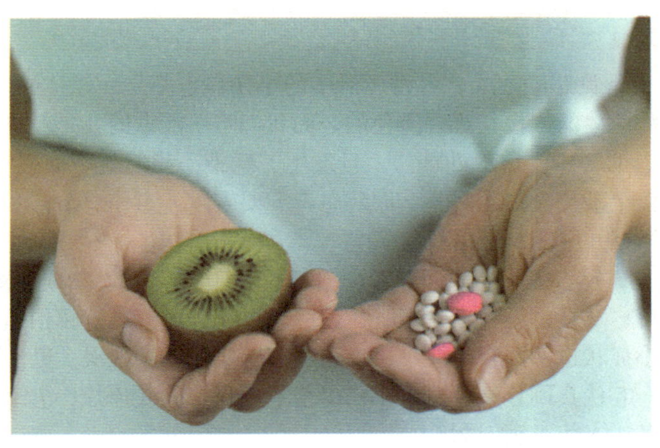

积极预防感染

糖尿病患者最应该注意防护的就是日常生活中的感染，一旦感染，后果难以想象。

糖尿病患者常见的感染类型

泌尿系统感染：泌尿系统感染是一种常见的感染类型，有时候可导致严重的并发症，如严重的肾盂肾炎、肾及肾周脓肿等。常见的致病菌有大肠杆菌及克雷白氏杆菌。

呼吸道感染：肺炎常见的致病菌包括葡萄球菌、链球菌及革兰氏阴性菌。糖尿病患者是肺炎球菌感染的高风险人群，毛霉菌病及曲霉病等呼吸道真菌感染亦多见于糖尿病患者。

结核：糖尿病患者结核的发生率显著高于非糖尿病患者，并且多见非典型的影像学表现。

其他感染：皮肤感染也是常见感染之一，多见于糖尿病患者的下肢。足部溃疡的常见致病菌包括葡萄球菌、链球菌、革兰阴性菌及厌氧菌。牙周炎在糖尿病患者中发生率也有增加，易导致牙齿松动。外耳炎同样常见，但常被忽略。

慎重对待感染

除以上常见感染之外，各种生活中的小伤口也都是病原体的入侵之处。事实上，病原体的入侵是难以避免的，而我们唯一能做的就是及早地发现病灶，及时、彻底、妥善地处理。一旦发生了感染，我们就应彻底治愈伤口。例如当膝盖上破了个口子时，糖尿病患者需要着重注意伤口清洁和养护，直到它彻底结痂并脱落，长出新皮。

在这里，笔者提出糖尿病患者可用于预防日常感染的“8项注意”：①注意控制血糖；②在感染程度较轻时，就应予以充分注意；③哪怕是咳嗽、感冒这样的小症状也不要轻易放过，谨防肺部感染；④勤洗澡、勤洗手，保持体表干净；⑤认真刷牙；⑥对于小伤口绝不姑息，彻底治疗；⑦睡觉时避免着凉；⑧充分休息，适当锻炼。

养成好的睡眠习惯，向糖尿病说“不”

糖尿病患者要想将血糖控制在比较平稳的水平上，就必须坚持有规律的生活，很重要的一点就是要养成良好的睡眠习惯。

改变不良睡眠习惯，平稳降糖

凌晨4时到上午9时，是血糖最容易升高的时段。假如糖尿病患者在早晨没有按时起床，没有按时吃饭，整个白天的血糖变化就会被彻底打乱，从而引起血糖的明显升高，增加肾脏的负担，同时增加对血管的伤害，也加重了病情。

除了可能引起血糖水平的升高外，对某些注射胰岛素的患者来说，睡懒觉也可能会导致低血糖反应的发生。特别是注射中长效胰岛素的患者，假如早晨不及时吃饭，前一天晚上注射的药物还在起作用，就很容易发生低血糖。对于年纪比较大的糖尿病患者来说，睡眠中的低血糖会导致昏迷，严重时甚至会危及患者的生命。

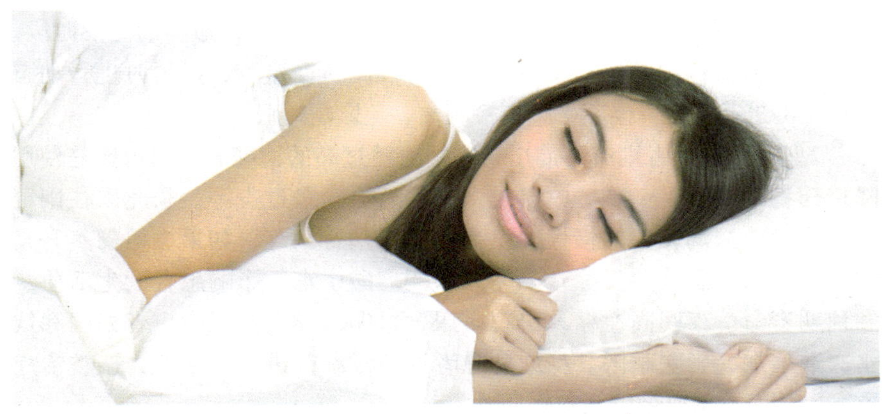

因此，糖尿病患者要平稳降糖，应从改变不良睡眠习惯入手。晚上睡觉的时间不要太迟，最好在10时之前，而第二天早晨应在6–8时起床，将每天的睡眠时间保持在8小时左右。即使有工作需要，也尽量不要打乱睡眠规律，不要耽误按时治疗。

培养良好睡眠习惯

糖尿病患者要想在晚上有一个良好的睡眠质量，需要注意以下几点：

❶ 控制白天的睡眠时间。除老年人白天可适当小睡片刻外，应尽量避免在白天睡觉。

❷ 养成良好的睡眠习惯。生活方式有规律，保持正常睡醒的节律。糖尿病患者尽量不在床上看书、看电视或工作。

❸ 入睡前6小时避免摄入刺激性物质，如咖啡、酒精、浓茶或大量吸烟等。睡前不进行剧烈运动，不听摇滚等刺激性音乐，准备入睡时可以伸个懒腰放松，也可通过反复计数的方式去放松心情。入睡时可选择舒适的姿势，如右侧卧等，尽量避免声光刺激，心平气和、排除杂念、放松心境。

❹ 有失眠症状时要及时就医，经医生评估后对症治疗。如出现打鼾等症状，要及时检测甲状腺功能。同时应注意控制体重，超重和肥胖者则需要在医生指导下减肥。

睡眠期间注意事项

1型糖尿病患者发生夜间低血糖的风险更高，并且使用胰岛素和促胰岛素分泌剂会进一步提高这种风险。夜间入眠后是低血糖的高发时段，怀疑发生低血糖的糖尿病患者应当进行夜间血糖监测，必要时进行动态血糖监测进行验证，但不必整夜检测，以免影响睡眠。

2型糖尿病患者则有可能出现夜间血糖过高的情况，原因可能是使用降糖药物剂量不足、晚餐吃得过多、餐后运动量过少等，长此以往则可能会诱发糖尿病相关的慢性并发症如糖尿病肾病等。如果血糖骤然升高还可能会出现急性并发症，如糖尿病酮症酸中毒，影响患者的生活质量和预期寿命。夜间高血糖易出现多尿、口渴，导致糖尿病患者如厕和饮水次数增加，影响睡眠。糖尿病患者可遵医嘱改进生活方式，调整治疗方案，从而控制血糖以利安眠。

做好牙齿和皮肤的清洁保健

在生活习惯方面，还有几个细节需要糖尿病患者特别注意，即对牙齿和皮肤的日常护理。虽然在通常情况下普通人对这些地方往往关注较少，但对糖尿病患者而言，保持这些地方的清洁卫生却尤为重要。

牙齿的清洁保健

一般而言，患糖尿病的时间越长，口腔疾病的患病率也就越高。这是为什么呢？因为糖尿病患者唾液分泌减少，唾液糖分升高，且伴随机体抵抗力降低等情况，极易引发口腔并发症，从而使患者患上牙周炎等口腔疾病。牙周病是糖尿病的第六大并发症，其主要表现为牙龈红肿、肥大或萎缩，并最终会导致牙齿的松动和脱落。对牙齿的保健应该全方位进行，而且要持之以恒，这样才能取得事半功倍的效果。

牙齿保健的方法主要有饭后漱口，早晚刷牙，使用正确的刷牙方法，定期更换牙刷，使用牙线彻底清除牙缝中的食物残渣，时刻保持口腔清洁等等。如有条件，还可以选用保健牙刷和含氟牙膏。另外，甜、黏、酸的食物也应尽量少吃。

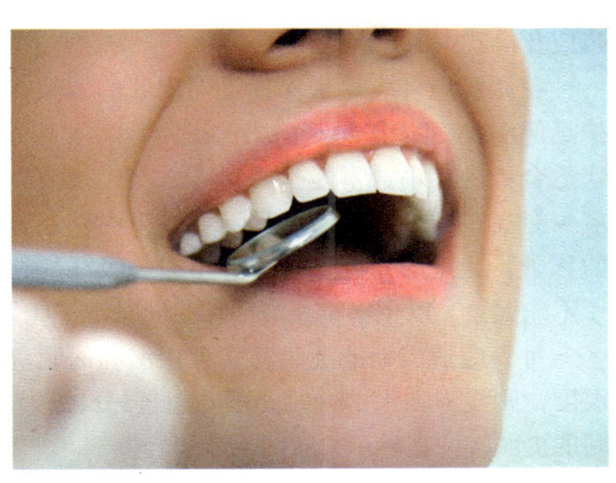

皮肤的清洁保健

皮肤病变也是糖尿病的常见并发症之一，患者会出现各种皮肤症状，并因此影响到自己的日常生活。发病机制是以微血管病变为主的多因素的病理过程。

皮肤的清洁保健主要包括不要让皮肤被曝晒，强烈的阳光会灼伤皮肤。当需要到室外活动时，应穿着防晒遮阳的服装，至少应符合防日光照射保护措施1.5级的标准。

另外，想要保持皮肤的湿润，可以使用保湿滋润型护肤品。在寒冷、干燥的月份中，应注意保持房间湿润。平时应大量喝水，喝水也可以帮助皮肤保持湿润。但对脚趾之间、腋窝和腹股沟部的皮肤，需要注意保持干燥，可用爽身粉撒在这些部位上。

保持皮肤清洁很简单，经常用温水洗澡或淋浴即可，但需要注意，太热的水也会使皮肤干燥。

在进行皮肤的清洁保健时，需要特别加强对足部皮肤的清洁。糖尿病患者因并发血管及神经病变，极易引起足部皮肤的干燥、龟裂，从而诱发细菌感染，严重的还会造成皮肤破溃甚至脚趾坏死，这就是“糖尿病足”。预防糖尿病足可以每天一次在明亮处仔细地检查足部，特别要注意趾间和脚掌部，检查是否有裂痕、抓伤、水疱、红肿、鸡眼、胼胝等，切勿自己用小刀、锉子等去除硬斑、鸡眼和胼胝，即使是很小的伤口，也应及早就医治疗。

糖尿病患者应尽量保持足部皮肤的柔软，可以使用一些润肤膏来保护足部皮肤，防止干燥（脚趾间除外）。要选择合适的鞋子，鞋子的尺寸应适合脚的大小，不能挤脚，穿之前先摸摸鞋里是否粗糙，女性患者则应少穿高跟鞋。另外，尽量不要在室内外赤脚行走。秋冬可以穿着较厚的袜子，让足部充分保暖，选用透气吸汗的纯羊毛和纯棉袜子最好，袜子不能太紧，以免影响血液循环，同时袜子应每天更换。

每天应适当地清洗足部，可用温和的肥皂洗脚，水温不要超过体表温度，脚浸泡在水中的时间不要超过5分钟，浸泡时应特别注意清洗脚趾间的皮肤，洗完后用柔软的毛巾轻轻擦干。

糖尿病患者出差或旅游时应注意什么

人类对户外有天生的亲近感，但糖尿病患者往往会因为害怕旅程中出现血糖大幅波动、难以管理的状况而不敢外出，因而错失了与家人好友共同外出旅游的机会。但其实只要准备充分，糖尿病患者也能自由出行，享受旅行的快乐。那么具体来说，糖尿病患者出行时要注意什么呢?

评估病情是否适合出行

准备制订旅游计划时，应先到医院进行血糖及相关并发症的检查，根据检测结果及专科医生的建议来决定现在的病情是否适宜出行，如决定出行，则需牢记出行时相关的注意事项及相关建议。倘若检查结果显示血糖控制状况不佳或存在感染，切勿勉强出行，以免出现意外。倘若经评估后血糖控制尚可，但有糖尿病慢性并发症存在，需避免远行，可就近适度游玩。

病历随身不能忘

旅行途中存在饮食、运动、睡眠及劳累等不确定因素，均会导致血糖波动，患者可能出现意识不清、昏迷等紧急意外状况。糖尿病患者出行时应该随身携带病历记录或熟悉的医生的联系方式，以便快速让急诊医生了解病情，确保得到迅速有效的治疗。

药物携带需足量

携带足够的药物是保证糖尿病患者能够顺利出行的重要因素。无论是口服药物还是注射用的胰岛素，都建议携带2周或2周以上的用量，并且应带上处方笺，以防有旅途延长等意外情况出现。尽可能带上血糖监测仪，方便随时监测血糖，以便指导用药。另外，如需要用到注射泵，最好准备备用泵，以防在旅途中发生故障。切忌因为目前的血糖较为稳定而心存侥幸，嫌麻烦不准备药物或在旅游期间擅自停药。

药物存放要小心

药物在过热或者过冷的环境中性状可能会发生变化，例如汽车后备厢或者飞机货舱等环境都不宜存放药物，因此最好是放在随身行李里，这样也方便随时取用药物。

零食糖片随身带

出行途中，由于运动量和平时不同，进餐时间也可能有所延误，患者随时可能出现低血糖状况，因此随身口袋里一定要准备好面包、葡萄糖片等零食，以备不时之需。

多重预防更安心

旅行中晕车、晕船、晕机及中暑情况并不少见，常引起呕吐、脱水等反应，并导致血液浓缩，血糖升高，对糖尿病患者非常不利。因此应该及时喝水补充水分，提前服用药物，并且在出行之前查询好景点附近的医院，做好多重预防措施，使旅途更为安全。

足部保护不能少

当糖尿病患者血糖控制不佳时，由于足部血液供应不足常使感染难于愈合，即便是细微的损伤也有可能发展为足部坏疽。而旅行时必然比日常走路更多，因此鞋子必须柔软舒适。当足部出现水肿时，需更换合脚的袜子和鞋子，并经常检查鞋内有否掉进沙、石，如出现足部破损，千万不能掉以轻心，必须到医院进行及时处理。

饮食摄入需谨慎

外出旅行，糖尿病患者仍需以少油、少盐、清淡、低热量为饮食原则。面对多糖多油、浓油赤酱等美食诱惑时，建议糖尿病患者浅尝辄止，不可贪多，并及时监测血糖，调整用药方案。

只要糖尿病患者能做到以上几点，快乐出行就不再只是奢望！

糖尿病患者感冒时应该注意什么

感冒会对糖尿病患者的健康造成巨大危害，这主要是因为高血糖环境有利于病原微生物生长，是病原微生物增殖的温床，加之糖尿病患者抵抗力较低，所以在感冒时更容易出现包括上呼吸道感染在内的各种问题。

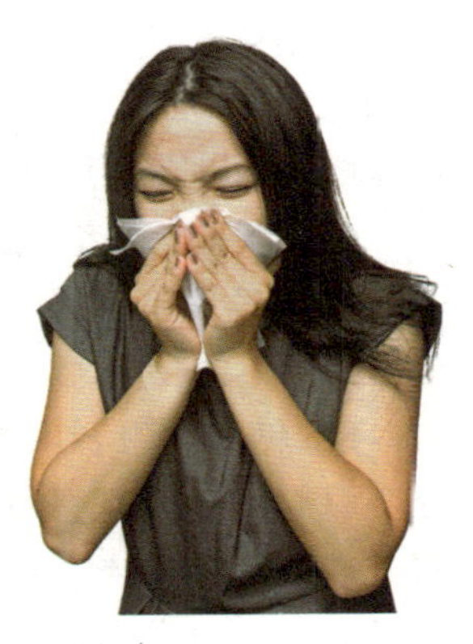

因此糖尿病患者对待感冒就更应该格外谨慎小心，绝对不能置之不理。感冒可能对糖尿病患者产生的影响是十分可怕的，所以患者一旦感冒就应及早治疗，要防止小感冒对自己的身体和病情造成更大的损伤。

感冒了怎么办？

首先，糖尿病患者一旦感冒，就要增加血糖监测次数，特别是使用胰岛素治疗的患者。在空腹、饭前、饭后、夜间等时间点都应该监测血糖。

其次，如果能进食，尽量不减少饭量，以免血糖波动。如果吃米饭消化不好，可以改喝粥来代替。

再次，服用口服降糖药的患者，如果有食欲下降、恶心、呕吐等消化道症状，可先把二甲双胍、阿卡波糖停掉，因为这两种药有消化道副作用；如果食量下降，且血糖监测显示血糖下降，药物应减量；发烧后血糖会升高，降糖药则应加量。如果出现高热，或发热3天以上，要及时去医院治疗，或在医生的指导下改为胰岛素治疗。

最后，对于使用胰岛素的患者，如果因为饭量下降导致餐后血糖下降，应该减少餐前胰岛素的注射剂量，但基础胰岛素剂量应保持不变。如果因为发热等应激状况导致空腹血糖升高，则应该增加基础胰岛素的剂量。

感冒注意要点

❶ 感冒会对血糖产生一定的影响：病毒感染、感冒后的发热、机体炎症等，可作为一种激发因素，引起血糖升高与波动。此外，感冒后糖尿病患者痰里的糖分含量会增加，易成为细菌培养基，从而导致肺部感染，感染则会使血糖急剧升高，又引起糖尿病并发症等一系列问题。所以如果患了感冒，糖尿病患者要及时治疗，同时要注意监测血糖，并适量地增加降糖药的用量。

❷ 糖尿病患者一般免疫力较低，感冒后又容易并发其他感染，所以平时要积极预防感冒，多参加体育锻炼，提高自身免疫力，感冒后应积极治疗。

❸ 糖尿病患者用药注意事项：感冒药中常含有盐酸伪麻黄碱，该成分会引起血糖升高，所以糖尿病患者吃感冒药前一定要仔细阅读药物说明书。如新康泰克、白加黑、泰诺等，这些药物均含有一定的盐酸伪麻黄碱成分，容易引起血糖升高，糖尿病患者应慎服，并且最好在医生的指导下服用。此外，抗感冒药物与降糖药物应尽量分开服用。

❹ 糖尿病患者在服用感冒药期间，要多喝水。如感冒同时伴有发烧，在服用感冒药物后，患者退烧时会大量出汗，而糖尿病患者大量出汗可能会引起血糖波动。因此，为了防止退烧时水分的大量流失导致脱水，糖尿病患者在服感冒药期间，要注意补充水分。

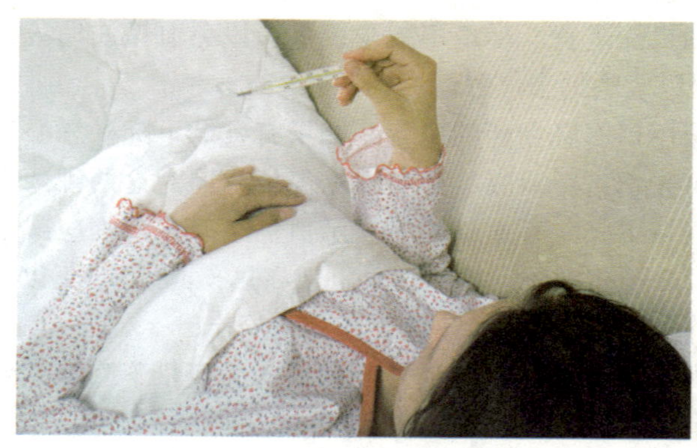

糖尿病患者洗澡应该注意什么

糖尿病患者的洗澡也是有讲究的。洗澡是我们日常生活的一部分，但很多人不知道的是，糖尿病患者如果洗澡不正确也是有风险的，也曾有糖尿病患者在洗澡时猝死的案例出现。那么，糖尿病患者洗澡时有什么要注意的呢？

洗澡时的注意事项

准备：洗澡前要先备些糖果或水果，以备患者出现低血糖或身体不适时食用。患者在洗澡的时候最好有家人在旁边陪护。

水温：以37～40℃为宜，糖尿病患者多数伴有神经病变，对温度感觉迟钝，有些患者可能会因水温过高导致烫伤，因此在洗浴前最好先用温度计测量一下水温。另外，水温过高还会使人体全身表皮血管扩张，心、脑等重要器官血流量减少，容易因器官缺氧而诱发心脑血管疾病。

时间：最好是在饭后1～2小时内，这时血糖相对稳定。患者应避免空腹或刚打完胰岛素就洗澡，否则很容易出现低血糖。除此之外，饱餐后人体消化系统开始工作，这时洗澡会影响消化；饿的时候洗澡就更危险了，此时人体血糖降低，很容易导致晕厥；剧烈运动后立刻洗澡容易造成心脏、脑部供血不足，甚至晕厥。另外，洗澡时间过长会使头部血液供应相应减少，易导致脑缺血，因此洗澡时间最好控制在30分钟以内。

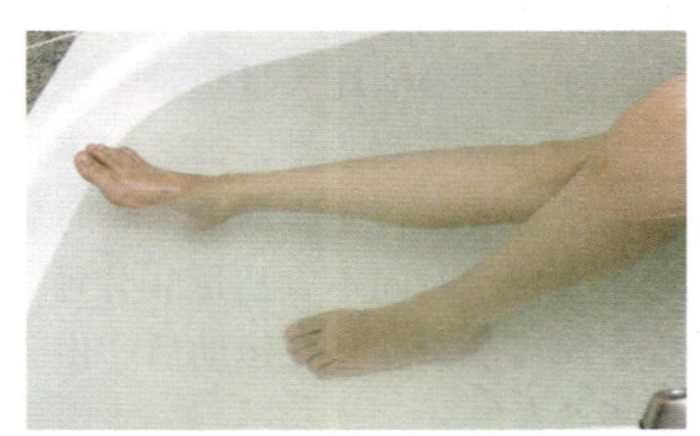

通风：很多糖尿病患者都有心脑血管疾病，不宜在密闭的浴室里洗澡，因为空气不流通会造成缺氧。

不要搓澡：大多数人洗澡时喜欢用力搓洗皮肤，认为这样才洗得干净。其实这样会破坏皮肤的保护屏障，很容易引发感染。

洗浴用品：碱性洗浴用品在使用过程中会除掉皮肤的油脂，导致皮肤更加干燥，很多护肤品含有的起泡成分都属于碱性，含有矿物正离子类的产品也偏碱性，目前市面上大多数的洗面奶以及肥皂都属于碱性护肤品。因此，要尽量选用弱碱性或中性的香皂、沐浴露而少用肥皂。浴后最好在容易干燥的部位抹润肤乳，以保持皮肤湿润，这样就可以减少皮肤瘙痒。

什么时间不宜洗澡

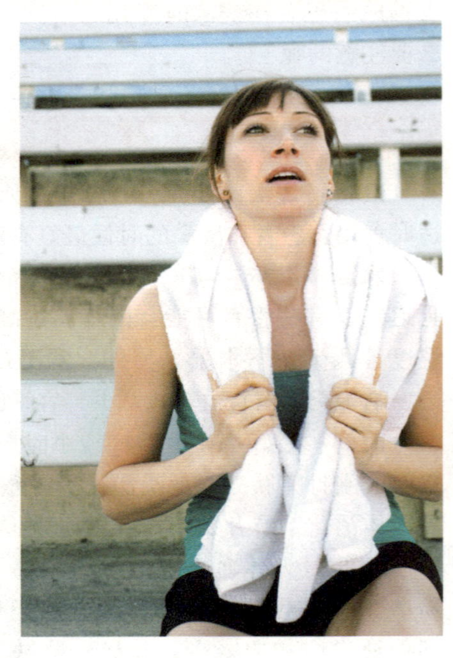

运动后不宜立刻洗澡。很多人都喜欢在运动后冲个澡。但是，对于糖尿病患者来说，运动后却是不可以立即洗澡的。因为运动会引起血流的再分配，会使得肌肉以及皮肤等处血液存量较多。如果糖尿病患者运动后立刻洗热水澡，会继续增加肌肉和皮肤内的血液流量，进而导致心脏和大脑供血不足，轻则头晕眼花，严重者会虚脱，还有可能因低血糖昏迷，进而危及生命。因此，糖尿病患者运动后不要立刻洗澡。

另外，糖尿病患者刚注射完胰岛素也是不可以洗澡的。洗澡会加速血液循环，使胰岛素吸收加快，加之洗澡消耗大量热量，糖尿病患者很容易出现低血糖的现象，如果因低血糖导致头晕，加之浴室地板光滑，很容易发生意外。因此，糖尿病患者最好打完胰岛素半小时后再去洗澡，而且洗澡时水温不要超过40℃，持续时间不宜超过30分钟。同理，不建议糖尿病患者打完胰岛素后立即运动，并且在运动后，由于活动量明显增加，可以相应加餐或减少胰岛素用量。

第六章

你不得不知的糖尿病用药常识

●糖尿病患者如果通过规律的饮食和运动无法控制高血糖，应该及早服用降糖药。糖尿病用药需根据血糖数值以及个人有无不适反应进行调整，那么到底糖尿病患者用药需要注意什么呢？

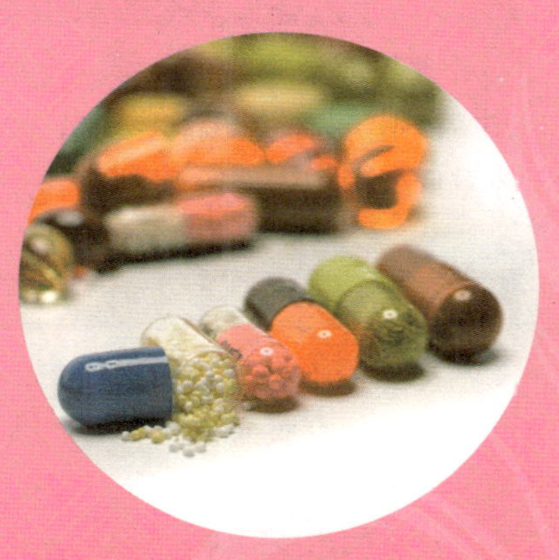

糖尿病患者用药的七大注意事项

糖尿病患者通过饮食治疗及适量运动，血糖仍未得到控制时，便需要服用降糖药，服药会一直伴随着很多糖尿病患者的日常生活。但降糖药物的种类颇多，在使用的时候一定要注意，应定时定量地服用，根据病情合理选择药物种类，以减少或避免不良反应的发生。关于糖尿病的用药常识，这里给大家总结了七大注意事项。

选择合适的药

1型糖尿病患者需终身进行胰岛素治疗，2型糖尿病患者则一般选用口服药治疗，大家要根据自己糖尿病的类型选用合适的药物。下面几种情况的2型糖尿病患者也需要用胰岛素治疗：饮食、运动及口服降糖药效果不佳，出现严重、慢性并发症，处于急性应激状态（如严重感染、大型创伤及手术等），处于妊娠期。

根据体重选药

理想体重应为（kg）= 身高（cm）－105。如实际体重超过理想体重10%，则认为体型偏胖，应首选二甲双胍或α－葡萄糖苷酶抑制剂。如实际体重低于理想体重10%，则认为患者体型偏瘦，应选用促胰岛素分泌剂。

根据高血糖具体情况选药

如空腹血糖不高，只是餐后血糖高，则首选α－葡萄糖苷酶抑制剂进行治疗。如空腹血糖和餐后血糖均高，治疗开始即可联合两种作用机制不同的口服药物，如“磺脲类＋双胍类”或者“磺脲类＋胰岛素增敏剂”。另外，对于初治空腹血糖＞13.9mmol/L，随机血糖＞16.7mmol/L的患者，可给予短期胰岛素强化治疗，消除葡萄糖毒性作用后再改用口服药。

不要混淆药物名称

每种药至少有两个名字，即药名和商品名，有的还会有一个化学名。其中药名只有一个，是世界统一的，一般用拉丁文或英文命名。中文翻译的命名也只有一个，但不同厂家生产同一种药时可起不同的商品名。比如，国际上命名的*Glipizide*，中文翻译名为“格列吡嗪”，各厂家生产的格列吡嗪的商品名有格列吡嗪、美吡哒、瑞易宁、迪沙片、优哒灵等。但无论是什么商品名，在说明书上都会说明每片药物含格列吡嗪的具体剂量。因此，只要弄清这些就不会吃错药。

了解降糖药的排泄途径和禁忌证

有些药只能通过肾脏排泄，有些药则只能通过肝脏分泌的胆汁排泄，以上两种排泄方式叫“单通道排泄”。有些药从肾脏和胆汁都可以排泄，这种排泄方式叫“双通道排泄”，但即便是双通道排泄的药物，从肾脏和肝脏排泄的比例也不同。如果患者排泄某种药物的脏器有障碍，这种药就不能使用，否则会引起药物在体内的蓄积，而降糖药蓄积可造成低血糖，并引发一系列严重的不良反应。

注意用药剂量

降糖药的目的是让血糖降低到正常水平，但如果不注意用药剂量，用药太多就很可能造成低血糖。胰岛素和大多数口服降糖药均有引起低血糖反应的危险，严重者可引起低血糖昏迷甚至死亡，使用时应根据病情选用剂量，并且从小剂量开始。轻度低血糖可饮用糖水缓解，严重时则必须静脉滴注葡萄糖注射液。

注意药物不良反应

磺酰脲类药物的常见不良反应为胃酸分泌增加、恶心、腹痛、腹泻，还偶见粒细胞减少及胆汁淤积性黄疸，并相对其他类口服降糖药更易发生低血糖反应；二甲双胍主要不良反应为胃肠道反应和乳酸酸中毒；α-葡萄糖苷酶抑制剂的主要不良反应为腹胀和肠鸣；胰岛素增敏剂存在肝毒性。在使用药物时应关注患者是否有较严重的不良反应，若不良反应较大则应及时就医，避免风险。

糖尿病患者如何做到合理用药

很多糖尿病患者都必须通过合理的药物治疗，有效控制血糖水平后，才能够像正常人一样生活。而选择适合的药物对糖尿病患者病情的控制起着至关重要的作用，那么怎样才算是合理用药呢？

血糖控制目标个性化

首先，每个人都应根据自己的病情确定自己的血糖控制目标。有些患者可能会问："难道不是所有患者都应该把血糖控制到正常水平吗？"事实上这是很难做到的。病程较短、预期寿命较长、没有并发症、未合并心脑血管疾病的2型糖尿病患者在不发生低血糖的情况下，应使糖化血红蛋白水平尽量接近正常值。而儿童、老年人和有频发低血糖倾向、预期寿命不长者，以及合并严重心脑血管疾病的患者血糖控制目标则宜适当放宽。

权衡疗效和安全性

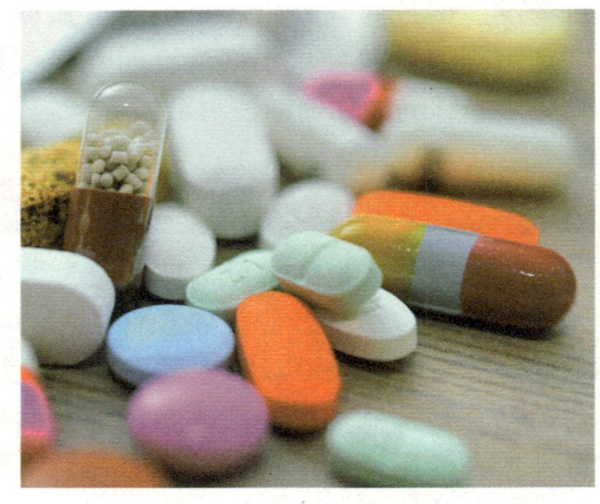

口服降糖药目前主要有五类，分别是磺脲类、双胍类、α-葡萄糖苷酶抑制剂、噻唑烷二酮类胰岛素增敏剂、非磺脲类胰岛素促泌剂。它们的作用机制和部位都各不相同，且通常不同作用机制的降糖药物可以联合使用。医生会根据患者的个人情况来权衡联合治疗的疗效与安全性，从而做出个性化选择。此外，现在还出现了基于肠促胰素酶的新型降糖药物二肽基肽酶Ⅳ（DPP-4）、胰高血糖素样多肽-1（GLP-1）受体激动剂等，患者也可以根据自身情况，在经医生许可后选择更适合自己的新型药物。

老年患者如何选择药物

糖尿病患者以老年人居多，他们的身体状况特殊，需要更加关注药物的安全性。因为老年人低血糖的危害更大，且老年人多有肾功能下降，所以适宜选择降糖作用弱的且不是主要通过肾脏排泄的药（如拜糖平、格列喹酮、诺和龙）等；当处于缺氧、心肌缺血的边缘状态，患者应尽量避免使用二甲双胍和噻唑烷二酮类药物，并慎重使用磺脲类口服降糖药，首选药物为胰岛素；血糖很高者宜先用胰岛素强化治疗；肾功能不全者宜选用格列喹酮、瑞格列奈、胰岛素、拜糖平；肝功能受损者可选用胰岛素治疗。

胰岛素治疗注意时机

胰岛素治疗是糖尿病治疗中的一个重要手段，以下情况适合使用胰岛素治疗：1型糖尿病患者在发病时需要胰岛素治疗，且需要终身胰岛素替代治疗；2型糖尿病患者在生活方式和口服降糖药联合治疗的基础上，血糖仍未达到控制目标；与1型糖尿病鉴别困难的消瘦患者；在糖尿病的病程中（包括新诊断的2型糖尿病患者），出现无明显诱因的体重下降者。一些特殊情况下的患者也需应用胰岛素，如初诊2型糖尿病且血糖很高的患者，应使用胰岛素强化治疗。感染及合并严重并发症、妊娠期、手术期患者，也需应用胰岛素治疗。

预防胰岛素治疗的不良反应

不良反应包括体重增加、过敏、水肿、视力模糊、注射部位脂肪萎缩、皮下脂肪增生、低血糖等。目前尚无有效手段可阻止2型糖尿病的进展，而且由于降糖治疗的强度不断加大，带来的严重低血糖事件发生率也会增加。而一次严重的医源性低血糖或由此诱发的心血管事件可能会抵消一生维持血糖在正常范围内所带来的益处，因此需要特别注意预防低血糖的发生。

正确掌握用药时间

选对药、选好药是治疗糖尿病的基础，除此之外还要学会正确用药。目前，糖尿病患者用药时主要是按照糖尿病类型、患者体型、有无其他伴随疾病、年龄等因素进行选药。除了用药类型外，在使用药物的时间方面也有很多需要注意的细节，把握好用药种类和用药时间，可以帮助糖尿病患者更好地控制病情，从而获得更加高质量的生活。

如何选择用药时间

糖尿病患者用药应“择时”，即把握一天中的血糖峰值，按时用药。一般应在血糖高峰之前1～2小时服药。

糖尿病患者在学会自我监测血糖后，只需一天测4～6次，连测数天，便可摸索出自己的血糖波动规律，并可依此规律来确定服药时间。此外，在日常生活中可以发现，很多糖尿病患者会在睡前服药，其实这种做法是需要纠正的。夜晚时患者的血糖水平已下降，一般无须服药降糖，若在血糖降低时继续服药，则会使血糖更低从而导致“反跳”，即第二天血糖上升（血糖很高的患者除外）。很多患糖尿病的老年人为了“平安过夜”，选择临睡前服药，其实这种做法是不正确的，也是很多人久服药物却无效的主要原因。

不同口服降糖药有不同服用时间

目前市面上的口服降糖药主要有磺脲类、双胍类和α-葡萄糖苷酶抑制剂三大类，它们都有各自的作用特点和服用时间。

磺脲类

磺脲类药物宜在饭前30分钟服用。磺脲类降糖药的主要作用原理是通过刺激胰岛β细胞释放胰岛素和抑制胰岛α细胞分泌高血糖素，从而达到使血糖下降的目的。因磺脲类降糖药经口服吸收后，需要一定时间来刺激胰岛β细胞，待胰岛β细胞分泌胰岛素后才能发挥降血糖作用，所以该类药物在饭前30分钟服用为宜。目前磺脲类药物已从第一代的甲苯磺丁脲和氯磺丙脲发展到了第三代。临床上常用的是第二代，如格列本脲（优降糖）、格列齐特（达美康）、格列吡嗪（美吡哒）、格列波脲（克糖利）、格列喹酮（糖适平）等，具体选用哪一种，患者应遵医嘱。

双胍类

双胍类药物宜在饭后服用。双胍类降糖药主要有苯乙双胍（降糖灵）和二甲双胍（苯甲福明）两种。它们通过促进肌肉等外周组织对葡萄糖的利用，从而起到降低血糖的作用，对肥胖的糖尿病患者尤为适合。由于该类药物中的盐酸盐制剂会对胃肠道产生不良刺激，故宜在饭后服用。

α-葡萄糖苷酶抑制剂

α-葡萄糖苷酶抑制剂宜与第一口饭同时服用。这类新型口服降糖药目前有阿卡波糖（拜糖平）、伏格列波糖和米格列醇三种，其特点是可在小肠内竞争性抑制糖苷水解酶，减少碳水化合物分解为葡萄糖的量，并延缓小肠中葡萄糖的吸收速度，从而使饭后血糖升高的幅度下降。因此，只有与第一口饭同时服用才能产生治疗效果。餐后血糖升高明显的患者，可选用α-葡萄糖苷酶抑制剂。由于该类药可使碳水化合物的消化吸收延迟，在肠道内停留时间增加，经细菌酵解后会产气增多，部分患者会因此发生腹胀、腹痛、腹泻等不良反应。

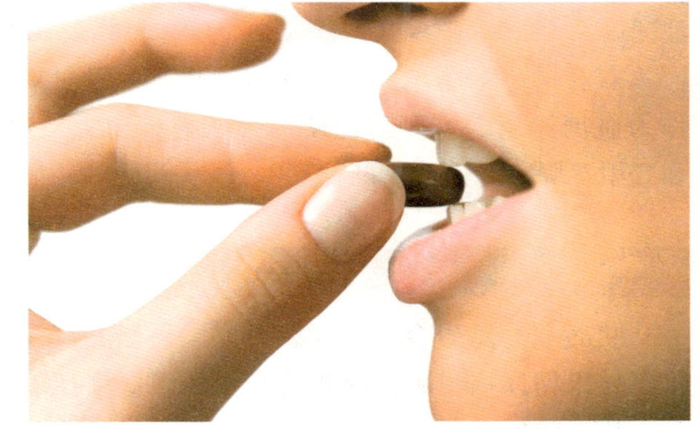

了解糖尿病的正确用药时间，可以在很大程度上减少糖尿病对患者造成的危害，并能够有效地预防并发症的发生。

糖尿病患者家中要常备哪些药品

糖尿病患者家中要常备哪些药品？很多朋友对这个问题不甚了解，认为有医生开的处方药就足够了，其实不然。虽然有些糖尿病患者靠运动与饮食即可控制好血糖，但除了血糖波动带来的不良影响外，糖尿病患者还很可能会出现很多急性并发症，因此在家中常备一些应急药品是非常有必要的。下面列举一些需要常备的药品。

胰岛素

胰岛素作为一种直接降糖药，主要用于1型糖尿病的治疗，这也是大家最为耳熟能详的。而2型糖尿病患者经饮食控制与口服降糖药效果仍然不好时，或有严重并发症、严重感染、重大手术及妊娠分娩等特殊情况时，也需要用到胰岛素。因此，无论是1型还是2型糖尿病患者，在家中常备胰岛素是有必要的。

双胍类降糖药

双胍类降糖药与胰岛素类似，也是一种见效比较快的降糖药，可以作为血糖控制的主要药物使用，该类药物主要包括苯乙双胍（降糖灵）和二甲双胍（降糖片）两种。

急救药

胰岛功能障碍会导致血脂升高，使脂肪沉积在血管里，造成动脉硬化。如果糖尿病患者同时患有高血压，高血压就会和高血糖一起损伤血管，让血管发生硬化，最终导致患者突发心脏病。因此糖尿病患者在家里应常备硝酸甘油、速效救心丸等急救药物。

中成药

有些患者更喜欢用中药来调理血糖，因为他们认为西药刺激性强，而中药调理更为温和，更适合长期服用。选用自己更信任的方式的确有助于获得更好的疗效，但熬制中药对许多人来说确实比较麻烦，所以糖尿病患者可以选用一些中成药。如果是肺肾阴虚型患者，可以选用六味地黄丸；气阴不足型患者，可以选用降糖丹、养阴降糖片、降糖舒胶囊、消渴丸；如果是阴阳两虚型患者，则可以选用桂附地黄丸（或口服液）、龟鹿二胶丸等中成药辅助治疗。

如果已经查明自己有某种并发症，那么治疗该种并发症的相关药物也应在家中常备。由于糖尿病的并发症种类很多，因此无法在这里一一列举，但大家要清楚治疗并发症的药物和降糖药一样，也是糖尿病患者日常生活中必需的药物。

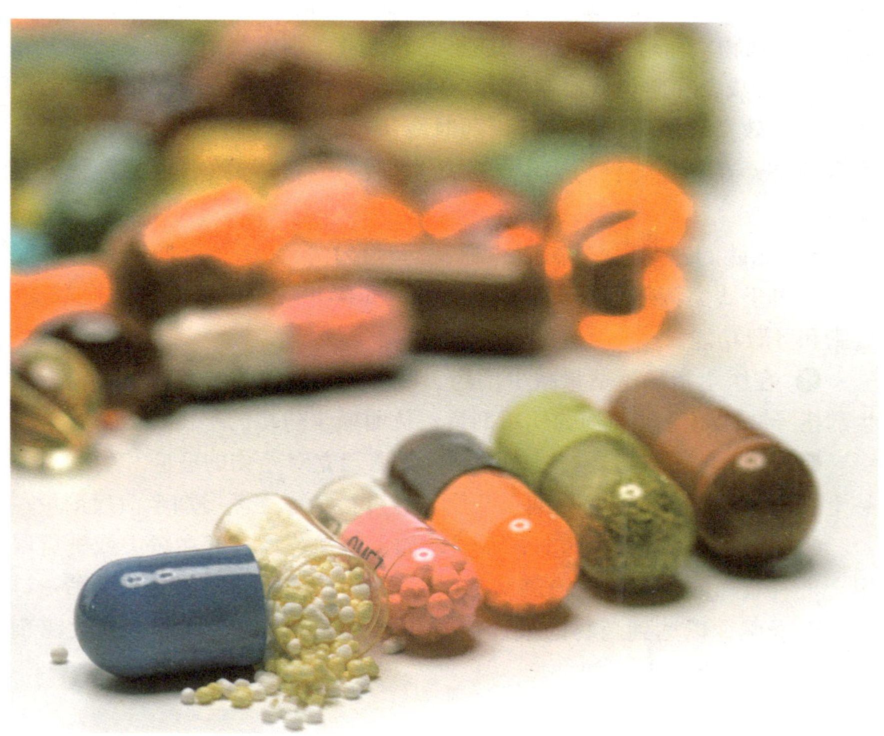

如何减少降糖药物的不良反应

俗话说，是药三分毒，降糖药也不例外。绝大多数降糖药物都会对人体产生副作用，但糖尿病患者又不得不长期服药，那么应该如何减少和避免降糖药物带来的副作用呢？笔者在此给大家提出以下几条建议。

❶ 有的糖尿病患者伴有肝肾功能不全，糖尿病急慢性并发症或者处于妊娠期、哺乳期，此类患者一定不能服用胰岛素促泌剂和α-葡萄糖苷酶抑制剂，同时也不能选择双胍类药物。对于胰岛素增敏剂，有上述情况的患者也需谨慎使用。对于已出现肾脏病变的患者，最好选择通过胆道排泄的药物。而对于严重肾功能不全的患者，则应改用胰岛素治疗。

❷ 为减少和避免低血糖发生，患者除注意饮食外，应尽量避免选择强力、长效类口服降糖药，且用药时应从小剂量开始，逐渐增加。还应注意的是，在各类降糖药当中，胰岛素促泌剂存在导致严重低血糖的可能性。

❸ 肥胖的2型糖尿病患者，通常同时存在高血脂、脂肪肝、肝功能异常，对于此类特殊患者，在用药期间应每隔1～2个月检查一次血常规、血脂和肝肾功能。

❹ 在医生指导下适量减少用药。可以在保证疗效的前提下，根据医生的指导减少每一种药物的使用剂量，从而减少药物的不良反应。

❺ 循序渐进用药。一般来说，胃肠道建立对药物的适应和耐受需要一个过程，因此一定要从小剂量开始，经过1～2周逐渐增加至治疗剂量。

❻ 在适宜的时间服药非常重要。如双胍类药物最好在餐中或餐后服用，可有效降低患者的胃肠道反应；α-葡萄糖苷酶抑制剂需要同第一口饭一起嚼服，以达到药物的最佳疗效并避免不良反应；而胰岛素促泌剂则最好在餐前半小时服用。

降糖保健品
不能替代药物治疗

保健品就是保健食品的通俗说法，我国的《保健（功能）食品通用标准》第3.1条将保健品定义为："保健（功能）食品是食品的一个种类，具有一般食品的共性，能调节人体的机能，适用于特定人群食用，但不以治疗疾病为目的。"市面上所谓的"降糖保健品"，无论广告宣传说得如何天花乱坠，终究也只是一种保健品，不能作为治疗糖尿病的药物使用。

那么市场上五花八门的降糖保健品究竟都是什么呢？不客气地说，基本上都是骗人的东西。这类保健品分为两种，第一种是根本就没有降糖的作用。这些保健品往往打着中医药的旗号，声称能够无毒副作用地降低血糖，但事实上到目前为止，中药还没有降糖特效药。这些保健品往往会在其主要成分中列出许多中药，如枸杞子、乌梅、葛根、蜂胶、茯苓、肉桂、莲子、西洋参、玉米花粉、鸡内金、泽泻、桑葚等，然而这些中药根本就没有降糖的作用，它们只是对肝、肾等脏器有所补益。所以消费者基本不可能因为吃了这些保健品就能降低血糖水平，就算血糖真的降低了，也绝非这些保健品的功劳。第二种是可能确实有一定的降糖作用，但是起降糖作用的成分是西药，而不是产品说明书上标明的中药。也就是说，厂商在中药中添加了西药类降糖药物，却谎称降糖是中

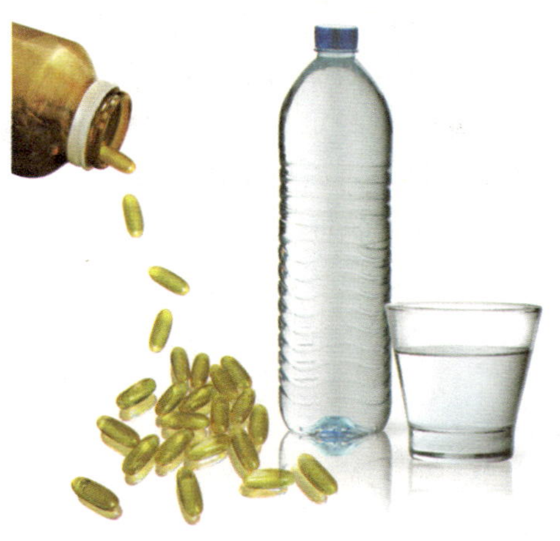

药的作用，让消费者误以为自己吃的是没有一丁点儿毒副作用的纯中药降糖制品。其实“中药没有毒副作用”这样的观念本身就是不正确的，但很多糖尿病患者基于这个错误观念去购买了中药降糖保健品，此类保健品大受欢迎，也恰恰是厂商迎合了患者的这种错误观念而产生的结果。

有的患者会说：“既然降糖保健品添加了西药中的降糖药物，那么用它来降糖不也挺好吗？既有西药的降糖作用，又有中药的保健作用，中西医结合效果更好。”如果事实真是如此，自然很好。不过这种想法存在两个问题：第一个问题就是药不能乱吃。降糖药是每个糖尿病患者都需要的，但是中成药是每个糖尿病患者都需要的吗？我们强调过每个糖尿病患者的身体状况都是不一样的，那么又怎么能用统一生产的保健品来补身体呢？如果身体本身不缺这些营养，却又想办法补，结果只会是“过犹不及”。并且市场上的一部分保健品并不是以治病救人为主要目的，而是以挣钱为主要目的，厂商往往会为了商业利益添加一些低价的降糖药，如优降糖、降糖灵等，这些药100粒才2.5元，且存在明显的副作用，目前在临床上已基本被淘汰。我们可以想一想，这样的降糖药吃下去，身体会越来越好吗？哪怕血糖看起来降低了，这些药物也会在无形中损伤我们的身体器官，甚至会引发危险的医源性低血糖。

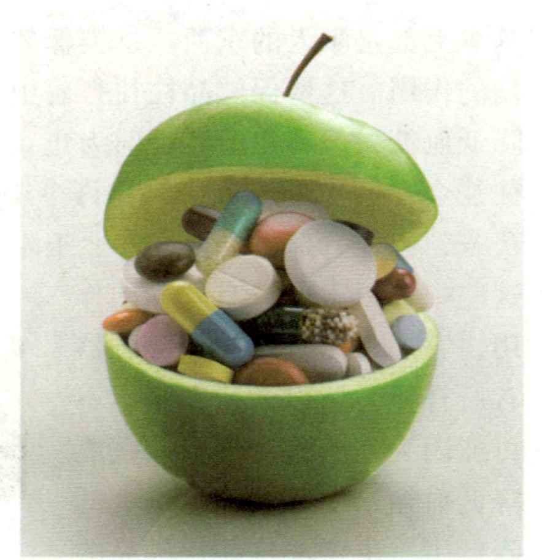

总而言之，大家不要期待只服用降糖保健品就可以达到降糖的目的，且降糖保健品的使用还会扰乱医生为患者量身定制的饮食治疗及药物治疗方案，所以千万不能盲目使用降糖保健品替代药物治疗。

降糖药联合用药的禁忌

有些糖尿病患者需长期服用降糖药，而每一种降糖药都有不同的药物禁忌。降糖药与某些药物同服，很可能减弱或增强降糖药的药效，造成血糖不稳定，甚至可能导致治疗无效，或危及患者生命，所以应谨慎使用。联合用药的好处可以用两句话概括：协同加强效果，互补完善机制。联合用药的禁忌则通常在药物说明中都会提到，如果仍然对此不太了解，那么不妨看看下面的总结吧。

解热镇痛药

阿司匹林可使口服降糖药的代谢与排泄减慢，增强磺脲类药物的药效，加上阿司匹林的羟基也具有降低血糖的作用，与降糖药物会产生协同作用，合用可能会使血糖降得过低，易引起低血糖昏迷。

抗生素

抗生素有很多种。四环素、土霉素、庆大霉素等药物与苯乙双胍（降糖灵）同时服用，易发生乳酸性酸中毒；而氯霉素能抑制肝内药酶的活性，使口服降糖药代谢减慢，易引起低血糖，故在应用氯霉素的同时，患者需改用二甲双胍治疗糖尿病；复方新诺明可加强口服降糖药的作用，因此在服用时要注意调整降糖药的药量。

利尿药

利尿药主要是给存在肾功能损伤的患者使用的，如氢氯噻嗪（双氢克尿噻）、呋塞米（速尿）、依他尼酸（利尿酸）等，但它们都能阻断胆碱能受体，抑制胰岛素β细胞分泌胰岛素，使磺脲类降糖药无法发挥降糖作用，从而导致血糖升高，少数患者甚至会因此发生糖尿病性昏迷。

皮质激素

肾上腺皮质激素中的糖皮质激素，如醋酸可的松、氢化可的松、泼尼松（强的松）和地塞米松等虽然能增强肝糖原的合成，但会大大减弱器官、组织和细胞对葡萄糖的分解利用，使糖尿病患者的血糖升高。

抗凝血药

抗凝血药如双香豆素、华法林等，可用于防治血管内栓塞或血栓，从而预防中风或其他血栓性疾病，是很多糖尿病患者都需要的，但这类药物会延长甲苯磺丁脲的半衰期，并抑止其代谢，导致患者出现高血糖。

胃肠解痉药

如颠茄、阿托品、溴丙胺太林（普鲁本辛）等，这些药物都属同一类抗胆碱药物，且具有阻断胆碱能受体、减少胰岛素细胞分泌胰岛素的作用，故能减弱磺脲类降糖药刺激胰岛β细胞分泌胰岛素的效果，使患者的血糖迟迟无法下降。

抗结核药

异烟肼、利福平、吡嗪酰胺等药物能使肝脏分泌更多的肝药酶，导致甲苯磺丁脲代谢加速、排泄增加。因此，降糖药与抗结核药同用时，不但不能降低血糖，还会使病情进一步恶化。

升压药

某些低血压的糖尿病患者需要服用升压药，但肾上腺素、去甲肾上腺素和儿茶酚胺都会提高肝糖原的分解效率，可使患者血糖升高从而减弱降糖药的作用。

抗精神病药

降糖类药物与抗精神病药物氯丙嗪、泰尔登、奋乃静、三氟拉嗪等同用，会抑制胰岛素的分泌，可对抗降糖作用而致血糖升高，故不宜合用。

如果由于身体原因，确实需要服用以上药物，那么大家一定不能擅自决定，随意吃药，一定要在咨询医生或征求专业人员的意见后服用。

糖尿病患者如何选择合适的胰岛素

胰岛素治疗是糖尿病患者都很熟悉的疗法之一，不过由于每个患者的情况都具有独特性，且目前市面上的胰岛素制剂种类繁多，各种胰岛素的功能与用法也不尽相同，所以了解自己的情况最适合使用哪一类胰岛素，对治疗糖尿病来说就显得尤为重要了。

想要选出适合自己的胰岛素，首先我们要了解一下胰岛素的种类都有哪些。从见效速度来看，胰岛素可以分为以下几种。

❶ 超短效胰岛素：包括门冬胰岛素和赖脯胰岛素。皮下注射后10～20分钟起效，作用持续时间3～5小时。一般需紧邻餐前注射。

❷ 短效（速效）胰岛素：包括动物来源的普通胰岛素（正规胰岛素、可溶性中性胰岛素）和重组人胰岛素（诺和灵R、优泌林R、甘舒霖R）。起效时间约30分钟，作用持续时间6～8小时。一般在餐前30分钟注射。

❸ 中效胰岛素：又称低精蛋白锌胰岛素注射液，内含鱼精蛋白、短效胰岛素及锌离子。平均1.5小时起效，作用持续时间18～24小时。

❹ 长效胰岛素：相较于中效胰岛素，鱼精蛋白量增加，作用持续时间更长。

❺ 超长效胰岛素：包括地特胰岛素和甘精胰岛素。皮下注射后可24小时保持相对恒定浓度，无明显峰值出现。

❻ 预混胰岛素：为短效胰岛素和中效胰岛素按一定比例预先混合好的产品，包括低预混人胰岛素和中预混人胰岛素。作用持续时间会受到混合比例的影响。

明确了各类胰岛素的类型，我们就可以来讨论什么情况下可以用什么样的胰岛素了。但这个问题并没有那么简单，因为胰岛素除了单独使用某一种之外，也常常混合使用，一般来说分为如下情况：

如果患者急需胰岛素治疗，就用短效胰岛素。但是不同的短效胰岛素使用的方式也略有不同，若是患者处于糖尿病酮症酸中毒、高渗性昏迷、乳酸性酸中毒、急性感染、急性心肌梗死、急性脑血管病、大手术前后、1型糖尿病及2型中重型糖尿病初治阶段，可于皮下注射胰岛素，每天3～4次，在餐前30分钟注射。若有严重酮症酸中毒昏迷，或神志模糊，伴循环衰竭、严重失水、血压下降、皮下吸收不良者，或有抗药性，需极大剂量时，常使用正规或锌结晶胰岛素静脉滴注。

如果口服药物和饮食治疗失效，也会使用短效胰岛素进行治疗。2型糖尿病患者当口服药物及饮食治疗失效，需使用胰岛素治疗时，可用短效胰岛素试明剂量后，改用长效胰岛素，或使用长效与短效胰岛素的混合剂，有时也可与口服降糖药联合治疗。

如果是重度糖尿病2型及1型糖尿病患者，则选用短效或中效混合剂。在使用时，试明剂量后，选用鱼精蛋白锌胰岛素加锌结晶胰岛素（比例在1：2～1：3之间），也可以用特慢或慢胰岛素锌混悬液，加锌结晶胰岛素或中性鱼精蛋白锌胰岛素，餐前皮下注射。若每天用量大于50U，则可分两次于早晚餐前0.5～1 小时注射，早餐前应注射一天用量的2/3。

如果是血糖波动较大的1型糖尿病患者，则要将短效、中效胰岛素结合使用。1型糖尿病血糖波动较大、不易控制的患者，除用中效胰岛素每天两次注射外，可酌加口服双胍类降糖药；如血糖波动过大且不易控制者，可用短效胰岛素，每天4次注射。

总的来说，中效胰岛素作用较强且持久，灵活性较大，可加入短效胰岛素以加速其疗效，亦可加长效胰岛素以延长其药效时间，对血糖波动大且不易控制的糖尿病患者较为合适；短效胰岛素适用于因有严重并发症而急需控制血糖者，及初治阶段摸索适当剂量者，不仅可皮下注射，也可静脉滴注；长效胰岛素作用持久，每天仅需1次注射，使用方便，但药效缓慢，不能应急使用。因此患者应根据病情，灵活选择不同制剂的胰岛素以满足自身需要。

如何应对胰岛素的不良反应

在胰岛素治疗的过程中，可能很多朋友都出现过各种各样的不良反应，也因此产生了一些恐慌情绪。其实这些不良反应在临床上屡见不鲜，只要应对得当，就不会有太大问题。下面我们就一起来看一看常见的不良反应及应对方式。

低血糖

低血糖是胰岛素治疗中最常见的不良反应，强化治疗时低血糖的发生率又高于常规治疗时。通常引发低血糖的原因包括：胰岛素剂量过大、进食过少或不按时进食、运动及体力活动过多、糖尿病胃肠自主神经病变、肾脏病变等。其症状主要包括两组：一组因儿茶酚胺分泌增多所致，患者会出现饥饿感、头晕、软弱无力、冷汗、心悸、手抖、脸色苍白及心跳加速；另一组则表现为中枢神经系统功能障碍症状，出现相对较晚，包括烦躁不安、定向障碍、行为反常、语无伦次、哭笑无常等，严重者可致惊厥、昏迷，甚至死亡。

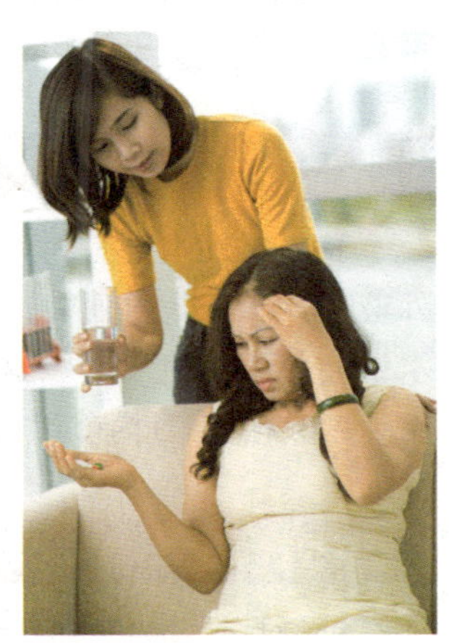

高胰岛素血症和体重增加

高胰岛素血症出现的原因是皮下给予胰岛素的吸收、分布和代谢直接进入了血液循环，从而引起外周循环高胰岛素血症。对于体重增加的情况，只要在坚持胰岛素治疗的同时积极进行饮食控制和运动锻炼，就能使体重保持正常，同时良好的体重本身也有利于控制血糖水平和减少胰岛素用量。

屈光失常

屈光失常常出现在初用胰岛素治疗的患者身上，主要是由于胰岛素治疗使血糖迅速下降，影响了晶状体和玻璃体内渗透压，使晶状体内水分逸出而屈光下降，患者可能发生远视或出现视物模糊的情况。这种一般是暂时性的，随血糖恢复正常后可迅速消失，不至于发生永久性屈光变化。

注射部位的萎缩或增生

产生这种情况的原因主要是由于使用了不纯的动物胰岛素，注射部位皮下脂肪发生萎缩从而造成了凹陷性皮脂缺失，或注射部位组织增生而形成硬结，多见于男性臂部，有时局部会有麻木刺痛感，并可能影响胰岛素的吸收。预防这种情况出现只需要提高胰岛素纯度或使用人胰岛素注射，并经常更换胰岛素注射部位即可。

胰岛素性水肿

胰岛素性水肿是因为患者在糖尿病未得到控制前常有水钠丢失、细胞外液减少、细胞内葡萄糖减少等情况，控制血糖后的第4～6天可能因发生水钠潴留而产生水肿，这种情况多与胰岛素促进肾小管重吸收水钠有关。水肿一般在1个月内就可自行缓解，严重时可短期适当应用利尿剂。

过敏反应

过敏反应发生的原因多是由胰岛素制剂不纯所致。过敏反应的临床表现多为皮疹、血管神经性水肿、紫癜等，罕见有过敏性休克。这种情况可以采用脱敏疗法，即将4U正规胰岛素溶于40mL生理盐水中，再稀释至400mL，这样0.1mL盐水中仅含有0.001U胰岛素，开始皮下注射0.1mL生理盐水，若无不良反应可以每15～30分钟加倍注射1次。

免疫性胰岛素抵抗

免疫性胰岛素抵抗主要见于使用牛或猪等动物胰岛素治疗时，使用人胰岛素治疗产生抗体的机会很小，所以只需要更换为人胰岛素治疗即可。

糖尿病患者千万别随意停药、减药

有些糖尿病患者在经过一段时间的治疗后，血糖达到了正常值，于是他们认为血糖既然已经正常了，自己就可以停药了。尽管长期服药对患者而言确实是一种负担，但是千万别随意停药、减药。

糖尿病患者为什么不可以随意停药呢？是因为血糖得到控制并不意味着糖尿病已经根治了，如果停药，血糖很有可能会再次升高。此外，如果血糖控制根本就没有达标，长期的高血糖状态可能会引发糖尿病慢性并发症，如心脑血管病变、眼底病变、肾脏病变、下肢病变等。如果血糖降下去就急着停药，升上来又赶紧吃药，就会造成血糖在短期内大幅度波动，血糖急剧升高或降低都可能导致患者昏迷，有致命危险。

糖尿病目前尚无根治措施，采用饮食治疗、运动疗法、口服降糖药、注射胰岛素及中医药辅助治疗，只能有效地控制病情。即使有的患者经过适当的治疗，临床症状消失，血糖、尿糖恢复正常，能够与正常人一同参加工作及劳动，但若不注意调养或不按医生的要求治疗，还会再次出现高血糖及尿糖的症状。糖尿病是终身性疾病，需要长期坚持治疗，即使病情得到控制，也要坚持饮食控制与运动，坚持用药，并定期到医院复查。

那么糖尿病患者停药时有哪些注意事项呢？首先，停药必须是一个渐进的过程，不能突然全部停药，这种关系到生命健康的事情需要患考保持充足的耐心。减药时只能一片一片甚至半片半片地减，能减到什么程度就减到什么程度，不能硬减、骤减；其次，患者应在血糖偏低的时候减药，如果血糖处于正常范围的高限，最好不要急于减药，需要观察一段时间，看血糖是否已经稳定；最后，患者在减药后更要注意配合饮食和运动疗法，不能因自认为“糖尿病已经好了”而掉以轻心，如果放松饮食及运动管理，很容易造成病情的反复。

糖尿病患者只有在达到如下条件时才能停药。首要条件就是需要把血糖控制在正常范围内，因为只有血糖正常才能更好地预防糖尿病并发症的出现；其次，这种正常的血糖水平需要维持一段时间，在这段时间内需要糖尿病患者通过自我监测血糖情况去评估日常的血糖控制情况；第三，需要监测糖化血红蛋白来评估患者近2～3个月内的血糖控制情况，但要注意的是，即便这两个指标均正常，也不代表胰岛功能已经完全恢复；最后，在一段时期内患者血糖、糖化血红蛋白指标都保持正常后，还需要确认患者体内胰岛素的分泌状况，确保3个月内血糖的平均值和胰岛受损情况均处在合适范围内，才可以在医生的指导下逐步停药。

总而言之，减药、停药都应该在医生指导下进行，不能自以为血糖水平正常了就擅自行动。

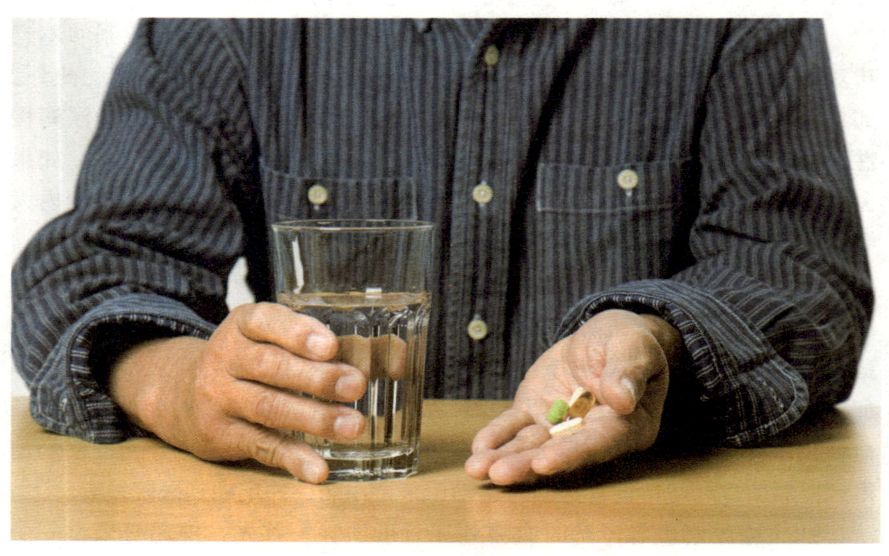

第七章

相比糖尿病，更可怕的是并发症

●糖尿病最令人担心的情况之一就是并发症。并发症并非必然会随糖尿病同时到来，它只会发生在长时间高血糖不加控制的人身上。及早了解和掌握糖尿病并发症的知识，并采取有效的应对措施，就能使糖尿病并发症得到妥善的预防和控制。

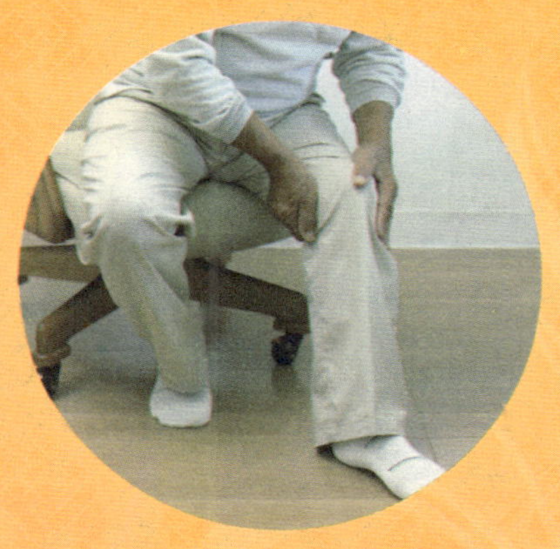

糖尿病患者如何做到合理用药

糖尿病是终身性代谢性疾病，也就是说，一旦患病则无法完全康复。且由于该病与身体的日常代谢密切相关，所以在病程中容易出现各种变化。这些变化往往是不好的，除非患者能够严格控制自己的生活方式，将血糖控制在健康的范围内。而在这些不好的变化中，糖尿病并发症是最让人苦恼的。临床数据显示，在糖尿病发病后的10年左右，有30%～40%的患者至少会患上一种并发症，而并发症一旦产生，很难通过药物治疗逆转，因此，医生通常会强调要尽早预防糖尿病并发症。

糖尿病的患病率高，对其并发症的治疗占用了大量的医疗资源，给社会经济带来沉重的负担，因此预防糖尿病并发症也成为至关重要的社会问题。2010年，据美国糖尿病协会（ADA）统计数据显示，3年以上的糖尿病患者，出现并发症的概率在46%以上；5年以上的糖尿病患者，出现并发症的概率在61%以上；10年以上的糖尿病患者，出现并发症的概率则高达98%。由此可见，预防糖尿病不仅关乎个人健康，也已成为整个社会需要重视的社会福祉问题。

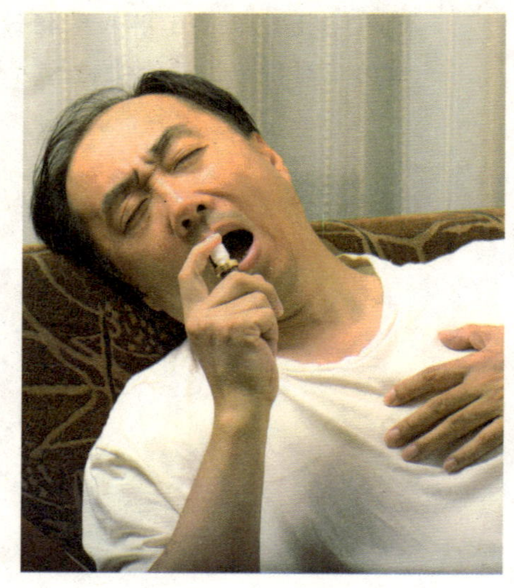

根据糖尿病并发症发病的急缓程度以及病理上的差异，可将其分为急性和慢性两大类。糖尿病急性并发症包括糖尿病酮症酸中毒、高血糖高渗状态、乳酸性酸中毒等，其发病原因主要是由于胰岛素活性重度缺乏及升糖激素的不适当升高，导致血糖过高，从而引起糖、脂肪和蛋白质代谢紊乱，以致机体水、电解质和酸碱平衡失调。

糖尿病慢性并发症是糖尿病

致残、致死的主要原因，主要包括大血管病变，如脑血管、心血管和下肢血管的病变等；微血管病变，如肾脏病变和眼底病变；神经并发症，包括负责感官的感觉神经病变，支配身体活动的运动神经病变，以及司理内脏、血管和内分泌功能的自主神经病变等。

治疗糖尿病的核心和重点，其实是预防和管理其慢性并发症．但由于传统的糖尿病治疗通常把重点放在对血糖、血压的改善上，因此糖尿病并发症一直没有得到有效的控制，对这方面的研究也还有待进一步深入。总而言之，大部分糖尿病并发症的病理原因都是对应器官的血管粥样硬化病变，只不过肾、眼、足病是以微小血管为主，脑、心脏病则是以中血管为主。而导致动脉粥样硬化的直接原因不在血糖的高低，而在血脂的多少，尤其是高密度脂蛋白（HDL）的含量和氧化的低密度脂蛋白（OX-LDL）在血液中的含量。所以从控制以上两种脂蛋白含量入手，也许是未来治疗糖尿病并发症的一个可行办法。

要想预防糖尿病并发症，糖尿病患者除了应经常自我监测血糖外，还要定期检查血液生化指标，检测心、脑、肾功能和眼底情况。一旦发现问题，就应及时解决，积极采取措施，防止病情的进一步恶化。

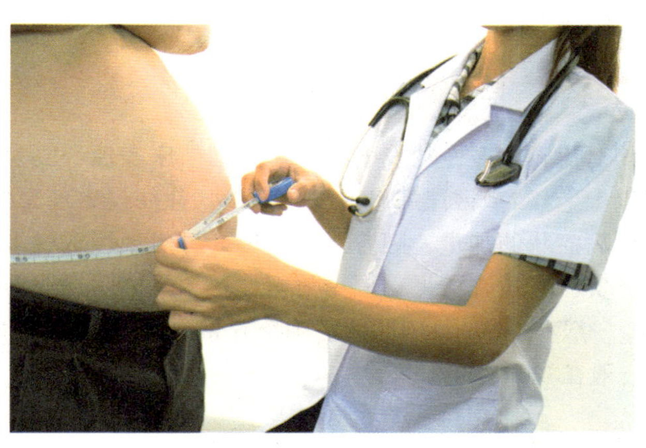

细说糖尿病急性并发症

糖尿病急性并发症主要有以下4种，下面一一介绍其特点和应对方法。

糖尿病酮症酸中毒

发病很急，病程通常小于24小时，多数患者起病时有多尿、烦渴、乏力等糖尿病症状加重表现，此前没有这些症状的患者也可能首次出现，如果没有及时治疗，可进一步出现恶心、呕吐、食欲减退等症状，少数患者可出现腹痛。随着病情的进展，患者可出现不同程度的意识障碍，甚至昏迷。体检时可发现患者有脱水现象，部分患者呼气中有烂苹果味。实验室检查可见：尿糖、尿酮体呈强阳性；血糖升高，一般在16.7～33.3mmol/L，甚至更高；血酮升高，多在4.8mmol/L以上；血pH、二氧化碳结合力及碳酸氢根值下降，阴离子间隙明显增大。

高渗性高血糖状态

起病相对比较隐匿，从发病到出现典型临床表现一般为1～2周，多见于60岁以上老年2型糖尿病患者。初期发病往往仅表现为多饮、多尿、乏力等糖尿病症状的加重，随着病情进展，可出现严重脱水和中枢神经系统损害。实验室检查可见：尿糖强阳性，尿酮体阴性或弱阳性；血糖明显升高，一般在33.3mmol/L以上；血酮正常或略高；有效血浆渗透压明显升高，一般在320mOsm/L以上。

乳酸性酸中毒

多发生于大量服用双胍类药物或伴有全身性疾病的患者，起病较急，患者有深大呼吸、神志模糊、木僵、昏迷等症状。血乳酸浓度是诊断乳酸性酸中毒的特异性指标，检查可见乳酸浓度超过2mmol/L，甚至可达35mmol/L。

低血糖昏迷

糖尿病低血糖起病通常很隐秘，初期难以觉察，而脆性糖尿病患者容易突然发作，多数呈急性经过。老年性低血糖临床表现常常不够典型，经细心检查方可发现。糖尿病低血糖的症状表现不一，多数患者会感到无力，难以支持，通常都会出现交感神经兴奋症状和中枢神经系统表现。交感神经兴奋症状主要为手抖、出冷汗、心悸、饥饿感以及烦躁不安等。然而糖尿病在并发自主神经功能障碍时，这些表现往往并不明显，或者比较迟钝。中枢神经症状主要为头痛、头昏、视物模糊，有时伴有定向障碍、无欲状、嗜睡等，严重时会陷入昏迷或癫痫发作。

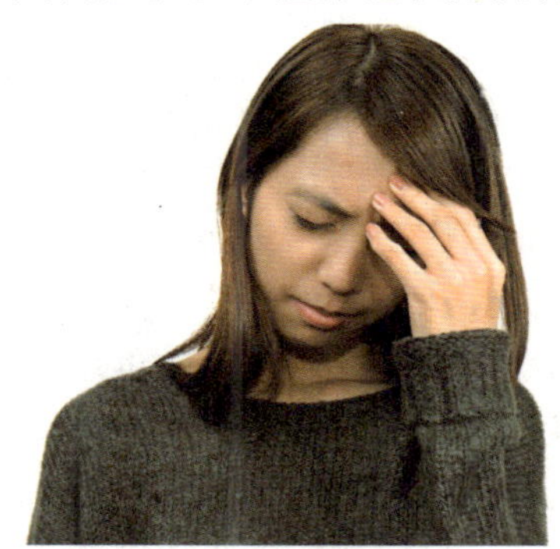

糖尿病急性并发症的应对方法

由于糖尿病急性并发症发病都比较急骤，所以出现症状时一定要及时应对，主要应对措施是送医治疗。酮症酸中毒和高渗性高血糖状态的治疗原则相同，包括尽快补液以恢复血容量，纠正失水状态；降低血糖；纠正电解质紊乱和酸碱失调；积极寻找和消除诱因；严密观察病情变化，防治其他并发症，降低病死率等等。

乳酸性酸中毒的患者死亡率很高，故对高乳酸血症患者（即无酸血症，但乳酸浓度＞2.5mmol/L的患者）需及时进行治疗，控制各种潜在诱因。乳酸性酸中毒最根本的治疗方式是病因治疗，如纠正休克，改善循环；及时纠正酸中毒；补充胰岛素和葡萄糖等；当病情危急时应及时透析治疗。

低血糖昏迷发生前患者可以自救，一旦确认出现低血糖的症状，应立即进食含20～30g糖类的食物或口服糖水，不必于在每次发作时均做血糖检测，但应注意糖类进食量过多可致发作后高血糖。在不能确认低血糖时应自行进行快速血糖检测，或前往附近医院急诊就诊。低血糖纠正后要及时治疗各种可能出现的后续并发症，调整胰岛素或口服降糖药剂量，排除诱因，防止低血糖再发。

细说糖尿病慢性并发症

糖尿病的慢性并发症相对急性并发症而言类型更多一些，表现也更复杂一些，主要分为大血管病变（如心脏病、高血压、脑血管意外及下肢血管病变）、微血管病变（如糖尿病视网膜病变、糖尿病肾病）、神经病变等。糖尿病慢性并发症以累及心、脑、肾等重要器官和危害严重为特点，是糖尿病防治的重点和难点。慢性并发症中又以心血管并发症最多，也是患者的主要死因之一。一般较为常见的血管病变是动脉粥样硬化，这种病起病较早，病状较重，尤其是肥胖患者，发病率更高。

目前的研究认为，肥胖患者的脂肪细胞膜上的胰岛素受体较少，正常人胰岛素受体的密度为每平方微米上约有10个，每个脂肪细胞膜上约有11 000个，但肥胖患者的胰岛素受体则远少于此数。胰岛素必须结合胰岛素受体才能使血中的葡萄糖进入细胞，使血糖水平下降，但肥胖患者因血浆胰岛素高且胰岛素受体稀少，这种效力就大大降低，易引起胰岛素的相对不足，从而诱发糖尿病。

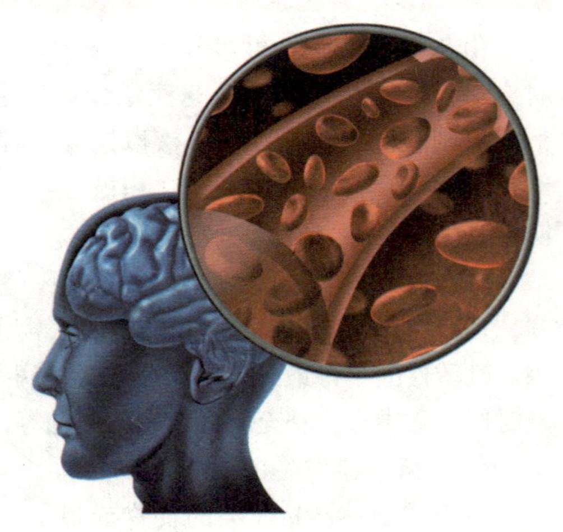

大血管病变

大血管病变，指脑血管、心血管和其他大血管，特别是下肢血管的并发症。严格来讲，大血管病变不是糖尿病患者所特有的，没得糖尿病的人也可能患上心脏病、脑卒中等疾病，不过糖尿病患者的发病率较正常人更高，病情发展也更快。糖尿病微血管病变和神经病变则是糖尿病患者所特有的。

微血管病变

微血管病变主要包括肾脏病变和眼底病变。人的全身都分布有微血管，一般认为，大血管病变及神经病变的基础是大血管和神经上的微血管病变。但因肾脏病变容易被查出，眼底病变能够直接被看见，所以通常临床上所说的微血管病变主要还是指肾脏和眼底病变。

神经病变

第三大类则是神经病变，包括负责感官的感觉神经，支配身体活动的运动神经，以及司理内脏、血管和内分泌功能的自主神经病变等。

慢性并发症较急性并发症而言，对糖尿病患者具有更大的威胁。国外研究资料表明，糖尿病患者患上神经系统并发症的概率要比非糖尿病患者高3～25倍，很容易使患者发生心肌梗死、偏瘫、下肢坏死、尿毒症、双目失明等情况，甚至可能引起残废或早亡。

这些慢性并发症都是非常折磨人的，因此作为糖尿病患者更应该注意，积极配合药物治疗和饮食控制，才不至于让慢性并发症成为威胁自己健康的“隐性杀手”。

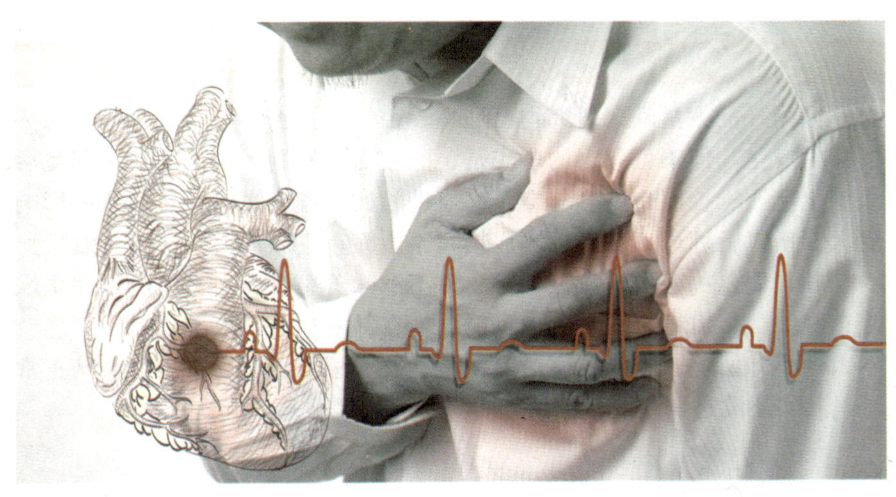

血糖控制很好，为何还会得糖尿病并发症

在一些糖尿病论坛上，糖尿病患者之间的相互交流往往会让一部分患者愤愤不平，觉得老天不公。这是因为有些糖尿病患者虽然血糖控制得不理想，但没有出现心血管疾病等并发症；而有些患者在得知病情以后，积极进行饮食、药物、运动治疗，且从不马虎，血糖控制得一直不错，却依然出现了并发症。造成这种区别的原因是什么呢？下面我们就来谈谈这个困扰了很多人的问题。我们需要知道的是，是否出现并发症主要取决于以下几个方面的因素。

并发症与遗传有关

在同样的病程和血糖条件下，有的患者发生了眼底病变、肾脏病变，有的则没有，这很可能是由于遗传因素造成的差异。从个体差异的角度来讲，每个人天生的身体情况就不一样，因此发病的概率自然也不尽相同。

餐后高血糖影响更大

国内外的大量临床研究均已证实，控制高血糖能有效减少糖尿病并发症的发生。但不可忽略的事实是，空腹血糖控制尚佳，不意味着餐后血糖也能同样控制良好。与空腹高血糖相比，餐后高血糖对健康的影响更大。所以，糖尿病患者检测血糖时不能只查空腹血糖，还要查餐后血糖。并且偶尔一两次的血糖正常，并不意味着患者的血糖就已经完全恢复正常。很多血糖“正常”也可能出现在并发症已经发生之后，而患者本人还不知情。这个问题说白了就是，有些患者自以为自己的血糖正常了，其实还没有。

大血管病变可能早已发生

糖尿病的大血管病变是由多种危险因素共同导致的，因此预防大血管病变不仅要控制血糖，还必须同时控制血压、血脂、血黏度及体重。早在糖尿病前期，大血管病变可能就已经开始出现，并非只出现在患病之后，所以严格控制血糖水平并不能预防所有的并发症，而产生并发症的原因也不能完全归咎于自己的糖尿病。但需要注意的是，在并发症产生以后，就会和糖尿病相互影响，使治疗变得更为棘手。

波动性高血糖危害更大

高血糖有两种情况，一种是比较稳定的高血糖，另一种是波动性比较大的高血糖。血糖波动大，更容易使组织器官受到损伤及促进慢性并发症的发生。因此，患者要严格控制血糖波动幅度，以减少其所带来的危害。

高血压的重要影响

一些其它因素也与并发症的发生及发展关系密切，如高血压、血脂异常、吸烟、肥胖等。在糖尿病眼底病、肾病、心血管病的发生及发展中，高血压都有着非常大的影响。因此，控制糖尿病并发症应建立在控制多种相关危险因素的基础上，其中高血压尤其需要引起重视。

要避免低血糖

严重的低血糖会加快并发症的发展，因为低血糖本身也是人体的一种非正常现象。例如，严重的低血糖可能会引起眼底出血或诱发高血压而导致心衰，甚至致残、致死。因此控制血糖时也要注意不能用力过猛，使血糖的下降幅度过大。

并发症减少不等于没有

严格控制血糖，可使糖尿病微血管病变的发生概率大大降低，对大血管病变也能够有一定程度的抑制效果，但概率降低并不等于完全杜绝并发症发生的可能。尽管遗憾，但我们也只能说一旦患上糖尿病，目前没有任何办法能够完全避免并发症的发生。

糖尿病并发症的预警信号

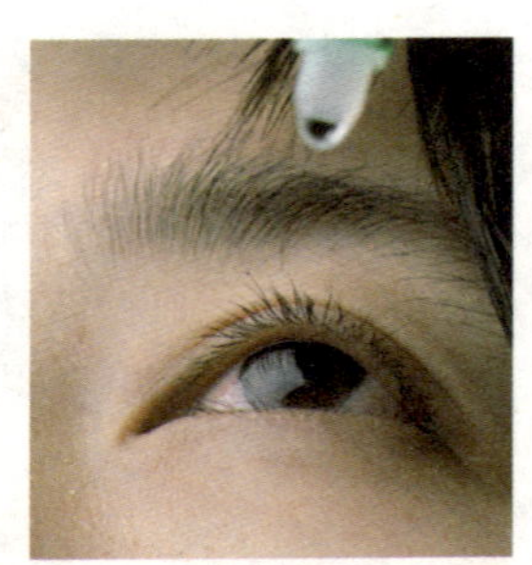

由于糖尿病并发症很可能伴随终身，所以我们治疗糖尿病并发症重在一个“早”字，即早诊断、早治疗。在治疗过程中，我们常常提到“病程”这个词，就表明病情都有一个发生发展的过程，如果能够在早期就发现身体提醒我们的信号，我们就能够抢得先机，将并发症对身体的损害控制在尽可能小的范围内。那么这些预警信号都有哪些呢？下面我们逐一地分析一下。

眼部信号

由于血糖长期控制不好，高血糖状态对血管和视神经造成了损害，进而引发眼部病变是糖尿病患者中很常见的情况。如果患者出现了视力方面的急剧变化，就应该引起注意。以下都是糖尿病并发眼病的预警信号：瞳孔变小，放大瞳孔的能力也较正常人更差；反复眼睑疖肿、眼睑炎、睑缘炎；眼外肌麻痹，突然上睑下垂、视物模糊、复视并伴随头晕头痛；青少年双眼患上白内障并且发展迅速等。

耳垢信号

有些糖尿病患者的耳垢会异常增多，增多的程度和糖尿病的严重程度正相关，出现此情况时必须加以重视。患者可以对自己的耳垢进行葡萄糖含量检测，如果发现其中的葡萄糖含量在0.1μg以上，基本就可以确认耳部病变已经发生了，因为健康人的耳垢中不含葡萄糖或含量甚微。

口腔信号

口腔病变是大家比较容易忽视的一种情况，因为很多时候口腔病变都会被当成因上火等原因导致的暂时性口腔不适，但如果出现口腔有烧灼感、口腔黏膜干燥、牙龈红肿、牙痛，牙周组织水肿、牙周袋形成，牙齿出现叩痛、松动、脱落等症状，就不仅是上火那么简单了。这时候要及时就医治疗，否则不仅会给饮食造成不便，而且也会导致病情进一步恶化。

皮肤信号

和口腔信号一样，皮肤信号也很容易被大家忽视，因为可能导致皮肤不适的原因有很多，比如有些朋友在春天时，皮肤很容易因过敏导致不舒服。但糖尿病患者如果发现自己有皮肤瘙痒、反复出现毛囊炎、疖肿、痈及皮肤溃疡、红斑和皮肤破损等症状，一定要联想到这些情况是不是和自己的糖尿病有关，并及时去医院检查。

肾病信号

尿中含有微量白蛋白可能是糖尿病肾病的先兆，但不通过尿检很难发现。有些患者得了糖尿病很多年，自己仍一无所知，所以当通过体检发现糖尿病的时候，可能早就已经有微量白蛋白尿的症状了。

便秘信号

便秘是指排便频率减少，如7天内排便次数少于3次，则可视为便秘；或次数不少而排便困难，粪便干结。便秘的时候要反思自己是不是饮食上存在什么问题，如果不是，那就说明便秘可能是由于高血糖直接抑制消化道运动而引起的，需要加以重视。

夜尿信号

夜尿多是指夜间尿量或排尿次数异常增多，这种情况会影响睡眠质量，一般很容易发现。通常来说健康人每24小时排尿约1.6L，正常人昼夜排尿次数比应是青少年约为3：1或4：1，70岁以下的中老年人约为1：1，70岁以上的老年人约为1：3。大家可以根据这个比例，大致判断一下自己的情况是否正常。

出汗信号

糖尿病患者往往出汗较多，而中医通过辨汗就可以了解患者的病证虚实，判断患者处于糖尿病的哪一阶段。糖尿病初期的患者常在饭后、运动后出汗，为实汗；患糖尿病时间较长后，人体正气亏虚，以手足多汗常见，称为虚汗。手腕部皮肤出汗常常是糖尿病进入中期的标志。

下肢信号

下肢信号可能预示着糖尿病足的发生，一开始患者会感觉足趾出现不适，但通常发展缓慢，不适区经数月或数年会逐渐蔓延向上。症状从很轻的不适感、表浅的“皮痛”到难以忍受的疼痛或深部的“骨痛”都可能出现，很多患者下肢还常有蚁行感或麻木感。如果发生了由于下肢的温度感丧失、痛觉迟钝而导致的各种创伤和感染，就说明此时患者的病情已经比较严重了。

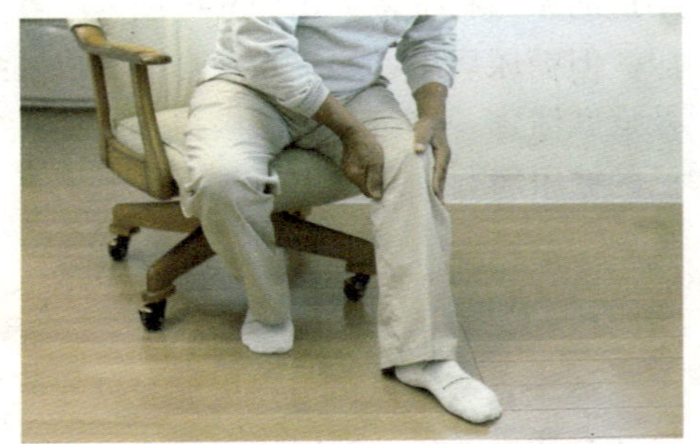

自主神经信号

自主神经遍布全身，所以其信号表现也是多种多样的：例如心跳加快，安静时心率可达90～100次/分；或从卧位或蹲位起立时，常伴头晕、软弱无力、心慌、大汗、严重时甚至可晕倒；或胃胀满、腹痛、恶心、食欲不振、吞咽困难、饮食后有烧灼感、排便异常，间断出现夜间腹泻且量多呈水样，无腹痛，无便血，一般不伴有体重减轻或吸收不良等；或有排尿时无力，小腹下坠，小便滴沥不尽，严重时尿失禁，阴茎不能勃起直至完全阳痿等。

最后必须提醒大家：以上列出的预警信号是针对糖尿病患者而言的，如果确认自己没有糖尿病却有上述症状，那可能为其他原因引起的不适，采取针对性的治疗手段即可，不能采取与糖尿病患者同样的治疗手段。

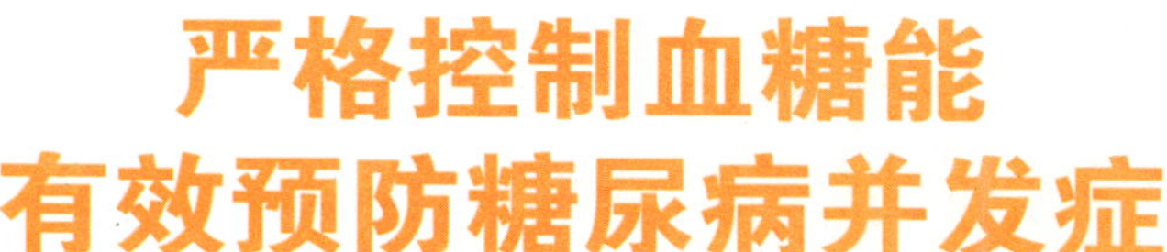

严格控制血糖能有效预防糖尿病并发症

尽管在前面已经多次提及糖尿病的不良影响，此处我们依然要再次强调：糖尿病的魔爪会伸向全身的血管，无论大小都难逃一劫。这些血管的损害会导致新的疾病，从而引发糖尿病并发症。因此，要想预防糖尿病并发症的发生，必须严格控制糖尿病病情，也就是要认真管理血糖，使其稳定在正常范围内。

近几年针对糖尿病患者的调查数据显示，糖尿病慢性并发症的发生与发展不仅与整体血糖水平的升高密切相关，而且与血糖的波动幅度也有着密切的关系，血糖波动越大，慢性并发症的发生率就越高、预后越差。

因此，患者在经过了一段时间的治疗后，需要定期检验一下自己的治疗效果，评估一下自己的治疗方法是否得当。如果检测结果处于正常范围内，那么说明这一阶段的治疗相当成功，可继续保持；如果检测结果显示治疗效果不佳，那么就要稍微调整未来阶段的治疗策略，以便能够更好地控制血糖。

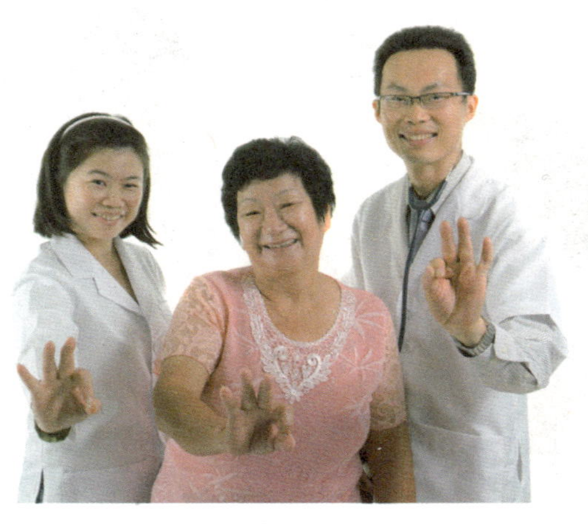

评估近期血糖控制总体情况的依据主要是糖化血红蛋白的测定结果，糖尿病患者理想的控制指标是7%以下。但有些血糖水平顽固的患者，尽管努力地配合治疗，糖化血红蛋白在短期内也难以达标，甚至可能会仍处于10%以上的高值。在血糖控制达标以前，每一次复查的结果都可能对患者的信心产生负面影响，患者会懊恼自己以前的生活习惯，质疑当前的治疗方法，担心并发症的降临，在这些懊恼、质疑和担心的情绪产生后，患者对治疗的配合程度也会慢慢降低。因此在治疗刚开始时，患者切勿仅盯着化验单上的正常参考值，要细心对比自己每次检查时的进步，循序渐进，一步一个脚印，坚定治疗信心，相信自己终有能回归正常血糖水平的一天，要先在心理上战胜病魔，才能在身体上逐渐取得胜利。

糖尿病患者每次复查除了评估血糖控制情况外，还要检查自己是否存在糖尿病并发症，如可以进行尿微量蛋白的测定检查，散瞳检查眼底等。通过检查的结果，患者能够明确对身体状态的认识，密切掌控病情现状，并能在与疾病斗争的过程中获得信心，培养与并发症的“距离感”。但要注意的是，严格控制血糖虽然能有效预防并发症，却并不代表绝对不会出现并发症，只能说患者出现并发症的概率会显著减少。“减少”并不是等于“没有”，说到这里也许有人已经灰心丧气了，如此努力地控制血糖却还是不能够避免并发症的发生。但是只要有一丝希望，能够减少些许痛苦，那么严格控制血糖，严格要求自己还是值得的。切不可因为不能百分之百地防止并发症的发生，就放松对血糖的严格控制，毕竟严格控制血糖对预防并发症还是有一定的效果的。

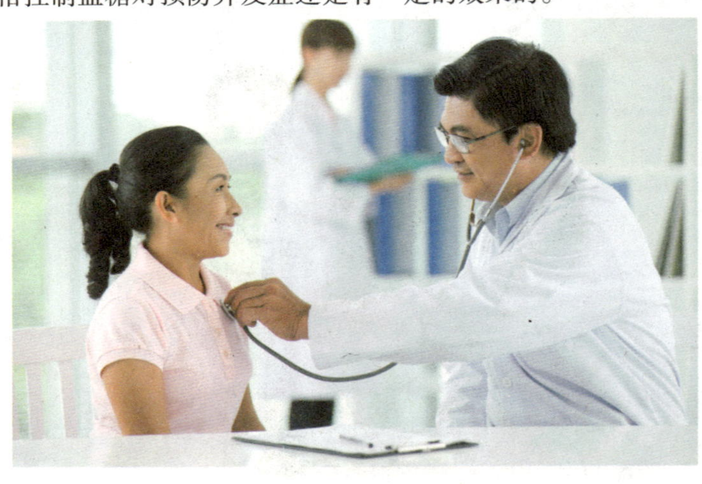

第八章

详细了解 10 种常见糖尿病并发症

●本章通过对10种常见糖尿病并发症特点的解读，给出了科学合理的饮食疗法建议，同时特别推荐了降糖食谱，并附上详细的制作步骤及能量计算，以更好地帮助糖尿病患者进行饮食调养。

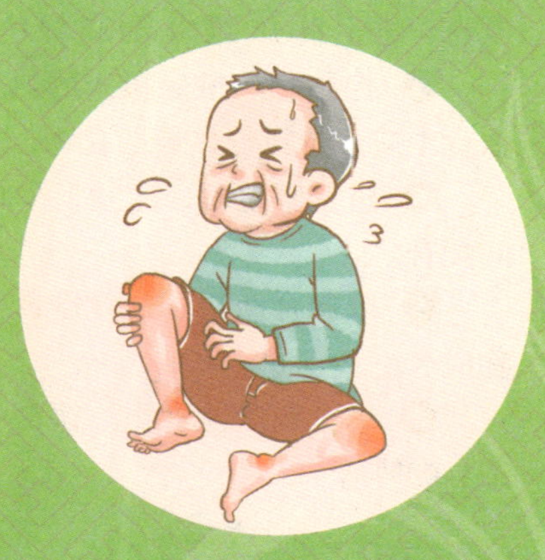

糖尿病并发冠心病

心血管系统病变是糖尿病的常见慢性并发症之一。糖尿病并发冠心病的患者往往还同时伴有高血压、脑卒中、血脂紊乱和肥胖等病症。

症状解析

糖尿病并发冠心病症状通常不太典型，主要是因为糖尿病患者常伴随有神经病变，对疼痛感觉迟钝，因此在并发冠心病时不会出现胸口疼痛的典型表现。患者在发病早期可出现恶心、呕吐等症状。发病24～48小时内会出现发热，体温一般在38℃左右，并且可维持一周。

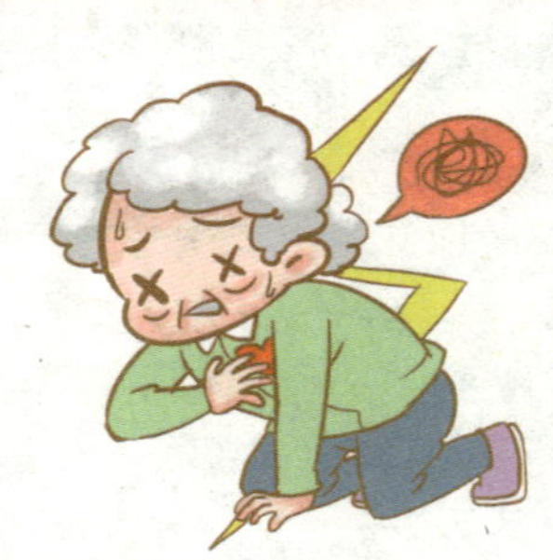

饮食原则

❶ 宜以低糖、低脂肪、低胆固醇、高蛋白、高纤维素的食物为主。

❷ 增加矿物质和维生素的摄入。多吃富含钙、镁、钾等的食物，以及富含维生素C、维生素E的绿色蔬菜及含糖低的水果。

❸ 控制总热量。摄入的热量过高会加重动脉硬化，增加心脏负担，饮食中应多选择低热量的食物，控制总热量的摄入。

❹ 进食宜定时、定量，少食多餐，且进餐时间要与胰岛素的注射时间配合。

❺ 限制食盐量。每日饮食中钠盐的摄入量以低于3g为宜，过咸的食物应少吃或不吃。

❻ 忌食刺激性食物。饮食中应尽量少用辛辣调味品，少饮或不饮浓茶、咖啡等。

食谱推荐

蒜蓉油麦菜

原料：油麦菜220g，蒜末少许。

调料：盐、鸡粉各2g，食用油适量。

做法：

1. 洗净的油麦菜从菜梗处切开，改切条备用。
2. 用油起锅，倒入蒜末爆香，放入油麦菜，用大火快炒。
3. 注入少许清水，炒匀，加入盐、鸡粉。
4. 翻炒一会儿，至食材入味。
5. 关火后盛出炒好的菜肴，装入盘中即可。

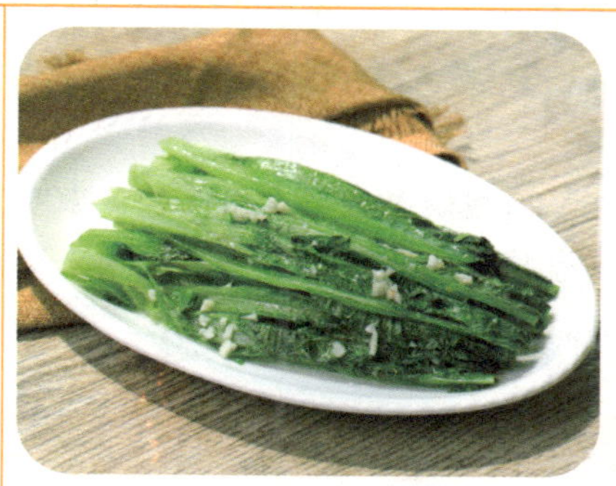

能量计算

热量约191.1kJ
糖类4.6g
蛋白质2.4g
脂肪1.9g

营养功效 大蒜中的蒜精可抑制葡萄糖分解产生的酵素，所含硒元素对胰岛素的合成有益，有助于维持血糖的稳定。

南瓜清炖牛肉

原料：牛肉块300g，南瓜块280g，葱段、姜片各少许。

调料：盐2g。

做法：

1. 砂锅中注入适量清水烧开，倒入洗净的南瓜块。
2. 倒入牛肉块、葱段、姜片，搅拌均匀。
3. 盖上盖，用大火烧开后转小火炖煮至食材熟透。
4. 揭开盖，加入盐，拌匀调味，撇去浮沫。
5. 盛出煮好的汤，装碗即可。

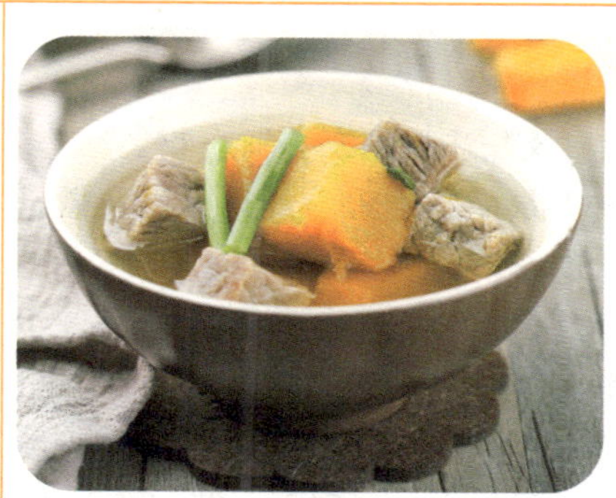

能量计算

热量约1649.8kJ
糖类18.4g
蛋白质62.6g
脂肪7.2g

营养功效 牛肉中富含的锌、硒均能促进胰岛素的分泌与合成，并能提高身体对胰岛素的敏感性，对糖尿病患者调节和控制血糖有一定帮助。

糖尿病并发高血压

糖尿病患者患高血压的概率明显高于一般人群，而且高血压通常比其他并发症发生得更早，近年来患者比例也有随着糖尿病患者人数的增加而增高的趋势。

症状解析

头部表现为头痛、头胀、头晕、耳鸣、失眠、颈项僵硬等；心脏表现为胸闷、心悸、气短、乏力，查体可见心尖搏动强而有力，呈抬举样，心界向左下扩大，主动脉瓣听诊区第二心音亢进，心尖部可闻及收缩期杂音。

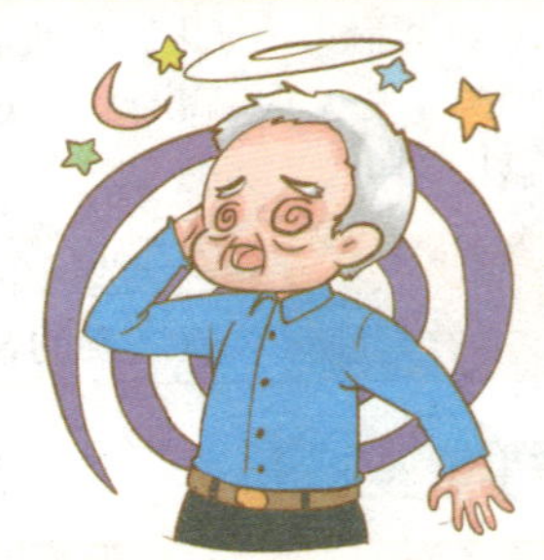

饮食原则

❶ 选择“二多”食物。“二多”是指多维生素和纤维素，蔬果中含有大量的维生素、纤维素以及微量元素，对于控制血压、调控血糖有很大的帮助。

❷ 选择“三少”食物。“三少”为少盐、少动物油、少腌制，盐是导致高血压的重要“元凶”；动物油中含有较高的饱和脂肪酸和胆固醇，会加速人体器官老化，促使血管硬化；腌制食品如火腿、腌肉等，大多钠含量较高，不利于血糖、血压的控制。

❸ 合理摄入蛋白质和脂肪。从食物中合理摄取蛋白质和脂肪是治疗高血压的关键，故应忌食高脂肪食物，应多摄入含优质蛋白质的食物。

❹ 多余热量，能免则免。

❺ 避免刺激性食物。应远离浓茶、咖啡、辣椒、酒等对神经系统有刺激性的食物。

食谱推荐

莲心茶

原料：莲子心10g。
调料：无。
做法：

1. 取一个干净的茶杯。
2. 放入洗净的莲子心，注入适量沸水。
3. 盖上茶杯盖，泡至其析出有效成分。
4. 取下盖，趁热饮用即可。

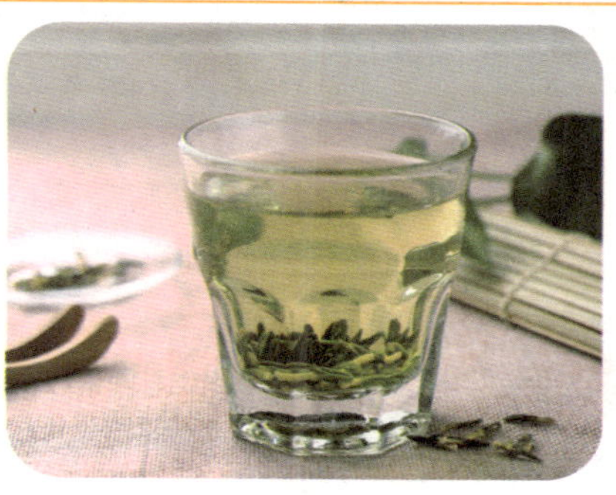

能量计算
热量约 151.1kJ
糖类 6.7g
蛋白质 1.7g
脂肪 0.2g

营养功效　莲子心含有莲心碱、荷叶碱等营养成分，对扩张血管、降血压有一定的作用，尤其适合糖尿病并发高血压患者饮用。

蒜蓉空心菜

原料：空心菜300g，蒜末少许。
调料：盐、鸡粉各2g，食用油少许。
做法：

1. 洗净的空心菜切成小段，装入盘中待用。
2. 用油起锅，放入蒜末爆香，倒入空心菜，炒至变软。
3. 转中火，加入盐、鸡粉，翻炒片刻，至食材入味。
4. 关火后盛出炒好的食材，装入盘中即可。

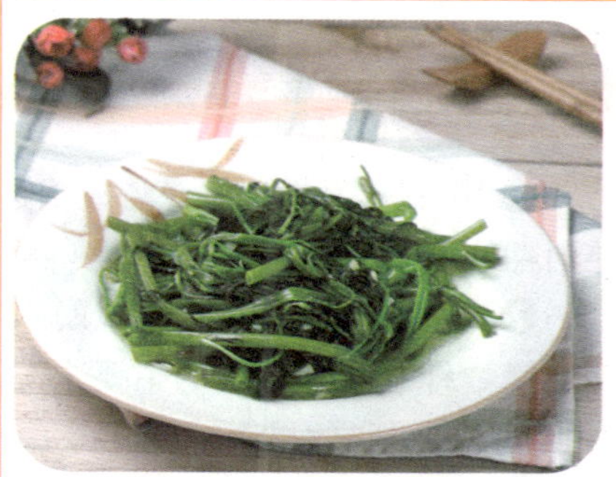

能量计算
热量约 1649.8kJ
糖类 18.4g
蛋白质 62.6g
脂肪 7.2g

营养功效　空心菜含有胡萝卜素、维生素、蛋白质等营养成分，具有促进肠道蠕动、通便解毒、降低血压的功效。糖尿病患者常食空心菜，有益身体健康。

糖尿病并发高脂血症

糖尿病患者由于自身胰岛素的生物调节作用发生障碍，常会因为脂质代谢紊乱而产生高脂血症。

症状解析

糖尿病并发高脂血症通常是一个慢性发展的过程。发病初期，由于轻度的高脂血症往往没有什么明显症状，容易被患者忽视。随着病情的进一步发展，患者会出现头晕目眩、头痛、胸闷、气短、心慌、胸痛、乏力、不能说话、肢体麻木等症状。最终会导致冠心病、脑卒中等严重疾病，并可能危及生命。

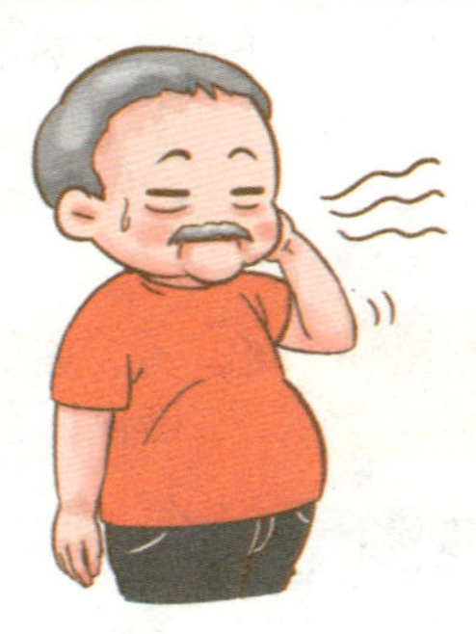

饮食原则

❶ 控制热量摄入。患者应根据病情轻重与体力活动量计算出每日需要消耗的总能量，并控制每日热量摄入。

❷ 多食蔬菜及含糖量低的水果。新鲜蔬菜及水果是维生素、钙、钾、镁、纤维素和果胶的主要来源，食物中的纤维素和果胶可降低人体对胆固醇的吸收效果。

❸ 早餐吃好，午餐吃饱，晚餐吃少。早餐摄入营养丰富的食物，午餐在摄入丰富营养的同时，吃足够的量，午餐的进食量应占全天总热量的40% ~50%，晚餐吃七分饱即可。

❹ 尽量少食用高脂肪、高胆固醇、高糖的食物。糖尿病患者的血糖指数偏高，高糖食物无疑会使血糖进一步上升；高脂肪、高胆固醇食物的摄入会使血脂上升，因此也要少食。

食谱推荐

菌菇烧菜心

原料： 杏鲍菇50g，鲜香菇30g，菜心95g。

调料： 盐、鸡粉各2g，生抽、料酒各4mL。

做法：

1. 将洗净的杏鲍菇切成小块。
2. 锅中注水烧开，加入料酒，倒入杏鲍菇、香菇，拌匀。
3. 略煮一会儿，捞出食材，沥干水分待用。
4. 锅中注水烧热，倒入焯好的食材，煮至食材熟软。
5. 加入盐、生抽、鸡粉，拌匀后放入菜心，再次拌匀，煮至变软。
6. 关火后盛出锅中的食材即可。

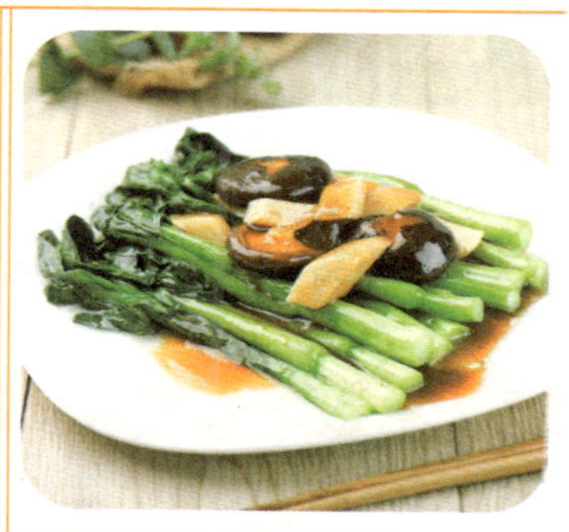

能量计算

热量约 353.5kJ
糖类 9.5g
蛋白质 9.9g
脂肪 0.6g

营养功效　杏鲍菇含有蛋白质、维生素、钙、镁等营养成分，具有提高机体免疫力、降低胆固醇含量、促进血液循环等功效，能防治高脂血症。

洋葱拌木耳

原料： 水发木耳300g，洋葱100g，红椒15g。

调料： 生抽4mL，陈醋3mL，芝麻油2mL，盐、食用油各适量。

做法：

1. 分别将洗净的木耳、洋葱、红椒切成小块。
2. 锅中倒水烧开，加入适量盐、食用油，放入木耳煮熟。
3. 倒入切好的洋葱和红椒，再煮1分钟至熟，捞出煮好的食材。
4. 将捞出的食材倒入碗中，加入少许盐，淋入生抽、陈醋和芝麻油。
5. 把碗中食材拌匀，盛出装盘即可。

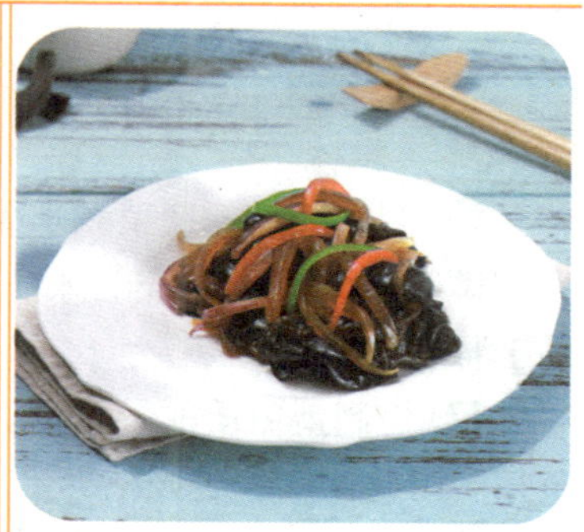

能量计算

热量约 726.9kJ
糖类 28.3g
蛋白质 5.8g
脂肪 3.9g

营养功效　洋葱中含有丰富的微量元素硒，可修复受损的胰岛细胞，增强胰岛素的分泌，并能调节血糖，对糖尿病并发高脂血症患者有益。

糖尿病并发肾病

糖尿病肾脏病变是糖尿病患者常见的慢性微血管病变之一，其中最具有特征性的是糖尿病肾小球硬化症。

症状解析

在肾小球滤过期，以肾小球滤过率增高和肾体积增大为特征；正常白蛋白尿期，肾小球已经出现结构改变；早期糖尿病肾病期，主要表现为白蛋白尿排出率持续升高；临床糖尿病肾病期或显性糖尿病肾病期，以大量白蛋白尿为特点；肾功能衰竭期，血肌酐和尿素氮增高，并伴有严重的高血压、低蛋白血症和水肿。

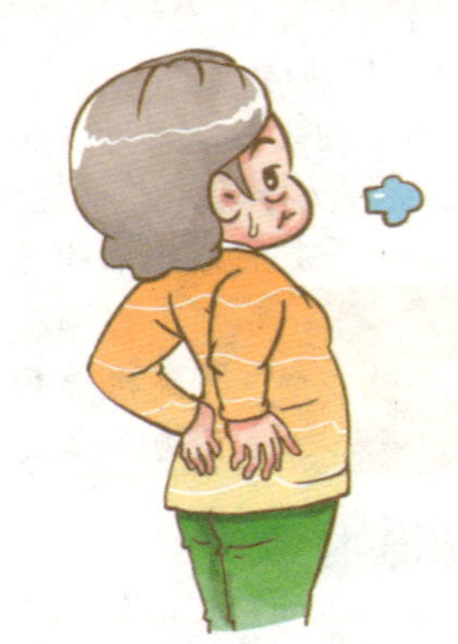

饮食原则

❶ 多吃新鲜的蔬菜和水果。新鲜的蔬果热量较低，且含有多种维生素和矿物质，既可补充糖尿病并发肾病患者经尿液遗失的营养素，还有助于肾脏功能的恢复。

❷ 控制蛋白质的摄入量。如果蛋白质摄入太多，排泄时会加重肾脏负担。因此饮食中应该减少蛋白质的摄入。

❸ 控制膳食脂肪。减少动物脂肪的摄取，并少食胆固醇含量高的食物，如肥肉、动物内脏等。

❹ 限制食盐摄入。严重水肿、高血压患者，应坚持低盐饮食。

❺ 忌食刺激性食物。如浓茶、咖啡、辣椒、芥末、酒等。

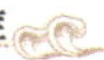

食谱推荐

虾皮炒冬瓜

原料：冬瓜170g，虾皮60g，葱花少许。
调料：料酒、水淀粉各少许，食用油适量。
做法：

1．将洗净去皮的冬瓜切片，再切粗丝，改切成小丁块备用。

2．锅内倒入适量食用油，放入虾皮，拌匀，淋入少许料酒，炒匀。

3．放入冬瓜炒匀，注入少许清水，翻炒匀。

4．盖上锅盖，用中火煮至食材熟透。

5．揭开锅盖，倒入少许水淀粉，翻炒均匀。

6．关火后盛出炒好的食材，装入盘中，撒上葱花即可。

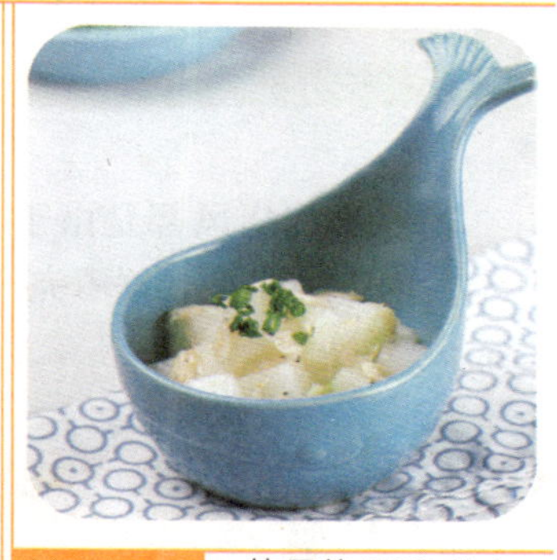

能量计算	热量约526.4kJ 糖类5.9g 蛋白质19.1g 脂肪2.7g

营养功效	冬瓜含维生素C较多，且钾盐含量高，有除湿、消肿的功效，非常适合糖尿病、肾病和水肿患者食用。

黑芝麻拌莴笋丝

原料：去皮莴笋200g，去皮胡萝卜80g，黑芝麻25g。
调料：盐2g，醋10mL，芝麻油少许。
做法：

1．分别将洗净的莴笋、胡萝卜切成丝。

2．锅中注水烧开，放入莴笋丝和胡萝卜丝，焯至断生。

3．捞出焯好的莴笋和胡萝卜，装碗待用。

4．加入部分黑芝麻，放入盐、醋、芝麻油拌匀。

5．将拌好的菜肴装在盘中，撒上剩余黑芝麻点缀即可。

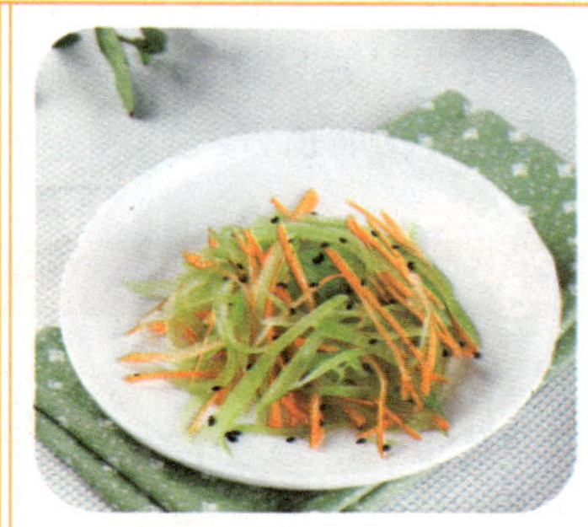

能量计算	热量约935.3kJ 糖类18.6g 蛋白质7.6g 脂肪12.9g

营养功效	莴笋中含有较丰富的烟酸，烟酸是葡萄糖耐量因子的组成物，可以增强胰岛素作用，具有调节血糖水平的功效，适合糖尿病并发肾病患者食用。

糖尿病并发痛风

糖尿病与痛风都是由于代谢异常所引起的疾病，因此二者之间存在一定的内在关联性。据不完全统计，糖尿病患者中约有0.1% ～9%的人伴有痛风。

症状解析

糖尿病并发痛风除具有糖尿病“三多一少”的临床表现外，还兼具有痛风的症状。如急性痛风性关节炎大多发生在下肢小关节，特别是第一趾跖关节，常在夜间突然发病，患处关节局部红肿、剧烈疼痛，对温度、触摸、震动极为敏感。痛风易复发，反复发作后，会累及多个关节，并导致关节畸形，还可引起严重的肾功能损害。

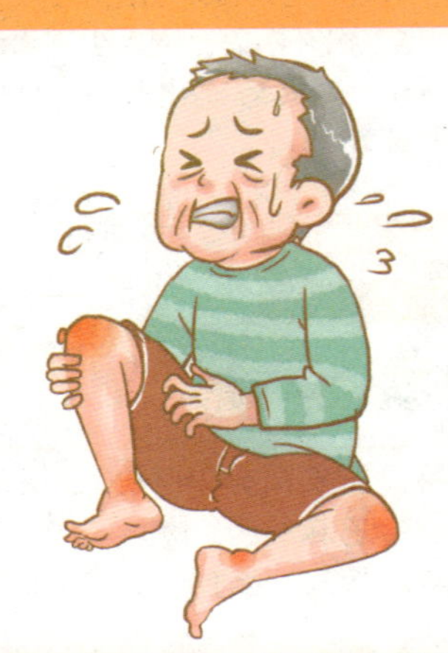

饮食原则

❶ 限制嘌呤摄入量，忌食动物内脏及高汤。日常饮食多选用脱脂牛奶及蛋类，减少肉、禽、鱼类的摄入，若要吃肉食，最好先将肉汤煮沸，弃汤食肉。

❷ 控制蛋白质摄入。宜选用植物蛋白代替动物蛋白满足人体所需的氨基酸，多摄入富含维生素C的蔬菜以增加尿酸溶解度。

❸ 控制总热量，增加膳食纤维的摄入量。膳食纤维可增强糖尿病患者的胰岛素敏感性，有降低空腹血糖、餐后血糖水平和改善糖耐量的作用。

❹ 避免饮酒。酒精具有抑制尿酸排泄的作用，长期少量饮酒还可刺激嘌呤合成增加。

食谱推荐

开心果西红柿炒黄瓜

原料： 开心果仁55g，黄瓜90g，西红柿70g。

调料： 盐2g，橄榄油适量。

做法：

1. 将洗净的黄瓜斜刀切段，西红柿切小瓣。
2. 煎锅置火上，淋入少许橄榄油，大火烧热。
3. 倒入黄瓜段，炒匀炒透，放入切好的西红柿，炒至食材变软。
4. 加入盐，炒匀调味。
5. 撒上备好的开心果仁，用中火翻炒至食材入味。
6. 关火后盛出炒好的菜肴，装入盘中即可。

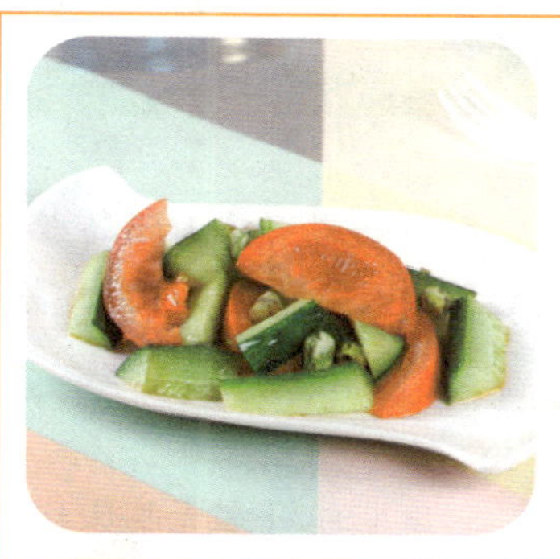

能量计算	热量约1568.5kJ 糖类14.7g 蛋白质12.1g 脂肪29.3g

营养功效	黄瓜热量低，并含有能抑制身体中糖类转化为脂肪的物质，能够调节血糖水平，是糖尿病患者的理想食材。

脱脂奶麦片粥

原料： 燕麦片45g，脱脂牛奶300mL。

调料： 无。

做法：

1. 汤锅置火上，倒入备好的脱脂牛奶拌匀，略煮一会儿。
2. 撒上燕麦片拌匀，盖上盖，小火煮至麦片变软。
3. 关火后揭盖，盛出煮好的麦片粥。
4. 装入碗中，待稍凉后即可食用。

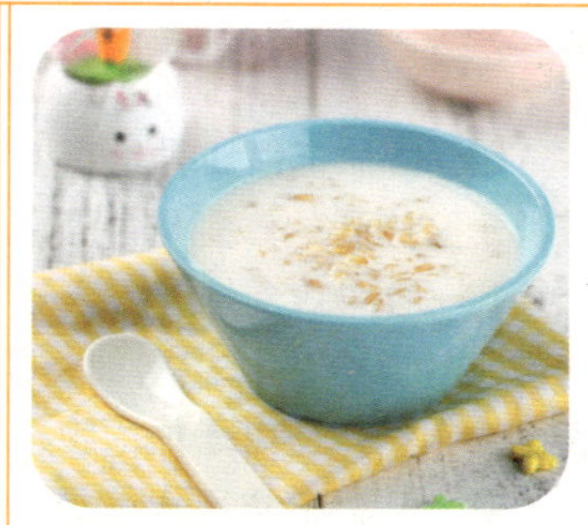

能量计算	热量约1156.6kJ 糖类44.5g 蛋白质15.5g 脂肪3.6g

营养功效	糖尿病患者宜选择低脂或脱脂的牛奶，搭配燕麦，使身体只需少量的胰岛素就能维持正常的代谢功能，有助于降低血糖。

糖尿病并发脂肪肝

糖尿病患者体内胰岛素分泌不足或相对缺乏，容易导致肝脏脂肪代谢紊乱，因此糖尿病患者应格外警惕脂肪肝的发生。

症状解析

轻度脂肪肝多无临床症状，中、重度脂肪肝有类似慢性肝炎的表现，如上腹不适、恶心、呕吐、厌食、腹胀等，可有肝脏肿大，而糖尿病控制不好的患者往往肝脏肿大发病率更高。脂肪肝的临床表现与肝脏的脂肪浸润程度成正比，也与血糖的控制情况密切相关。糖尿病控制较好者，其脂肪肝可逐渐消退。

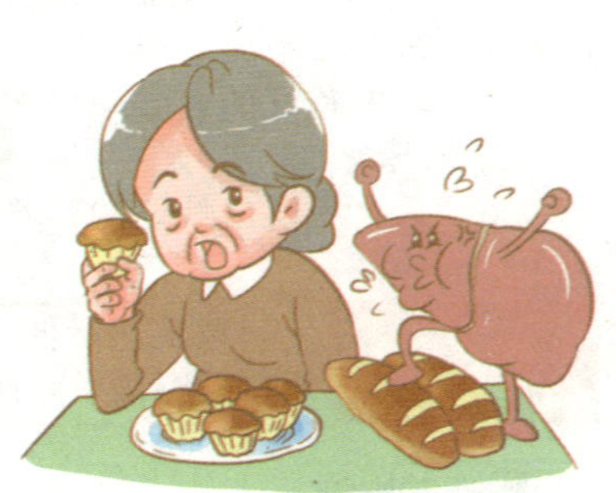

饮食原则

❶ 增加蛋白质供给量。高蛋白膳食可防止体内蛋白质的过度消耗，有利于肝细胞的修复与再生。

❷ 增加膳食纤维摄入量。膳食纤维可促进肠道蠕动，有利于排便，它与胆汁结合后，能增加粪便中胆盐的排出量，从而降低糖尿病患者空腹血糖水平，还可增加饱腹感，防止饮食过量，有利于控制饮食。

❸ 限制脂肪摄入。摄入过多的脂肪可使血糖增高，不利于改善病情。烹饪时应使用植物油，植物油不含胆固醇，且所含的谷固醇、豆固醇和植物脂肪酸都有较好的去脂作用，可阻止或消除肝细胞的脂肪性病变。

❹ 少吃或不吃刺激性食物。如浓茶、咖啡、辣椒、芥末、酒等。

食谱推荐

山楂茯苓薏米茶

原料： 山楂15g，薏米20g，茯苓10g，鸡内金6g。

调料： 无。

做法：

1. 洗净的山楂去蒂，切开，去核，再切成小块备用。
2. 砂锅中注水烧开，倒入茯苓、薏米、鸡内金，放入山楂搅拌匀。
3. 盖上盖，用小火煮约20分钟至药材析出有效成分。
4. 揭开盖，搅拌一下，关火盛出煮好的茶水，装入碗中即可。

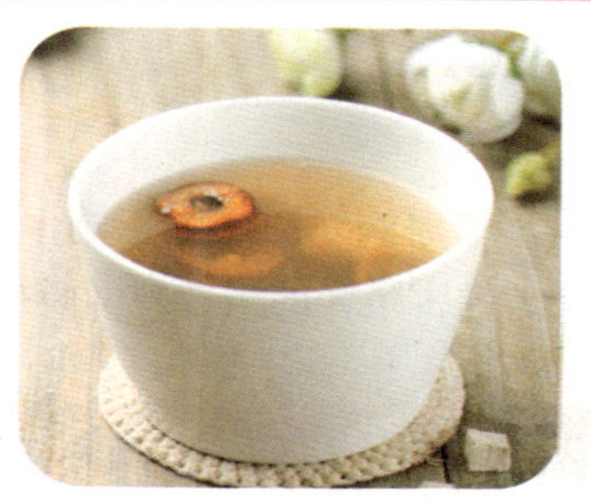

能量计算

热量约 607.1kJ
糖类 26g
蛋白质 7.7g
脂肪 0.9g

营养功效 薏米含有蛋白质、薏苡仁油、维生素等成分，有降血脂、降血糖、促进新陈代谢等功效，搭配山楂煮茶，能预防糖尿病并发脂肪肝。

奶香红豆燕麦饭

原料： 红豆、燕麦仁、糙米各50g，巴旦木仁20g，牛奶300mL。

调料： 无。

做法：

1. 把准备好的红豆、燕麦仁、糙米装入碗中，混合均匀。
2. 倒入适量清水，淘洗干净，倒掉淘洗的水，加入牛奶。
3. 放入巴旦木仁，将装有食材的碗放入烧开的蒸锅中。
4. 盖上盖，用中火蒸40分钟，至食材熟透。
5. 揭开盖，把蒸好的红豆燕麦饭取出即可。

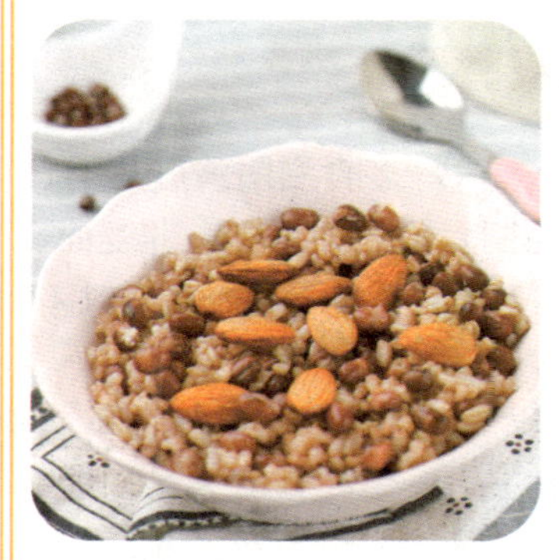

能量计算

热量约 3345.2kJ
糖类 126g
蛋白质 35.2g
脂肪 15.9g

营养功效 燕麦含有丰富的水溶性膳食纤维，可增强胰岛素受体的敏感性，同时还能平缓餐后血糖，预防血糖急剧上升，对糖尿病并发脂肪肝患者有益。

糖尿病并发眼病

糖尿病对眼睛的影响主要体现在白内障和视网膜病变上，其中最常见、危害最大的当数视网膜病变，简称“糖网”。

症状解析

糖尿病眼部并发症的症状主要有角膜炎、虹膜炎、白内障、青光眼、眼外肌麻痹、屈光异常及视网膜病变等，其中糖尿病性白内障和糖尿病视网膜病变较为常见。糖尿病性白内障的临床特点为白内障进展迅速，可于数日内完全成熟，血糖控制不佳时则更为常见。

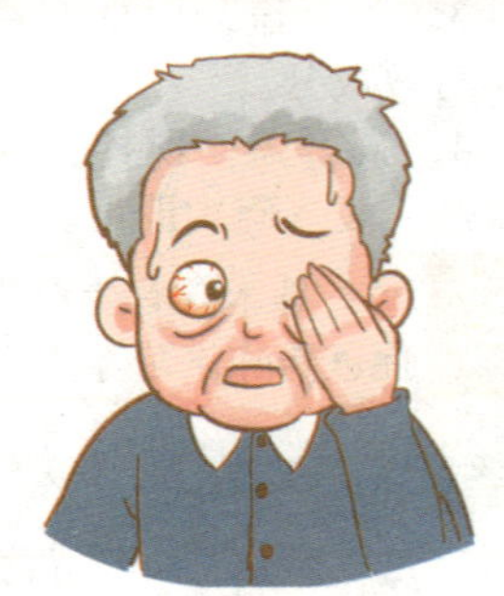

饮食原则

❶ 多食滋阴清肝热的食物。糖尿病眼病若由阴虚肝热引起，应多吃滋阴食物，如豆类、荞麦面、绿叶菜等。

❷ 控制主食量。但不能过分限食，要少吃多餐，以免造成饥饿状态。

❸ 严格控制每日摄入的脂肪量。少吃动物性油脂，多用植物油代替。

❹ 不要吃含糖量高的水果。血糖如果控制较好，可以适当吃一些含糖量低的水果，并且一定要计算在每天摄入的总热量中。

❺ 忌食辛辣的、刺激性强的食物。饮食应以清淡为主，辣椒、胡椒粉、葱、蒜等调味料应尽量少放或不放。

食谱推荐

紫菜萝卜饭

原料： 去皮白萝卜55g，去皮胡萝卜60g，水发大米95g，紫菜碎15g。

调料： 无。

做法：

1. 分别将洗净去皮的白萝卜、胡萝卜切丁，待用。
2. 砂锅中注水烧开，倒入泡好的大米搅匀。
3. 放入白萝卜丁、胡萝卜丁，搅匀，加盖，大火煮开后转小火，煮至熟软。
4. 揭盖，倒入紫菜碎，搅匀，加盖，焖5分钟至紫菜味香浓。
5. 关火后将煮好的紫菜萝卜饭装碗即可。

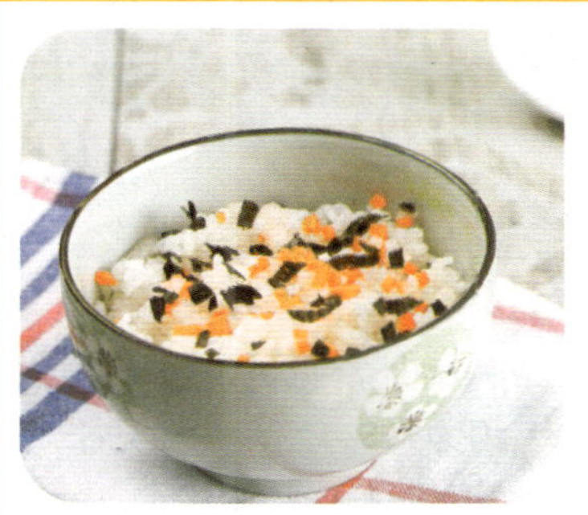

能量计算

热量约 1755.1kJ
糖类 88.7g
蛋白质 12.1g
脂肪 1.1g

营养功效 紫菜和胡萝卜都含有胡萝卜素，可以有效保护视力，糖尿病并发眼病患者可以经常食用本品，不仅对眼睛有益，还能降低血糖。

炝炒菠菜

原料： 菠菜300g。

调料： 盐、鸡粉各3g，食用油适量。

做法：

1. 将洗净的菠菜切去根部。
2. 锅中加入适量食用油，倒入菠菜，翻炒至熟软。
3. 加入盐、适量鸡粉，炒匀调味。
4. 将菠菜装入盘内即可。

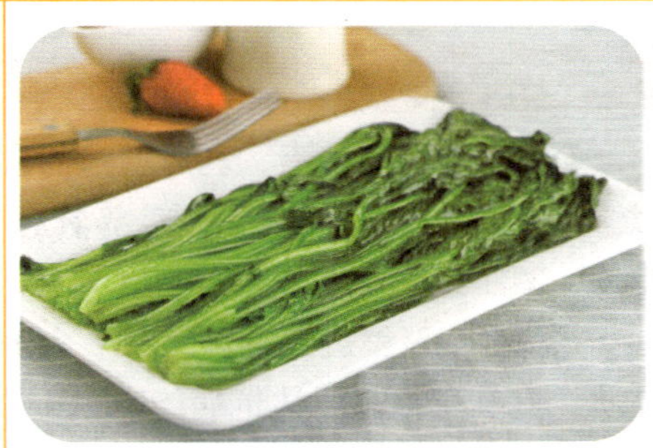

能量计算

热量约 434.3kJ
糖类 13.5g
蛋白质 7.8g
脂肪 1.9g

营养功效 菠菜有“营养模范生”之称，它富含类胡萝卜素、维生素、矿物质等多种营养，有较好的控制血糖的功效。

糖尿病并发尿路感染

糖尿病易合并其他感染，发生率为35%~90%，多较严重且不易控制。尿路感染是常见的合并感染之一，发生率约为16%~23%，多见于女性。

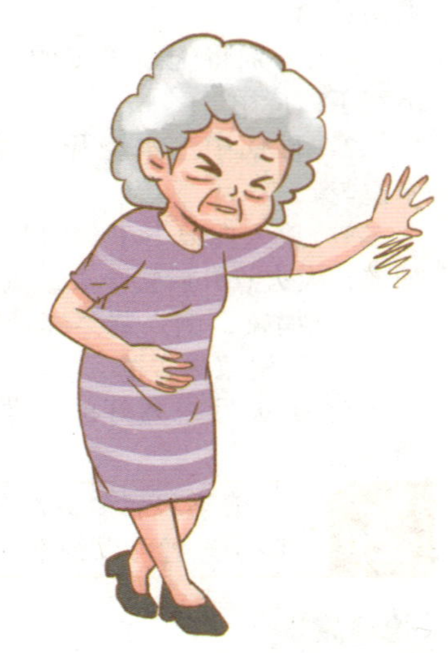

症状解析

临床常表现为疾病反复发作、迁延难愈，有尿频、尿急、乏力、腰酸等症状出现。尿路感染可加重糖尿病，使血糖难以控制，重者会诱发糖尿病酮症酸中毒等急性并发症，最终可导致肾功能衰竭。

饮食原则

❶ 多吃清热解毒、利尿通淋的食物。在患者多尿症状不明显时，可以多吃一些菊花、荠菜、冬瓜等具有利尿功效的食物，能帮助患者及时排尿，减少细菌在泌尿道停留和繁殖的机会。

❷ 多吃新鲜的蔬菜和水果。大部分蔬果中都含有一定的维生素和矿物质，有利于提高机体抗病能力。

❸ 忌吃易导致胀气的食物。如白萝卜、蔗糖、豆浆等。

❹ 忌食温热及辛辣刺激性食物。如羊肉、狗肉、韭菜、葱、胡椒等，以免加重感染症状，不利于身体康复。

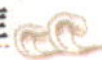

食谱推荐

薏米山药饭

原料： 水发大米、山药各160g，水发薏米100g。

调料： 无。

做法：

1. 将洗净去皮的山药切片，再切成条，改切成丁，备用。
2. 砂锅中注水烧开，倒入大米、薏米和山药，搅拌均匀。
3. 盖上锅盖，煮开后用小火煮至食材熟透。
4. 关火将粥装入碗中，待稍微放凉后即可食用。

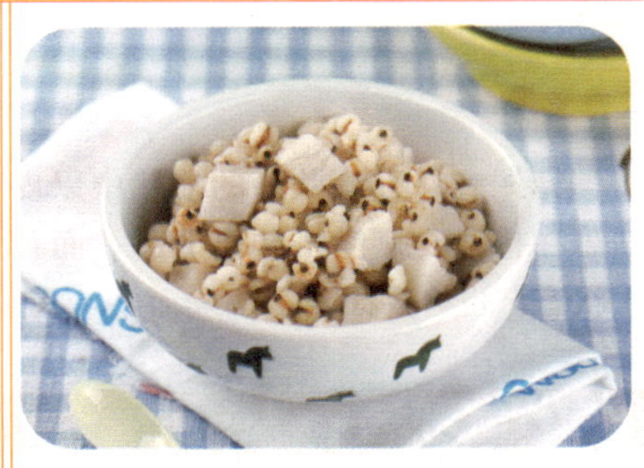

能量计算

热量约 4321.6kJ
糖类 215.6g
蛋白质 27.7g
脂肪 4.9g

营养功效　山药质地细嫩，含有极丰富的营养物质，作为药食两用的中药材，对糖尿病消渴、小便短频等症状有缓解作用。

清炒苋菜

原料： 苋菜350g。

调料： 盐3g，鸡粉2g，食用油适量。

做法：

1. 用油起锅，烧至三成热。
2. 倒入洗好的苋菜，大火翻炒至断生。
3. 转小火，加入盐、鸡粉调味，快速炒至入味。
4. 转用中火翻炒几下，至苋菜熟透。
5. 出锅，摆好盘即成。

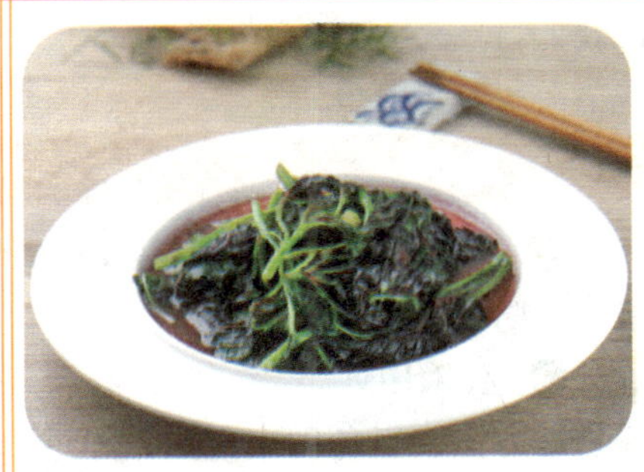

能量计算

热量约 542kJ
糖类 17.5g
蛋白质 9.8g
脂肪 2.1g

营养功效　苋菜中的钙含量很高，能促进胰岛素的分泌，对控制血糖有利。同时苋菜中所含的营养物质还能减少糖尿病并发症，是糖尿病患者的食疗佳品。

糖尿病并发皮肤病

糖尿病并发皮肤病的症状中以皮肤瘙痒较为常见，多因体内过高的糖分在排泄时刺激皮肤而引起。而且许多糖尿病患者的皮肤长期处于脱水状态，也容易因过度干燥而发生瘙痒。

症状解析

糖尿病引起的皮肤瘙痒非常顽固，常反复发作，初始为发生于局部的阵发性皮肤搔痒，具有昼轻夜重的特点，很多患者会搔抓至皮肤破损流血。有的瘙痒遍及全身，有的则发生在肛门、会阴局部。由于皮肤瘙痒反复发作，因此患者皮肤会出现搔痕，继而出现湿疹、皮炎、色素沉积等症状。

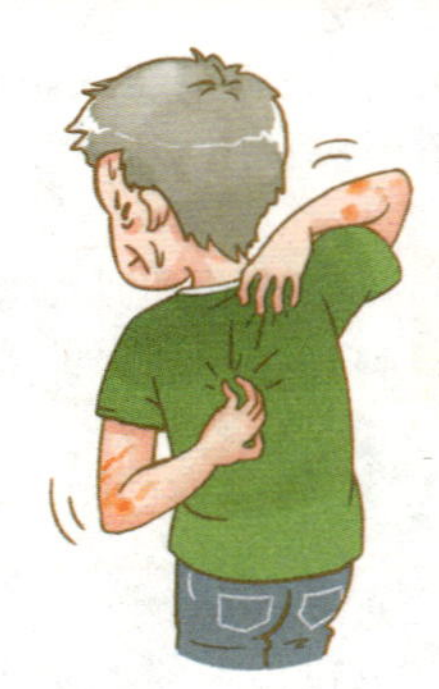

饮食原则

❶ 坚持清淡饮食。宜多吃新鲜的蔬菜、水果等，避免过度刺激皮肤，以防加重瘙痒。

❷ 宜采用炖、煮、拌、蒸等烹饪方法。少用或不用炸、煎、烤、熏等烹饪方法，以免助火生热，加重病情。

❸ 忌吃刺激性食物。如辛辣食物、腌制食品等。

❹ 忌吃易引起皮肤过敏的食物。鱼、虾、蟹、蚌、羊肉及狗肉等发物容易使人体皮肤血管周围的活性物质释放出来，刺激皮肤从而产生瘙痒感，因此糖尿病并发皮肤病患者应忌食。

食谱推荐

绿豆荞麦燕麦粥

原料：水发绿豆80g，水发荞麦100g，燕麦片50g。

调料：无。

做法：

1．砂锅中注入适量清水烧热，倒入洗好的荞麦、绿豆，拌匀。

2．加盖，烧开后改用小火煮约30分钟。

3．搅拌几下，放入备好的燕麦片，拌匀。

4．用小火续煮约5分钟，至全部食材熟透。

5．将锅中食材搅拌均匀。

6．关火，盛出煮好的粥即可。

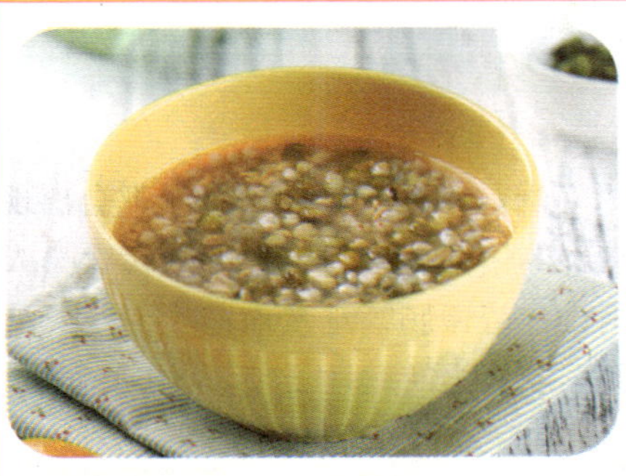

能量计算

热量约3471.2kJ
糖类156.1g
蛋白质34.1g
脂肪6.3g

营养功效 燕麦中的抗氧化剂可通过降低分子黏性来降低血液中的胆固醇含量，搭配绿豆、荞麦一起熬粥，食疗效果更好。

柠檬薏米水

原料：水发薏米100g，柠檬片3片。

调料：无。

做法：

1．砂锅中注水烧开，倒入洗净的薏米，拌匀。

2．盖上盖，烧开后用小火煮约45分钟，至米粒变软。

3．揭盖搅拌几下，关火后盛出煮好的薏米水。

4．装在茶杯中，再放入备好的柠檬片，浸泡一会儿即成。

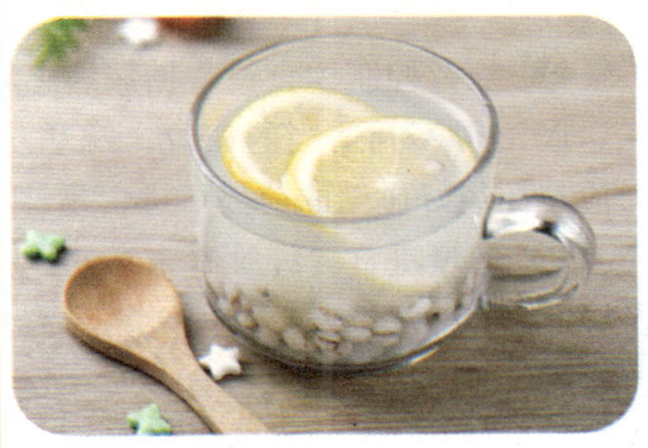

能量计算

热量约1604.3kJ
糖类73g
蛋白质13.1g
脂肪3.7g

营养功效 薏米富含维生素、氨基酸等多种元素，降糖作用明显，还能延缓餐后血糖上升。搭配柠檬煮水，能预防糖尿病并发皮肤病的发生。

糖尿病并发便秘

半数以上的糖尿病患者都会出现胃液分泌减少的情况，该情况会导致食物排入十二指肠困难，减慢肠蠕动从而产生便秘。糖尿病并发便秘一般为间歇性便秘。

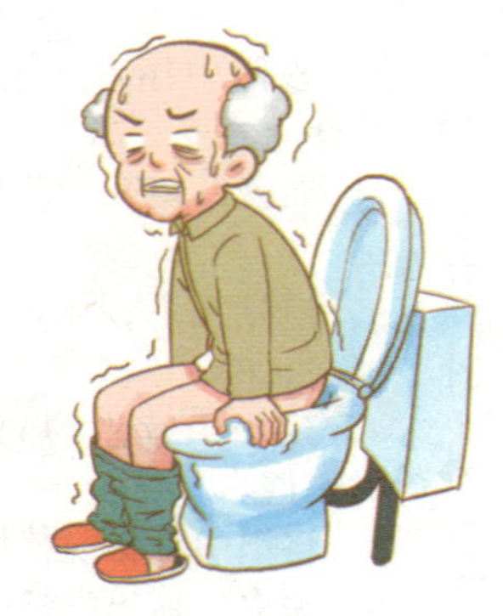

症状解析

患糖尿病并发便秘的临床表现为便意少，便次少；排便艰难、费力或排便不畅；大便干结；排便不净感；便秘时伴有腹痛或腹部不适等。部分患者还伴有抑郁、焦虑等精神心理障碍。如果排便时过于用力，还会引起眼压、血压、腹压升高，进而导致眼疾等其它疾病。

饮食原则

❶ 规范控制饮食量。糖尿病患者为了控制血糖，一般会减少饮食摄入，肠道得不到适当的充盈，蠕动功能减弱，就会引起便秘。因此，每天应在控制好血糖的前提下进食足够量的食物。

❷ 适量进食含纤维素丰富的食物。例如燕麦、糙米、薏米等谷物以及绿叶蔬菜。

❸ 食用适量产气类食物。中医认为，气机运行不畅，阻滞不通时，人就容易便秘，故适量食用如萝卜、黄豆等产气类食物，可帮助排便。

❹ 合理摄入油脂。油脂可以促进体内脂溶性维生素的吸收，起到润肠通便的效果，从而缓解便秘。糖尿病患者在摄取油脂时，应尽量用植物油代替动物油，在控制总热量的前提下科学摄取。

食谱推荐

南瓜糙米饭

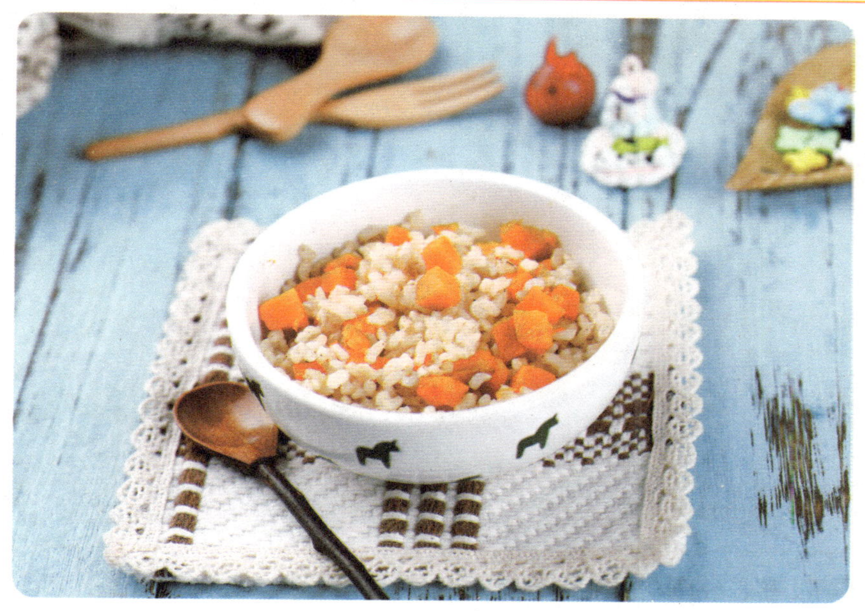

原料：南瓜丁140g，水发糙米180g。
调料：盐少许。
做法：

1. 取一蒸碗，放入洗净的糙米，倒入备好的南瓜丁搅散。
2. 注入适量清水，加入少许盐，拌匀待用。
3. 蒸锅上火烧开，放入备好的蒸碗，大火蒸熟。
4. 关火，待蒸汽散后取出蒸碗，稍微冷却后即可食用。

能量计算	热量约 2873.5kJ 糖类 145.1g 蛋白质 13.9g 脂肪 4.5g	营养功效	糙米含有维生素、纤维素以及钾、镁等微量元素，搭配南瓜蒸饭，口感软糯，还能预防糖尿病并发便秘。

蒸豆腐苹果

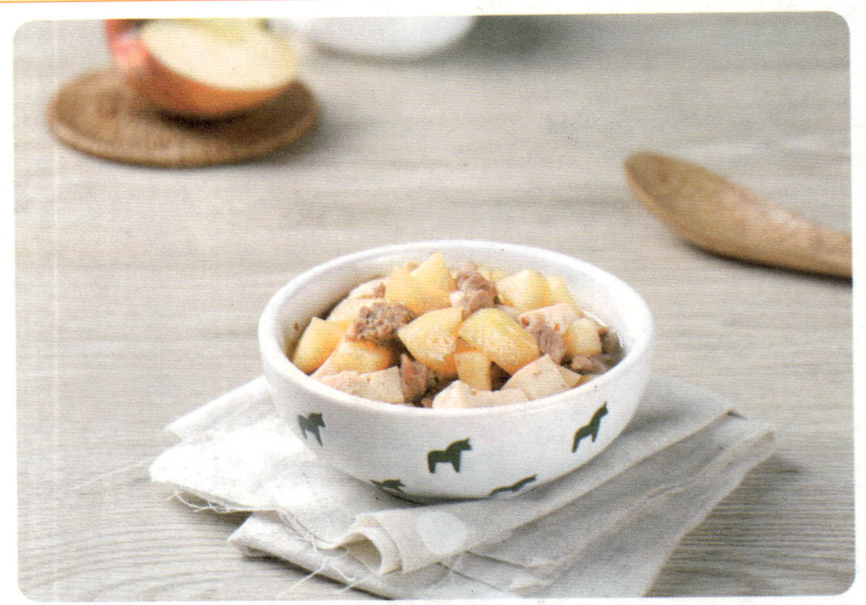

原料： 苹果80g，牛肉70g，豆腐75g。

调料： 无。

做法：

1. 豆腐切小块，苹果切丁，牛肉切成粒。
2. 炒锅烧热，倒入牛肉翻炒至变色，再倒入豆腐、苹果，搅拌均匀。
3. 注入清水，稍稍搅拌，大火煮至沸腾，收汁。
4. 掀开盖，将煮好的食材盛入碗中待用。
5. 电蒸锅注水烧开，放入食材，盖上盖，调转旋钮定时10分钟。
6. 蒸制完成后，将食材取出即可食用。

能量计算	热量约 770.5kJ 糖类 14.8g 蛋白质 20.4g 脂肪 4.5g	营养功效	苹果中含有丰富的微量元素铬，铬能帮助维持身体中正常的葡萄糖含量，是重要的血糖调节剂，因此糖尿病患者应适当进食一些苹果。

第九章

糖尿病患者要重视心理建设

●很多朋友刚知道自己患有糖尿病时，往往会感到难以置信。从消极悲观的角度来讲，糖尿病是患者难以摆脱的长期困扰；但从积极乐观的角度来看，它也是提醒患者注意身体健康的“警示信号”。通过改变不良的生活习惯，病情可以得到有效控制。因此，糖尿病患者应重视调节自身的心理状态，保持积极乐观的心态。

糖尿病患者常见的心理误区

糖尿病的两大特点——普遍性和终身性，使得很多患者在面对它的时候容易产生心理误区。如果糖尿病患者不能正确应对糖尿病，无法在日常生活中有效管理病情，轻则可能导致病情恶化，引发各种并发症，重则可能导致不可挽回的后果。常见的糖尿病患者心理误区包括以下几种。

不屑一顾

许多患者第一次被确诊为糖尿病时，对检验结果常常持怀疑态度。他们总觉得自己其实没有糖尿病，或者认为自己的糖尿病很轻微，没什么大不了的，对医生的忠告和建议往往置之不理。由于糖尿病初期的症状并不十分显著，很多患者会觉得疑惑：自己的身体不是好好的吗？怎么会得糖尿病呢？他们认为一定是检查结果出了问题。甚至还有对医院极其不信任的患者认为，医院是为了赚钱而故意夸大检查结果。

轻易绝望

也有一些患者在意识到自己患上了糖尿病后，就很快地陷入绝望情绪，尤其年轻的患者。在那一瞬间，他们会觉得人生的追求都失去了意义，求学、爱情、事业都灰飞烟灭，进而产生自暴自弃、消极厌世的心理。部分患者这时候就会消极应对，尽管按照医生和家人的要求治疗，但学习工作上缺乏动力，更有甚者，干脆不积极配合治疗，放任病情快速恶化。一些退休老年患者，原本打算好好享受晚年生活，可却因为得了糖尿病而导致生活质量大大降低，也容易放任自流。

过度焦虑

由于糖尿病是一种目前无法彻底治愈的疾病，而且患者随着病情的发展还可能会出现种种并发症，因此许多患者听说的一些虚假或夸大的消息会让他们惶惶不可终日，这种焦虑主要来源于对疾病进展的恐惧，而这也正是使他们无法静心地生活下去的主要原因。

抗拒对立

在临床实践中，患者对治疗的依从性是很重要的，有时候患者的拒绝依从甚至会成为阻碍病情康复的最大因素，在糖尿病患者中这种情况也是存在的。许多糖尿病患者经过长期努力依然控制不好血糖，这种挫败感很容易发展成跟医护人员和家人的情绪对立，严重者甚至会抗拒治疗。尤其是一些患病时间较长、并发症多且严重，而治疗效果又不明显的患者，很容易对医护人员采取不理睬、不信任、不配合的“三不”态度。

迷信药物

对糖尿病患者来说，药物治疗当然是非常重要的，但过分依赖药物甚至迷信药物却是要不得的。很多患者也不知道哪里来的“信仰”，总觉得现代科技已经如此发达了，还有什么病是吃药治不好的吗？他们相信多吃药、吃对药就一定能把糖尿病治好。但是他们却忽略了在服用药物的同时，还必须重视平衡饮食、控制体重、劳逸结合、调适心理、锻炼身体、戒烟限酒等非药物疗法，所以他们的疗效也不会太好。

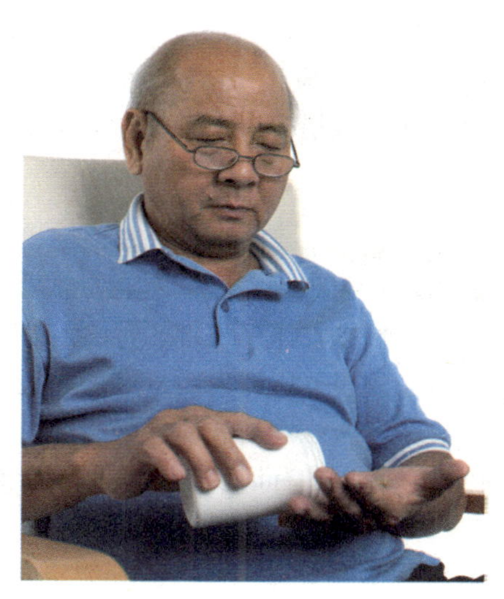

患上糖尿病并不可怕，可怕的是对错误的观点执迷不悟，且不愿意做出改变。患者只有认真听取医生的建议，平静地面对患上糖尿病这个事实，才能够在今后的治疗过程中保持正确的态度，并因此而取得更为良好的治疗效果。

糖尿病患者为什么容易抑郁

糖尿病和抑郁症之间的关系非常密切，甚至有学者提出两种疾病属于“共病”状态，常常伴随出现。临床数据的统计结果显示，糖尿病患者合并抑郁症的风险比正常人高出2倍，大约有15%的糖尿病患者患有抑郁症，并且抑郁症患者也更容易出现肥胖和2型糖尿病。

什么是抑郁症

什么是抑郁症？它有哪些临床表现呢？首先要说明的是，正常的情绪波动、心情不好并不是抑郁症。简单地说，抑郁症是一种以情感持续低落为基本特征的精神障碍，常伴有思维迟钝、行为迟滞以及各种躯体化症状。当今社会生活节奏快，生活压力大，抑郁症的发病率正在逐步提升，糖尿病患者中抑郁症的发病率自然也在上升。

糖尿病并发抑郁症的主要表现有：情绪低落、思维迟缓（记忆力减退，大脑反应慢）、生活空虚、不愿意参加社交，伴有焦虑、睡眠障碍、性欲减退等，除此之外还有疲乏、心悸、胸闷、胃肠不适、便秘等躯体症状。

2型糖尿病与抑郁症的相互关联

我们在临床上发现，很多2型糖尿病患者都容易患上抑郁症，这是为什么呢？相关研究表明，这种关联可能与如下机制有关：2型糖尿病患者需要经常关注血糖波动、服药剂量等问题，心理负担会大大加重；2型糖尿病患者大多有活动较少等不健康的生活方式，因此通常他们体型偏胖，并且一些降糖药物也会增加体重，尽管在外人看来他们似乎早已习惯，但其实他们心里对自己的外貌也是有很大的压力的。此外还有一个原因是很难从生活方式、心理状态上加以调节的：那就是糖尿病会引起大脑的病理改变，2型糖尿病患者更容易出现大脑萎缩，脑容量下降等问题，这种病理改变可能对抑郁症的发生也存在着关键影响。综合以上因素可知，血糖控制得越好的患者，从身心两方面来说也就更容易预防抑郁症的发生。

有些抑郁症患者本身并没有血糖问题，但也是2型糖尿病的好发人群，这又是为什么呢？研究表明这一情况可能与如下机制有关：抑郁症患者大多有着不健康的生活方式，他们的生活方式往往又会导致肥胖；抑郁症患者在血糖正常的情况下，可能因情绪或压力问题也会出现胰岛素抵抗，但这会随着抗抑郁治疗而得到一定程度的缓解。如果有些患者的抑郁比较严重，可能需要服用药物，但一些种类的抗抑郁药物（如帕罗西汀、舍曲林、氟西汀等）可能会诱导胰岛β细胞凋亡，从而增加患糖尿病的风险。

糖尿病并发抑郁症的危害

任何一种疾病的出现都是让人痛苦的，更何况两种疾病同时发生。糖尿病并发抑郁症危害很大，因为二者会相互作用，影响患者生活质量，并可能形成恶性循环。

糖尿病带给患者的不仅仅是生活上的不便，更重要的是肉体和精神上的痛苦，糖尿病发展的最终阶段多会引起其他重要脏器（如眼睛、肾脏、心脑血管等）的并发症，这又导致不少患者背负着沉重的精神压力。这种压力不仅会影响患者的治疗效果，还会引起神经及内分泌紊乱，抑制胰岛素的分泌，并使交感神经兴奋，儿茶酚胺分泌增加，导致血糖升高，从而加速并发症的发生。从另一方面来说，如果患者的血糖控制不够理想，有时病情还会加重，而这又会使患者的情绪更加低落，对生活丧失信心和希望，从而加重患者的抑郁情绪。

由于各种各样在短期内难以改变的原因，目前临床对糖尿病患者的治疗多集中在治疗糖尿病本身上，但实际上心理因素对糖尿病的发生、发展、疗效、预后均起着重要作用。所以对于糖尿病合并抑郁症的患者，在使用降糖药物治疗的同时，还要重视心理治疗，但这种心理治疗往往是医院里的大夫无暇顾及的，所以还要依赖于患者自己和亲友的共同努力。

糖尿病患者为什么会出现焦虑反应

焦虑反应是人面对某种特定环境时的一种自然反应，正常的焦虑反应常有其现实原因（即现实性焦虑），如人面临生活工作中的重大考验时，往往会感到焦虑不安，这种焦虑会随着时过境迁而很快缓解。有许多糖尿病患者日常情绪就较为焦虑，尽管没有面临现实问题，也常常紧张不安、苦闷、焦躁、莫名其妙地恐惧，并伴有心悸、多汗、脉速、坐立不安等症状。这并不是巧合，因为糖尿病确实会引发焦虑。

糖尿病为什么会引发焦虑呢？学者们普遍认为糖尿病导致焦虑多为社会心理因素所致。现代医学认为，社会心理因素作用于人脑后，通过一定的生理中介机制，会导致靶器官发生病理变化和功能改变，进而出现躯体症状。

主要的生理中介机制有：①神经生理机制，即情绪变化引起自主神经机能失调，继而影响其支配的脏器功能；②神经内分泌机制，即心理应激使下丘脑—垂体—内分泌腺轴的机能发生增强或减弱，引起内环境失衡，进而产生相应的躯体疾病；③神经生化机制，即心理变化影响一些神经递质如多巴胺、5-羟色胺等的合成及分泌；④免疫机制，即应激或情绪变化使机体免疫功能发生变化，影响淋巴细胞及其他免疫细胞的分布和功能。

这些生理中介机制，普通的患者不需要了解太多，但有一点是可以肯定的：糖尿病患者反复住院，长期就医，需要定期检测血糖，并依赖长期饮食控制、服药或注射胰岛素等措施减缓病情进展，这必然会让他们对可能出现的并发症产生经常性的担忧情绪。此外，患者可能自觉社会和家庭地位下降，产生自卑、自责等抑郁心理。同时患者的社交活动往往会在患病之后减少，内心的压抑缺少正确宣泄途径，从而使性格内

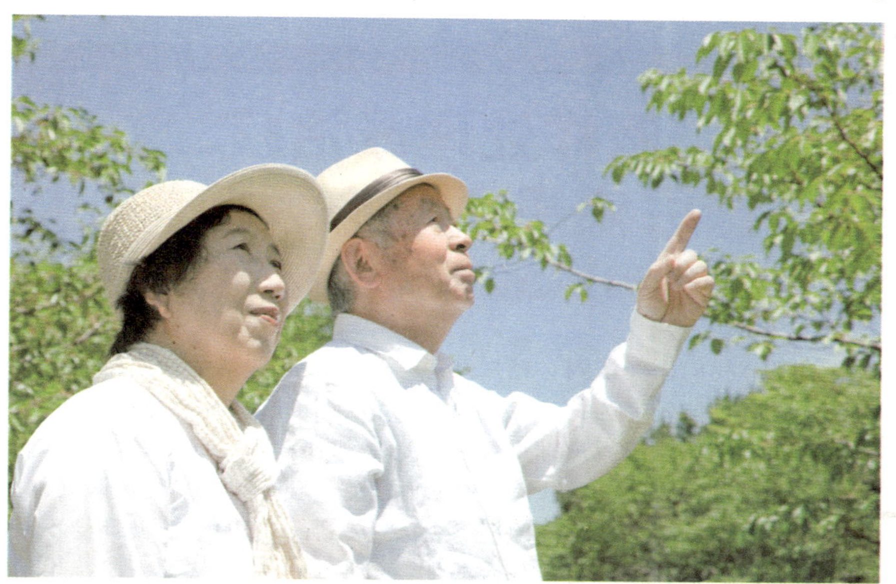

向的患者易产生孤独心理。

除了以上几点之外，多数患者往往都非常关注血糖指标，以及每日进食和锻炼的情况，甚至不惜花高昂的治疗费到处寻求良方。生活核心内容向糖尿病的过分转移不仅会导致患者敏感、多疑、紧张，还会使患者产生极大的心理负担，容易导致焦虑等负面情绪的产生。此外，患者血糖增高也会导致机体出现应激样反应，血浆皮质醇、胰高血糖素、生长激素等分泌增多。长期高血糖状态也可能引发皮质醇活性的改变，这些变化都会使患者容易出现焦虑和抑郁情绪。

因此，建议糖尿病患者不管在什么情况下，都应保持良好的心态，积极看待自己的病情，消极的心态有可能会使病情更严重，不利于身心健康，长此以往会使患者失去活下去的意志。患者的家人及朋友应该多多关心他们的情绪，生活中给他们创造一些温馨的社交环境，这也有利于缓解糖尿病的症状，促进患者血糖水平的恢复。

怎样处理或治疗糖尿病患者的心理问题

前两节我们已经谈到，糖尿病患者的心理问题如果长期持续下去的话，就有可能转变为抑郁症；反之，精神上过大的压力也可能会引起糖尿病。糖尿病患者患抑郁症、焦虑症和饮食障碍的风险较高，而且合并心理疾病的糖尿病患者治疗依从性差，会导致并发症风险增加。糖尿病患者的心理问题伴随疾病一起发生，所引起的恶性循环会不断加重患者的病情，最终可能导致失明、截肢、中风、认知下降、生活质量降低和过早死亡等严重后果。

当糖尿病合并心理疾病得不到及时的诊断和治疗时，最终将会增加社会和卫生保健系统的支出，对于个人来说也会大大加重家庭的负担，这种负担不仅仅是经济上的，更是家庭氛围、生活质量层面的。所以我们一定要学会用正确的方法去缓解糖尿病患者的心理问题。

对于医生以及患者家属来说，主要任务是收集患者生理和社会方面的信息，及时给予心理疏导，减少患者的负面情绪，使患者能关注自己的情绪变化，更多地关心、理解自己，对治疗树立信心。医生应真诚、充分地尊重患者，耐心听取患者的倾诉，设身处地地理解患者，尽可能关注、寻找患者具有的积极特点，并以此鼓励、引导患者，帮助其树立“疾病并不可怕，可怕的是自己不能正确面对糖尿病的心理问题”的观念。

但问题的根源还是在糖尿病本身上，如果不能让患者正确认识糖尿病，那么就不能从根源上解决他们的心理问题。所以医生和亲属要对患者讲解糖尿病的相关知识，让患者了解到虽然糖尿病以目前的医疗水平还没有根治的方法，但是在医生和药物帮助下，糖尿病是能够得到良好控制的。糖尿病患者的心理问题是会导致病情无法得到有效控制的关键障碍，因此医护人员应尽力帮助患者客观全面地认识和理解疾病，以便

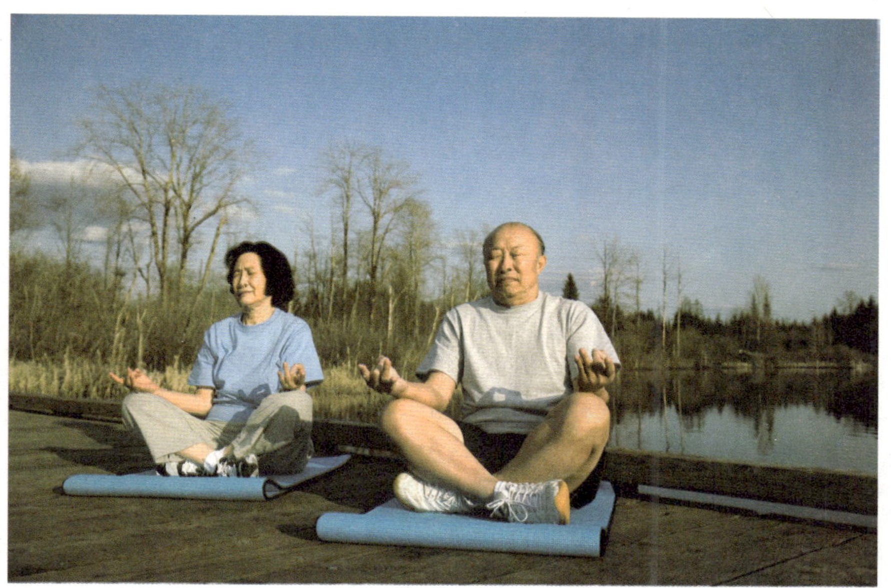

辅助其心态转归正常。

在治疗糖尿病的同时，医生和家属也一定要多关注糖尿病患者的心理问题。糖尿病的发生、发展和人的性格、应对问题的方式、承受压力的能力等心理因素也有一定关系。糖尿病已是公认的心身疾病，现在越来越多的年轻白领也成为糖尿病患者，这与过大的心理压力及生活不规律等都有一定的关系。而一些糖尿病患者由于生活的突然打击，病情可在一夜之间恶化。有研究表明，糖尿病患者的性格更容易表现出内向特征，如遇到事情时不愿求助或找人倾诉，而是一味压抑自己，从而产生焦虑、抑郁的情绪，而不良情绪通过“免疫—内分泌”环节，又会成为糖尿病的诱因。

糖尿病患者在积极地进行药物治疗的同时，还要注意对自己的情绪和压力进行调整，家属也应该多给予他们心理上的支持。如果某段时间压力比较大，或有应激事件出现时，患者也应注意及时检测血糖。治疗糖尿病是一个长期的过程，而保持健康的心态对治疗效果也是有着非常关键的作用的。

糖尿病患者怎样进行自我心理调节

相信大家都知道，持续的负面情绪有损健康，许多疾病都与长期的心理压力或不良的心理刺激有关。糖尿病患者也不例外，且这种损害还会更显著，因为不良的情绪会直接影响血糖水平，导致血糖值居高不下，难以控制。因而保持愉快、舒畅的心情也是在糖尿病综合治疗中不可忽视的重要环节。那么糖尿病患者应该如何进行心理调节呢？

其实人活在世上，不如意的事会遇到很多，社会的公平也只能是相对的，不存在绝对的公平。俗话说人生不如意十之八九，每个人在生活、工作中或多或少都会遇到一些不愉快的事，“一帆风顺”“心想事成”“万事如意”只是一种美好的愿望。对于糖尿病患者来说，如果因为某些不如意的事，让自己总是处在一种恶劣的心境之中，甚至进而损害了自己的健康，实在是很不值得。

正确对待日常生活中不如意的事

对于日常生活中不如意的事，我们可以从以下几个方面进行心理调节：

一是正视现实。既然不如意的事情已经发生，那么就应该正视现实，多找找自身可能存在的问题，继续努力，尽量避免同样的事情再次发生，而不是在这件事情是否公平合理的问题上继续纠缠不清。

二是合理宣泄。面对压力与挫折，心中郁积的消极情绪会对身心造成极大的伤害，如果能像水库泄洪那样，采取合理的宣泄方式将其释放出去，则有益于我们的身体健康。因此，在重新调整对挫折的认识的同时，针对自己的不良情绪，也可以有意识地找知心朋友诉诉苦，或听听音乐，看看电视，参加适量的体育运动，把烦闷的心情发泄出去。

三是学会放弃。当有些目标经过多次努力仍然无法实现时，就要

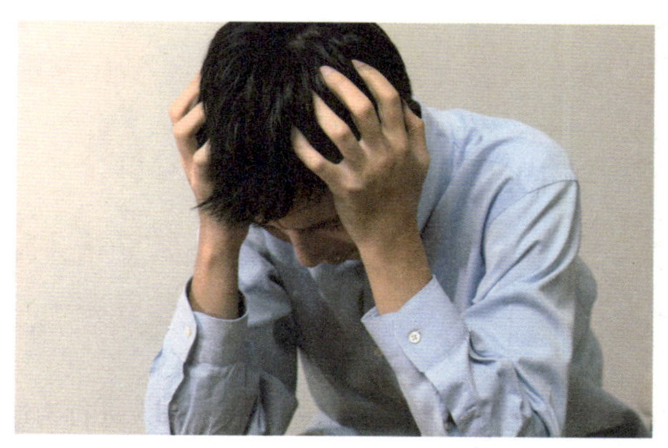

“识时务者为俊杰”，考虑一下是否应该放弃。古人云“君子有所为，有所不为”。有时决定做某事是果断，一旦发现无法实现，立即放弃做某事也是一种果断。是自己的东西逃也逃不掉，不是自己的东西勉强也勉强不来。淡泊名利、宁静致远、随遇而安也是一种自我心理保健的有效措施。

正确面对糖尿病

首先，患者需要坦然接受自己已经患上糖尿病的事实。当被医生告知得了糖尿病以后，一定要认真对待，如果自己不能确信，可以到权威医院进行复诊，而诊断一旦确立，就要马上接受自己已经是糖尿病患者的事实。千万不要因为还没有明显的症状就抱有侥幸或是抵触的心理，这些做法都是不利于治疗的。

其次，不要埋怨自己或是家人，认为是先前生活不够节制才导致了现在的结果，一味地沉浸在自怨自艾的情绪中。我们要相信只要积极地对待，经过科学的治疗，病情是能够得到很好的控制的，也不会对生活质量有太大的影响。

最后，要做好长期抗争的思想准备。糖尿病的治疗是一个长期的过程，当大家知道治疗糖尿病需要长期吃药、打针时，往往会非常沮丧，心里总是沉沉的，甚至有的患者会因此而出现抑郁情绪。这些不良的情绪会带来很大的负面影响，因此一定要调节好自己的心态，把吃药打针当成一件很正常的事情，将治疗糖尿病转化为自己生活的常态。

要通过与家人的积极沟通树立良好心态

在被诊断出糖尿病后，患者要第一时间与家人进行沟通，这样做一方面可以缓解自己的紧张情绪，得到家人的支持，建立良好心态，为治疗做好准备；另一方面，通过沟通可以让家人更全面地了解糖尿病，有利于在日常生活中与家人更和谐地相处。下面我们就来说说与家人沟通时应该注意的一些地方。

❶ 首先家庭成员需要知道如何处理一些紧急情况，这就意味着他们需要能识别出一些症状的前兆。例如他们需要知道什么时候患者出现了低血糖，以及什么时间应请求救护等。他们还应学会识别高血糖、糖尿病酮症酸中毒或高渗性高血糖状态的表现。患者的家庭成员要与医生保持联系，让医生帮助回答有关糖尿病的专业问题，并向家人讲解在出现紧急情况时他们应该做什么。

❷ 把糖尿病护理纳入家庭生活的第一步，就是确认家庭成员是否都了解糖尿病，知道它是由什么引起的，应如何进行治疗，以及控制血糖水平的重要性。

❸ 要把糖尿病控制和家庭生活平衡好，有时也可能要求患者在某些方面做出妥协：如女儿要在午饭时间表演课本剧，若患者因观看表演而赶不上吃午饭的话，就可以学学如何来调整时间安排。比如，在表演开始之前可先吃一部分低糖低脂的零食垫垫肚子。当这种事情出现几次后，家庭成员可能会觉得每件事都是围绕着患者的进餐时间进行的。但是如果能找出一些创造性的方法，在计划中允许有一定灵活性的话，就能避免一些不必要的家庭紧张状况。

❹ 在对糖尿病进行控制的时间里，与家庭成员分享病情感受是很重要的，不要试图掩盖自己的真实感受。如果患者感到自己承受不了，要及时告诉家人。如果家人埋怨糖尿病影响了他们的日常生活，应争

取让他们理解、分担患者的感受，这样就可以在相互之间达成谅解。也许患者的日常生活只要稍加改动，就可以防止这些不满情绪的积累。把糖尿病的事情讲得越多，把糖尿病对家庭的影响讲得越多，患者的家庭就越容易进行这些改变，也就能更好地帮助患者处理好控制糖尿病与家庭生活之间的平衡。

5 糖尿病患者需要家庭给予的支持很多，但更重要的是患者要尽量不把控制糖尿病的大部分责任推到家人身上。不要让妻子因为自己吃了太多的马铃薯而唠叨，不要让丈夫为自己下一剂胰岛素注射操太多的心。要自己负起责任来，与家人共同来实现控制糖尿病的目标。

与家人的积极沟通不仅可以帮助患者得到他们的理解与支持，同时也能够悄悄地改变患者家人的生活方式。当患者开始注意吃得健康些时，家人同样也会跟着积极补充营养；当患者在晚饭后开始进行散步时，他们的家人也会跟着积极参加；当患者在同糖尿病的起伏变化进行斗争，并学会同家人们交流自己的感受时，患者会发现与家人的感情变得更加密切，彼此之间建立了一种更强有力的情感纽带。

这些措施对于治疗糖尿病来说都是积极有效的，家人的支持会在无形中悄悄改变患者的情绪，让其树立更积极的态度，更合理、更有自信地来进行治疗。家人给予患者的不仅仅是实际措施的支持，更是心理上的宽慰与鼓励。

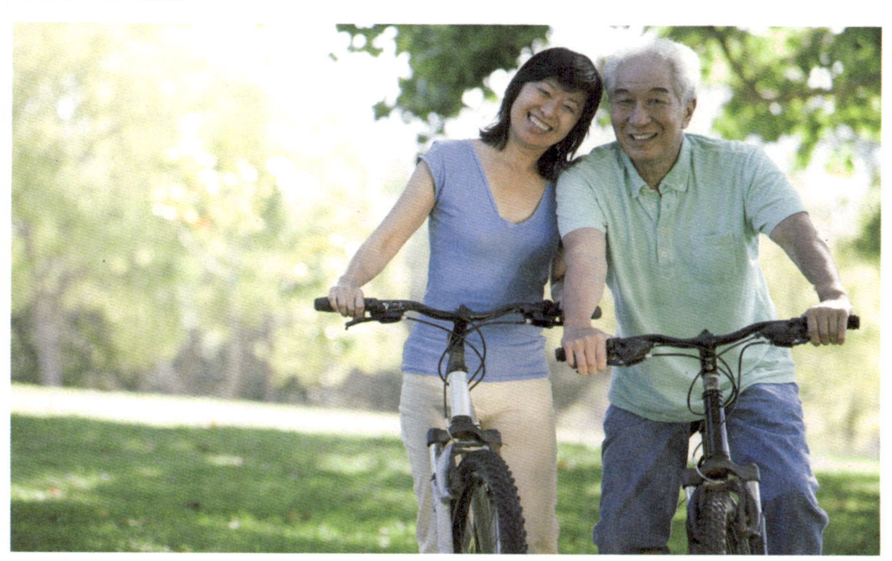

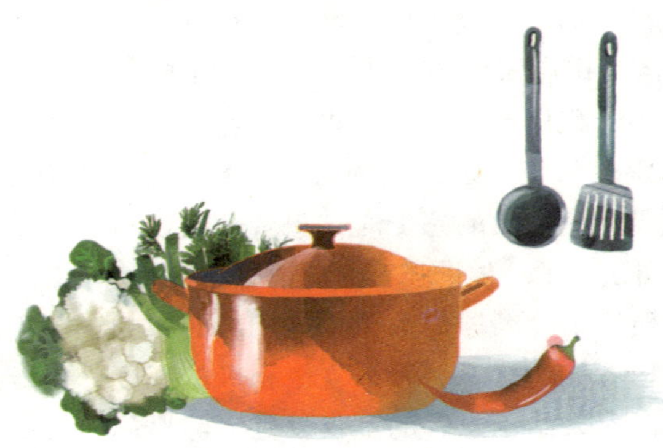